U0200072

《经方杂谈》一书共分三章：第一章"经方概说"，详解经方之名义、渊源，兼论经方与医经、经方与时方之关系。概念清晰，立论大胆，文笔流畅。第二章"经方研究"，从方法论和取舍观入手讨论，简洁明快，时出新意，为本书重点。第三章"经方与临床"，以法分类、以方统案、以医案证医理，略具作者考证的早期《伤寒论》可与不可之格局。

本书充分表达了一位基层医生对与中医经方的实践与理解，本书适宜于广大中医院校学生、中医临床工作者、中医爱好者参考和学习。

经方杂谈

[增订本]

姜宗瑞 著

这是一本非常实用的书。没有空谈，没有人云亦云，全书凝聚着他多年经方实践经验和经方理论研究的心得。特别是书中的许多案例，均如实道来，读后如临其境，让人启悟良多。

——黄煌《经方杂谈》序

学苑出版社

图书在版编目(CIP)数据

经方杂谈 / 姜宗瑞著. —北京：学苑出版社，2009
(2021.1 重印)
ISBN 978-7-5077-3339-6

Ⅰ. 经… Ⅱ. 姜… Ⅲ. 经方-研究 Ⅳ. R289.2

中国版本图书馆 CIP 数据核字(2009)第 048522 号

责任编辑：付国英
出版发行：学苑出版社
社　　址：北京市丰台区南方庄 2 号院 1 号楼
邮政编码：100079
网　　址：www. book001. com
电子信箱：xueyuanpress@163. com
电　　话：010-67603091(总编室)、010-67601101(销售部)
印 刷 厂：山东百润本色印刷有限公司
开本尺寸：890×1240　1/32
印　　张：10.375
字　　数：244 千字
版　　次：2009 年 4 月第 1 版
　　　　　　2017 年 3 月第 1 次增订
印　　次：2021 年 1 月第 8 次印刷
定　　价：56.00 元

《经方杂谈》增订版家师序

　　经方之义，有仲师《伤寒论》《金匮要略》为经方之始，《千金》《外台》为经方之大成之说。有经方为仲师方之特称之说等等。时下学界多以后者为然。经方、时方之说，皆世医之称也，其学术根始则别有渊源。今西学昌达于世，东学得以回归而普世关注。于此之机，国医界亦回归研读经典、元典之风。

　　门下弟子姜宗瑞中医师为学务实认真，不尚虚玄。以实、原为学术旨归。今有《经方杂谈》即将再版，嘱余为序。吾观之，一文一词皆探其原，一方一药都索其真。皆其治学经方之心路还原，求真务实之学风毕现。吾今序而荐之，以期同好共赏。

沈谦益

丙申仲秋于加西云城

《经方杂谈》增订说明

拙著《经方杂谈》自发行以来，便得到了医界前辈和同道的鼓励和关注。发行不久，便有浙江省丽水市第二医院卢俊明医生通过网络发来了他的勘误表，指出了许多错别字，不当之处提出了自己的观点。近有中国海洋大学--材料科学与工程研究院黄翔先生寄来了《经方杂谈》详细目录，较我原来的目录，详尽周到，观目录则可以对全书内容一目了然。足见二位做人之诚，治学之严，用心之细！这也是激发我出版《经方杂谈》增订版的原始动力。

《经方杂谈》首次印行于 2009 年，初稿约成于 2003 年。学问之道贵在与时俱进，他日以为是者，今日便觉其非。尤其是 2007 年有幸在天津接触恩师沈刚（字谦益）公，承蒙恩师不弃，收我为徒，受益颇多，始知经方有"方证"、"气化"、"运气"等不同的境界。我自 2011 年由河北农村来到珠海，后到深圳，所接诊患者的情况较以前有很大的不同，致使我的医学观点也发生了一些变化。因此，除了勘误，附上近几年的一些论文、讲稿，丰富了原书的内容，以便使读者能从我的前后变化中得到一些启发。

所附内容，均标以【新增】，以示区别。

在《经方杂谈》增订版出版之际，承蒙恩师沈谦益公赐序。学生王颖、李新朝、吕晓丹、赵利欣、陈剑城、王福磊、余佩蘅、陈本霞、潘施妍、胡亚男等做了大量工作，一并致谢！

姜宗瑞

2016 年 9 月 7 日于深圳固生堂

钱　序

　　《经方杂谈》是姜宗瑞大夫的中医临床著作。我和宗瑞大夫相识有一段学术因缘。宗瑞是河北省南部广宗县人，邻县是威县，威县有一位老中医，名叫张大昌。张大昌的祖父叫偓南，偓南专职兽医，兼明中医。偓南先生1918年因事到甘肃敦煌，从守洞道士王圆箓手里买了一卷医方，绢子本，题"梁华阳隐居陶弘景撰"，卷子本的名称是《辅行诀五脏用药法要》（简称《辅行诀》），内有近六十首中医方剂。偓南把绢子本传给其子峈云，峈云传给其子大昌，三世传经，勿使沦替，精心守护，其功伟矣。大昌先生中医底蕴深厚，又依《辅行诀》方剂看病，每起沉疴大证。大昌先生在威县、广宗县的传人及再传弟子有十一名，这些弟子运用《辅行诀》经方看病，获得很好疗效。可以说，这些传人深深得益于《辅行诀》。《辅行诀》不但有显著临床效果，而且在中医文献发展史上同样具有极为重要的意义。大家都知道《伤寒论》是中医的灵魂，称仲景是经方之祖，普遍认为《伤寒论》的方剂是仲景首创。《汉书艺文志》著录"《汤液经法》三十二卷"。《辅行诀》说《伤寒论》是在《汤液经法》基础上形成的著作。《辅行诀》

指出："汉晋以还，诸名医辈，张机、卫汜、华元化、吴普、皇甫玄晏、支法师、葛稚川、范将军等，皆当代名贤，咸师事此《汤液经法》，愍救疾苦，造福含灵。"又说："商有圣相伊尹，撰《汤液经法》三□，为方亦三百六十首……实万代医家之规范，苍生护命之大宝也。"又说："外感天行，经方之治，有二旦、六神大小等汤。昔南阳张机，依此诸方，撰为《伤寒论》一部，疗治明悉，后学咸尊奉之。"这些史料证明，《伤寒论》是在《汤液经法》基础上并增加张仲景自己的临床方剂而形成的一部伟大的著作。张仲景的伟大贡献首先是传经之功。《汤液经法》是西汉早期著作，证明中医方剂在西汉已经达到基本成熟的阶段，可见《辅行诀》具有多方面的伟大意义。这样一部光辉伟大的中医基础理论与中医临证著作本应该同中华民族而永存，可是万万没有想到，它却在那场史无前例的"文革"中付之一炬化为一缕青烟飘散无迹了，焚毁之后，只有大昌先生的弟子手中有传抄本流传。

为了不使这些抄本再次失传，2007年6月我和山西省中医药研究院赵怀舟同志、2008年5月我和赵怀舟、学苑出版社陈辉同志两次到广宗县、威县与张大昌先生各位传人座谈，收集抄本，我就是在这两次座谈会中与宗瑞大夫相识的。他给我留下的印象是深刻的，他提供了张大昌先生不少生活工作细节，加深了我对张大昌先生的印象和景仰。大昌先生的各位弟子对他们的老师非常敬重虔诚，谨守师训，勤勉从医，以经方为圭臬，为患者献忠诚。他们把手中珍存的《辅行诀》抄本无偿地奉献出来，我、怀舟和陈辉双手捧着这些宝贵文献，毕恭毕敬，战战兢兢，唯恐有所闪失，全心全意加以呵护，终于把众多抄本汇集在一起，由学苑出版社出版，名为《辅行诀五脏用药法要传承集》，其中收录姜宗瑞大夫五篇文章：《1965年范志良抄本考略》（与赵怀舟、范五敬合作）、《太老师笔记五则》《辅行诀五脏用药法要点滴》《辅行诀传承集诸传抄本差异初探》《张大昌先生生活散记》。我清楚地记得，当我走出广宗县宾馆准备回京的时候，宗瑞大夫挽着我的手送我，我说了这样的话，大意是：你还年轻，要多多写作，你有这个基础。

宗瑞大夫读过许多中医经典著作，读得很刻苦，为人也很谦逊，在基层做临床工作，见的病种多，工作压力较大，因此更加勤奋，所以进步更大，成就更加突出。他把他多年运用经方的经验原原本本实事求是地写出来，就成了这本《经方杂谈》。

姜宗瑞同志是张大昌先生的再传弟子，《经方杂谈》是其第一部个人学术专著，这部书约20余万字。其书分"经方概说"、"经方研究"、"经方与临床"三章，对历久弥新的中医经方学展开了独具个人特色的论证和阐述。其书有着较强的可读性，不论是对从事经方研究的医史文献工作者，还是对从事中医临床工作的广大医生来说，都具有启迪思路和临证借鉴的作用与意义。

　　此书有一个特点，就是强调临床实践的重要性，而临证实效正是中医经方之所以具有恒久生命力的根本原因所在。书中所载诸多真实的案例，如心肌梗塞、胸腔积液、百日咳等，皆取得了满意的疗效，是对"古方今病不相能也"的有力反驳。这些细节，有如零金碎玉，散布书中，有待细心的读者去发掘、去体会。

　　此书不算厚，但满载着作者的心血，展示着作者的自信。同时书中也包含了对中医本真的呼唤，对中医回归经典、回归临床的呼唤。相信不管是中医院校的学生、中医临床工作者，还是中医爱好者，都会从中获得各自需要的东西。

北京中医药大学　钱超尘

2009 年 1 月 22 日

黄　序

　　我认识姜宗瑞先生是在网上。2006 年，我的个人网站"黄煌经方沙龙"上出现一位名"沙丘沙"的网友，他陆续发表了许多经方应用的案例和体会。经方纯真，古法悉遵，识证独到，经验新鲜，经方理论也别有视角……"沙丘沙"的帖子一出，立即吸引了经方爱好者们的眼光，点击率明显升高。后来知道，"沙丘沙"的真实姓名叫姜宗瑞，他是河北省广宗县的一位基层医生。

　　前不久，姜宗瑞先生寄来了他的力作《经方杂谈》。这是一本非常实在的书，没有空谈，没有人云亦云，全书凝聚着他多年经方实践经验和经方理论研究的心得。特别是书中的许多案例，均如实道来，读后如临其境，启悟良多。全书的字里行间无不透发出经方的魅力，能给人自信，能给人激励。可以说，这是近年来经方医学研究领域的一本不可多得的好书！

　　经方是古朴的，但又是实用的。没有用过经方的人是不会懂得其珍贵的，更不会有使用经方及研究经方的乐趣。从这本书可以看出，姜宗瑞先生是识货的中医人，也是一位每天沉浸在成就感中的中医人。他能取得这些成就，与他的师爷张大昌先生竭力传承经方的精神熏陶有关，也与他甘愿清贫乐于临床研究的价值取向有关，更与他求真务实、不尚空谈、注重临床的治学态度有关。

经方是我国传统医学中最具有魅力的部分，但其重要的应用价值目前尚没有引起我国主流中医界的重视，在这种情况下，动员民间力量参与经方医学的传承，显得尤为迫切。当前，我国需要一大批像姜宗瑞那样聪明实干的基层医生，他们能以对经方医学的那份真挚的感情，能以敏锐求实的目光，能以踏实有效的研究，为经方医学的普及与提高发挥重要的作用，为沉闷的中医学术界吹进一股清新的风！

黄　煌

2008 年 12 月 11 日于南京中医药大学

自　序

　　余自幼多病，初记事即常俯于父母肩头，屡造医门。幸诸师厚爱，自小学至高中均名列前茅。1984 年读完高二，患神经衰弱，头痛、失眠、心烦、注意力不集中，被迫辍学。难圆父亲望子成龙之梦，愧对母亲含辛茹苦之恩，甚遗憾。

　　有鉴于疾病对人生的危害，遂发奋学医，家长的反对（因医生言我的病为用脑过度），生活的艰辛，劳动的繁重，均不能动摇我自学的初衷。十小时体力劳动之外，忙中偷闲，纵然新婚之夜亦手不释卷。1987 年有幸拜邢台矿务局总医院中医科主任郭灿勋先生为师，在总院学习两年。1989 年又拜广宗县儿科名医吉建华先生为师（现已退休，曾为广宗县中医院院长），并得到太老师张大昌先生及众师伯、师叔的厚爱，师伯范志良先生惠我尤多。自此开始应诊，如陈修园所言："白天临证，夜晚看书"，学业与日俱进，时无空过。

　　1994 年有缘亲近当代禅宗大德净慧法师，虽无明心见性、转凡成圣之飞跃，确有减贪减瞋、勿固勿我之事实。因知出世、入世并无矛盾，佛法、医术可相辅相成。

　　诚如王海藏所言："余读医书几十载矣，所仰慕者，仲景一书为尤。"我深有同感。自初学背诵《伤寒论》、《金匮要略》原文，及临证用仲景原方，到最近，广考古今注家，始终以仲景书为纲。每有会心，则书为笔记，但备忘而已，非有意成册。以此示人，师友鼓励，方有心问世。古人言："国家兴亡，匹夫有责。"同理，中医兴亡，匹夫有责！况当前之医势，西风强盛，时毒横流，经方不振。遂不徒以"乡村医生"而自卑，反而有不畏浮云遮望眼、只缘身在最基层的感叹，不禁大声疾呼，中医且不说发扬光大，想在医疗市场上立足，与现代医学并肩，舍经方莫属！

于是，将个人对经方的学习心得和盘托出，医论务本于临床，不空谈玄理，医案务必真实，验案与误案并举，以便吸取正反两方面的经验。吾自知不足为传道授业之玉函，或可为求师问道之资粮。

南怀瑾先生有诗云："古道微茫致曲全，由来学术诬先贤。陈言岂尽真如理，开卷尚留一笑缘。"是为序。

在本书的编辑、校对期间，同学左金晔医师、山西省中医研究院赵怀舟同志，做了大量的工作。承蒙北京中医药大学钱超尘教授、南京中医药大学黄煌教授为本书赐序，一并致谢。

姜宗瑞

2008 年冬于河北广宗思义堂

目　　录

第一章　经方概说

一、经方名义

经方的名义，也就是经方的概念。一般我们一提到经方，不约而同地认为是张仲景的《伤寒论》和《金匮要略》。如《中医名词词典》解释经方派时说："后世医家称《伤寒论》《金匮要略》等古典著作中的方剂为经方。"这一说法代表着当前比较普遍的说法。在这里我提出一种观点，对于某一概念，我们当分清它的原义、演义和自定义。这种分法不仅适用于经方这一概念，也适用于本书所涉及的所有概念。经方首见于《汉书·艺文志》方技类，与医经、房中、神仙并列方技传中，并且指出经方的著作有十一种。《艺文志》转录于《七略》。此时张仲景的《伤寒论》尚没有问世，可见《艺文志》所谓的经方，并不是指张仲景方。再看《备急千金要方·大医习业》："凡欲为大医，须谙素问甲乙，黄帝针经，明堂流注……张仲景、王叔和、阮河南、范东阳、张苗、靳邵等诸部经方。"可知唐代的孙思邈并不认为只有张仲景的方才是经方。《艺文志》对经方的定义："经方者，本草石之寒温，量疾病之浅深，假药味之滋，因气感之宜，辨五苦六辛，致水火之齐，以通闭解结，反之于平。"是指用药物（草石）调节人体水火盛衰、经脉瘀阻的治病方法。与医经相比较："医经者，原人血脉经络骨髓阴阳表里，以起百病之本，死生之分，而用度针石汤火所施，调百药齐和之所宜。"医经是以针灸和医理为主，而经方是以药物和医疗实践为主。《艺文志》的这一说法我称其为**经方的原义**。因经方十一家的著作，到现在已全部失传，只有张仲景的《伤寒论》和《金匮要略》流传到今，所以，慢慢地《伤寒论》《金匮要略》就成了经方的代名词，我把它称为**演义**。因它的内涵比原始的经方的内涵缩小了，因而可称为**狭义的经方**。那什么是广义的经方呢？广义的经方，一般多从经字的理解出发，把经方理解为经典的、传统的医学，似有包容本草、针灸、汤液、脉法之势，有打破《艺文志》经方、医经的对立，涵盖医经的趋势。如果这么理解经方，相对于原始的经方和狭义的经方，则能称其为**广义的经方**。太老师张大昌先生以及我最近接触的一位道兄，言经方多指广义的经方。以上不管是狭义的经方，还是广义的经方，相对于原义的经方而言，均属于演义的经方，是随着时间的向后推移，逐渐演变而来的。

本人结合陶弘景的《辅行诀五脏用药法要》（以下简称《辅行诀》），对经方提出了自己的定义：经方应指《汤液经法》之方。关于《汤液经法》，《汉书·艺文志》载其名。皇甫谧也说："伊尹以亚圣之才，撰用《神农本草》，以为《汤液》（指《汤液经法》）……仲景论广伊尹《汤液》为数十卷，用之多验。"只因《汤液经法》年久失传，除《辅行诀》外，未见其内容，所以皇甫谧的话，没有引起大家的广泛的重视。据《辅行诀》记载，陶弘景确实见过《汤液经法》的内容，如书中所言："商有圣相伊尹，撰汤液经法三□，为方亦三百六十首，上品上药，为服食补益方者，百二十首；中品中药，为疗疾祛邪之方，亦百二十首；下品下药，为杀虫辟邪痈疽等方，亦百二十首。凡共三百六十首也。"二氏去古未远，其言如此，可知仲景方源于《汤液经法》无疑。这是本人对经方的**自定义**。虽说如此，本书所讨论的问题，仍限于狭义的经方，即张仲景方。

或许有人会问，为什么仲景自序没有说明撰用《汤液经法》，反而说"撰用《素问》《九卷》……"呢？对于这个问题，应从以下两个方面讨论。首先，从《伤寒论》的内容来看，几乎没有直接引用《内经》的内容。其次，对于仲景的自序，日本学者中西维忠、山田正珍都提出了异议。山田正珍在其《伤寒论集成·张仲景自序解》中说："仲景氏之序论，实是感慨愤懑之所发，所谓披心腹，吐情实者，非后人自序其书，以希售者比也。但其天布五行以下，皆是繁衍丛脞之言，全系叔和撰次之语，非仲景氏之旧也。谚所谓'貂不足狗尾续'者也。何者？思过半句，既为一篇结尾，而复起一段议论，是征一也；天布五行以下，文理不属，体裁迥别，是征二也；前称越人，后称扁鹊，亦非一人之口气，是征三也；后段讥时医不求经旨，务在口给，是前段所悉，假令仲景耄也，亦岂如此郑重乎？是征四也；仲景论中，未尝说五行经络，后段乃说之，是征五也；仲景论中，未尝以三部九候明堂阙庭诊之，后段乃说之，是征六也；此论由感往昔之沦丧而起之，则文止于所起，为得其实，获麟之义，可以征矣，是征七也。七征既得，奸其可掩哉！"山田氏只对后段提出了异议，认为前段为仲景所作。我国学者杨绍伊进一步对前段中的"撰用素问、九卷……"这五句做了考证，认为不是仲景之言。今将钱超尘先生所著《张仲景研究集成》中所引杨氏论仲景自序一段全文录出，以便考证："仲景序中，撰用素问、九卷、八十一难、阴阳大论、胎胪药录并平脉辨证五句，与若能寻余所集，则思过半矣至夫欲视生别死，实为难矣一节，悉出叔和撰次。知者，以此篇序文，读其前半，韵虽不高而清，调虽不古而雅，非骈非散，的是建安。天布五行，与省疾问病二段，则笔调句律，节款声响，均属晋音。试以《伤寒例》中词句滴血验之，即知其是一家骨肉。更证以《千金方序》文中引当今居世之士，曾不留神医药，至彼何荣势之云哉一节，称皆张仲景曰，而《序例》中引'天布五行以运万类'至'夫欲视死别生实为难矣'一节，不称张仲景曰。即知其语，非出仲景之口。再以文律格之，'勤求古训，博采众方'，在文律中为浑说，'撰用素问、九卷'等五句，在文法中为详举。凡浑说者不详举，详举者不浑说。原文当是'感往昔之沦丧，伤横夭之莫救，乃勤求古训，博采众方，为伤寒杂病论，合十六卷'。此本辞自足，而体且简。若欲详举，则当云'感往昔之沦丧，伤横夭之莫救，乃撰用素问、九卷、八十一难、阴阳大论、胎胪药录并平脉辨证，为伤寒杂病论，合十六卷'。不当浑说后又详举也。且仲景为医中汤液家，汤液家举书不举《汤液经》而举《素问》，不数伊尹而数岐黄，何异家乘中不系祖祢而谱东邻也。至其下之'按寸不及尺，握手不及足，人迎趺阳，三部不参'云云，殊不知三部九候，乃针灸家脉法，非汤液家脉法。针家刺在全身，誓不能不遍体考脉，汤液家重在现证，脉则但候其表里寒热、脏腑虚实、荣卫盛衰以决其治之可汗、不可汗、可下、不可下而已。故诊一部亦已可定，不必遍体摩挲。以汤液家而用针灸家骂汤液家之语骂人，仲景纵亦精于针灸脉法，何至遽聩瞀而矛盾若是。"

按照现在我国司法的原则，重证据，不重推理。山田氏此文多属推理，而杨氏所引千金方序则是证据，而不是推理。总体上说，二氏的文章可谓是有理有据的佳作。那些认为张仲景学习了《内经》才作《伤寒论》的学者，对山田正珍、杨绍伊二氏之说，不应视而不见。总之，我们不能因仲景自序中未见汤液之名，就不承认《伤寒论》和《汤液经法》的传承关系。

据《辅行诀》的内容，仲景的桂枝汤即《汤液经法》的小阳旦汤，仲景的黄芪建中汤即《汤液经法》的大阳旦汤；

仲景的小柴胡汤即《汤液经法》的大阴旦汤，仲景的黄芩汤即《汤液经法》的小阴旦汤；仲景的麻黄汤即《汤液经法》的小青龙汤，仲景的小青龙汤即《汤液经法》的大青龙汤；仲景的黄连阿胶汤即《汤液经法》的小朱雀汤。这不仅说明仲景的《伤寒论》直承《汤液经法》，也可以看出在命名上，仲景远不如《汤液经法》规范。因而《辅行诀》说："张机撰《伤寒论》，避道家之称，故其方皆非正名。但以某药名之，以推主为识耳。"陶氏之意，认为仲景是在故意避道家之称，就像"文革"时将白虎汤改成清热石膏汤一样。我不这么理解，假如仲景是有意避道家之称，为何尚存青龙、白虎等名？在这里只能做两种推测：一是仲景当时见到的是一部残缺不全的《汤液经法》，有的方子有内容而无方名，仲景才不得已自命名；有的方名内容俱全，则直接用《汤液经法》的原名，如白虎汤。二是仲景方书在流传的过程中，被后人修改过。据《辅行诀》二旦四神等为外感天行的主方，其中并无六经辨证的痕迹，极有可能是在晋唐之际，《汤液经法》的流传不及《内经》广泛的情况下，好事者不知祖宗，强行攀亲的结果。我更倾向后者。关于这一点，除《辅行诀》外，宋本《伤寒论》和《脉经》的编排形式也支持我的观点。宋本《伤寒论》于阴阳易差后劳复之后，又载不可发汗、可发汗、发汗后、不可吐、可吐、不可下、可下、发汗吐下后等篇。《脉经》卷七所载内容基本上也是以可与不可的形式编排的，比宋本《伤寒论》又多出可灸、不可灸、可刺、不可刺、可火、不可火、可水、不可水等篇。现在的《伤寒论》教材，终于阴阳易，不载可不可等内容。我如果说这是仲景的原稿，六经辨证的内容是晋唐人所修改，恐怕大多数人是不能接受的。不过，只要我们认真对比一下，就会发现，可不可的编排形式，更实用、更朴实、更符合经方的特色。

二、经方的渊源

俗语言："饮水思源。"孙真人也说："学者必须博极医源，精勤不倦。"如前所述，仲景方多源于《汤液经法》。相传《汤液经法》为商代伊尹所作。我们不禁要问，《汤液经法》根源又在哪里呢？

常存库主编的普通高等教育十五国家级规划教材《中国医学史》有医药起源论一节，列举了"医源于圣人"、"医源于巫"、"医源于本能"、"医食同源"等观点，并一一做了批驳，最后得出了"医学只能产生于广大人民群众的生活实践"的论点。广州中医学院主编的试用教材《方剂学》谈方剂的形成："我们的祖先运用药物来防治疾病，最初是从单味药开始的，经过许多年的医疗实践，逐渐积累和丰富了药物知识，为了更好地发挥药物的效用和适应比较复杂的病情，把几种药物配合起来用于治疗，其效比单味药高，于是逐步创立了方剂学。"

以上这两种说法，代表了当前的主流，可以说是有比较浓厚的政治色彩。但是，这是不是事实呢？我看有探讨的必要。《中国医学史》对"医源于圣人"和"医源于巫"有误解。先说医源于巫，"巫"字古有两义，一为装神弄鬼替人祈祷为业的女人；一为医师的统称，严格地说是良医的意思。《山海经》有巫彭、巫抵、巫阳、巫相等，郭璞注云："皆神医也。"《论语》"人无恒，不可做巫医"，当是神医、良医的意思。孔子以不言怪力乱神而著称，怎会轻易地拿巫婆说事，他所说的巫医，应是神医、良医的意思，是说：人如果没有恒心，是成不了一个好医生的。可知，上古医巫不分，至《史记·秦医缓和》起，医、巫始分家。《中国医学史》论"医源于巫"只取巫婆之巫，是以偏概全，不足为训。

认为医源于圣人是个人英雄主义，是不恰当的。古代圣人如黄帝、神农、伊尹、扁鹊、仲景等，与其说是个人英雄主义，不如说其代表着某一时期的医疗水平，是集体智慧的结晶，不能与个人英雄主义相提并论。古代对于圣人的崇拜，也是有原因的。与现在科学不同的是，他们不借助任何科技手段，仅拿自己的身心性命为工具，开发出了每一个生命本具的智慧，洞察了生命的实相，因而受到人们的尊重和敬仰。现在科学在形器的层面的确发展得很快，给我们的生活带来了极大的便利。我们的视力不够，发明了电子显微镜和射电望远镜；我们的听力不够，发明了无线电和手机；我们的运算能力和记忆力不够，发明了电脑。但是，我们认识宇宙世界和生命本身的智慧不够时怎么办？我们也幻想科技生产出一台提升智慧的机器来吗？起码在现阶段还没有。我不记得在什么地方看到过这么一个报道，说美国当年提出了两项计划，一项是登上月球，一项是消灭癌症。登月计划早已实现多年，而消灭癌症尚没有结果。这同样说明现代科技的长处在于工业生产，而对生命本质的研究上，很多时候还是无能为力的。我国古代的圣人，在科技还没有发芽的时代，只以自己的身心为条件，同样思考研究生命和宇宙的终极问题，而且取得了相当的成就，或者说彻见本来，了悟了宇宙人生的实相，认清了心物一元、高度统一这一事实，因而被尊为圣人。我国的传统文化的精华，既不是唯物的，也不是纯粹唯心的，只是人们从唯物的观点出发，把它划分到唯心的一边。《易经》讲："形而上者为之道，形而下者为之器。"古人何曾否认形器、物质？最多是古人有重道轻器的倾向。这到底是对是错，不属本文讨论范畴。

《汤液经法》的作者，相传为伊尹。伊尹，做过农民、奴隶、厨师、医生、宰相。传说生于空桑，是一位神龙见首不见尾的传奇人物，准确地说应是一位和姜太公、刘伯温一样的道家人物。杨绍伊先生把他和神农并称为经方的始祖，有关学者也称其为黄老之间的过渡人物。《汤液经法》当是了悟宇宙生命实相的"圣人"，用他那种生命本俱的智慧，洞察人体的生理病理、药物性能之后，留给后人的亦术亦道、术道合一的秘典之一。所以徐大椿在其《医学源流论》中说："医之为道，乃古圣人所以泄天地之秘，夺造化之权，以救人之死，其理精妙入神。"陶弘景《本草序例》也说："轩辕以前，文字未传，药性所主，当识识相因，不尔何繇得闻？"（注：繇同由）。所以我说：经方源于道家，源于史前文明。

经方当是传统文化的一部分，我国的传统文化，《易》可谓集其大成者。南怀瑾先生论《易》时曾说："《易》是上一个冰河时期的产物。"同理，说源远流长的经方源于史前文明，就没什么难以理解的。

古代医家说《伤寒论》源于史前文明者，也大有人在。如元代吴澄说："汉末张仲景著《伤寒论》，余尝叹东汉之文气无复能如西都。独医家此书，渊奥典雅，焕然三代之文。心一怪之，及观仲景于序，卑弱殊甚，然后知序乃仲景自序，而《伤寒论》即古《汤液论》，上世遗书。"吴氏所谓"三代之文"、"上世遗书"即史前文明之互词。

现代学者陈瑞春教授在其《伤寒实践论》中曾说："中医药源远流长，它完完全全是与中国的传统文化息息相关，应运而生的。它的理论源于中国的哲学。"

《楞严经》卷五，药王菩萨自述："我无始劫，为世良医，口中尝此娑婆世界草、木、金、石，名数凡有十万八千，悉知苦、醋、咸、淡、甘、辛等味，并诸和合，俱和变异，是冷是热，有毒无毒，悉能遍知。承事如来，了知味性非空非有，非即身心，非离身心，分别味因，从是开悟。"暂且抛开宗教成分，前段言单味药的性味功用，即《神农本草经》的范畴；后言复方配伍之变化，即方剂、经方的核心。复方配伍不是简单地 1+1=2，而是 1+1>2，所以经方的加减不是随便的药物堆积，这与《辅行诀》中的体味合用味可产生化味的理论是一脉相承的。《辅行诀》沉默敦煌藏经洞中千余年，而此段议论又隐于浩瀚的经文之中，更因其为佛经，而未受到应有的重视。因而自汉唐之后，中医陷入了"多歧亡羊"混乱局面。金元四大家的产生，从现代观点看是中医百家争鸣的兴盛时期，从经方的观点看，是经方被误解、未普及，是衰退的表现，这也是宗教与现代科学不同的地方。宗教认为最初的是最好的，比如孔子经常称赞尧舜等古代圣君，对现实有人心不古的感叹；佛教有正法、象法、末法的说法。而现代科学日新月异，总是以后者否定取代前者。我在这里不说对错优劣，只想说我们不顾经方，或者说中医源于道家、源于宗教这一事实，只以时髦的科学眼光来学习经方和中医，行不行呢？我认为，这样最直接的影响是丧失了对经方和中医的信心。如果对经方和中医，没有在其中得到真实的受用，拿现代医学来对比经方和中医，就会觉得人家是那么规范和先进，我们是这样粗浅和落后，哪里还有"寸有所长，尺有所短"的理性？我之所以提出经方源于道家、源于宗教、源于圣人的观点，旨在增强对经方的信心，因疗效取决于自信。

下面介绍几则我的医案，将不难发现在临床实践中，医者自信的重要性。

案例 1

患者，男，29 岁。家住广宗县伏城村，于 1996 年 5 月 5 日，在邢台发电厂做临时工，不慎摔倒，初未介意。次日即感腹痛，就诊于某职工医院，诊为阑尾炎，输液 3 天，不效。进行手术治疗，术中发现满腹鲜血，急向市三院外科求助，诊为脾破裂。术后转住市三院，血常规白细胞 $200×10^9/L$。住院十余天，病情有增无减，曾应用呼吸机抢救，据说是按小时收费。因院方言救治无望而主动出院。院方表示病人不一定能活着回到家，于是准备好殓衣，于 5 月 16 日晚由本院救护车送回家。其姑是我的邻居，于 5 月 17 日请我出诊，家属的意思是想让我为其拔掉胃管、腹部引流管，以及气管插管，以便在临终时能说几句话，并把昨天从邢台市三院带来的一两瓶液体输上。刻诊，热性病面容，虽不能说话，但能听懂我的问话，知道点头或摇头，神志是清楚的。体温 40.5℃，痰涎壅盛，脉洪大而数。棺殓具备，全家忙于准备后事。我对其父兄说："虽热高病重，但脉象有力，加之其年轻，尚属脉证相应。若能积极救治，并非全无希望，不应过早放弃。"家属听了我的话，眼前一亮，表示让我治疗。常规补液，加抗生素、激素等，中药白虎汤合抵当汤：生石膏 120 克，知母 30 克，甘草 20 克，水蛭 20 克，虻虫 5 克，大黄 30 克，桃仁 20 克，粳米 50 克，加水 2000 毫升，煎取 600 毫升，频频顺胃管灌服，也可从胃管注入，每日 1 剂。服药 5 剂，体温 36.5℃，痰少，去掉胃管、气管插管和下腹引流管，能进流质食物。未再输液，中药减其分量续服 5 天。后到邢台人民医院做骨穿，诊为慢性粒细胞性白血病。以白消安、大薯蓣丸治疗 1 年，渐康复，白细胞最少降至 $2×10^9/L$，血色素升至 90g/L，可下地参加劳动。市三院听说此病人没死，甚惊讶，多次表示要来我处访问，我以偶尔幸中，并无经验而谢绝。后记：此患者存活 5 年，于 2002 年去世。

讨论：　这个病人，我当时仅根据年轻、脉证相符，断其尚有希望。若对所学没有信心，定会被大医院所误导。至于用药，用白虎汤是因大热脉洪大，用抵当汤是受了西医下引流管的启发，脾破裂术后，蓄血在所难免，这也算是洋为中用吧。

案例2

患者，男，75岁。广宗县葫芦乡伏城人。患者30年前曾做过胃大部切除术，后饮食、体力恢复如常人，唯时发呃逆，吸一口烟即止。1个月前，患右侧偏瘫，经他医按"脑血栓"输液、针灸治疗10天，偏瘫如故，又加呃逆，吸烟无效，在邯郸某医院做CT，诊为胰头癌，血常规检查，血色素90g/L。准备在广宗县医院住院治疗，院方以年高病重而谢绝。其家人请我出诊。

我于2002年7月5日出诊，见面黄体瘦，呃声不断，精神萎靡，呼之能应，神志清楚，巩膜无黄染。右腿伸缩自如，右上肢活动受限，舌淡，苔白厚，面滑腻，脉弦滑。腹凹陷，稍有抵抗，无包块，十余天未大便。

当时，跟我学习的一个学生和我一起出诊，我对她和家属说："若按CT的诊断，已是恶性肿瘤的后期，我所见过的肝癌、胃癌患者，若没有做过手术，腹部多见有形肿块，即《内经》癥瘕积聚、伏梁、脏结之类。此患者，腹部未触及有形包块，CT的诊断不可全信。况且，即便诊断无误，也当对症处理，减少病人的痛苦，不能坐以待毙。"家属表示同意。处理：补液1500毫升，中药旋覆代赭汤加丁香、柿蒂。服药2剂，分毫无效。

7月7日，复诊，加针刺内关、膻中、足三里、太冲等，中药改小承气汤合达原饮：大黄20克，厚朴20克，枳实10克，槟榔10克，草果10克，知母10克，白芍6克，甘草6克，加水1500毫升，煎取500毫升，分3次温服。1剂呃逆即止。后改香砂六君子汤，4剂大便通畅，饮食如常，面有血色，脉沉而缓。因其有偏瘫，于上方加黄芪50克，当归10克，川芎10克，服2剂呃逆复发，较前为轻，查其两腹直肌拘挛，脉沉有力，改用四逆散合当归芍药散、半夏厚汤，3剂呃逆止，饮食增加，患侧上肢也明显恢复，上方出入月余，已能骑三轮车往返数里，于2006年去世，呃逆、偏瘫未复发。

讨论： 此患者，据我腹诊的经验，认定不是癌症后期，事后证明是正确的。在治疗方面，初诊用虚实兼杂的旋覆代赭汤辨证不够准确，得效后又加黄芪致使呃逆复发，均是受年高体虚、偏瘫补阳还五这种常规理论的误导。幸而迷途知返，取得了比较满意的疗效。面对这种年高体弱，又有CT诊断的病人，没有自信行吗？

案例3

患者，男，82岁，本村人，1998年夏，突发昏厥，大汗淋漓，面鼻发青，口唇发紫，脉细欲无，四肢冰冷，心下痞硬如烧饼大小。疑为心梗所致的休克，街坊邻居相聚于门外，准备后事。向家属交代病情，表示理解，恳请尽心救治，虽死无怨。测血压，收缩压70mmHg，舒张压测不到。嘱枪药一撮（约10克），温烧酒送服。我便回诊室取药。我的本意，是木炭、硫黄、火硝配制的黑枪药，家属一时难寻，竟将步枪子弹中的枪药服下，服后呕吐少许稀涎，也无其他反应。输脉通500毫升，加氯化钾10毫升，能合2支，未用其他西药。中药为附子理中汤：炮附子50克，太子参30克，干姜30克，苍术30克，甘草20克，加水1500毫升，煎取500毫升，频频服用，3昼夜共服药5剂，四肢转温，面色红润，冷汗已止，血压120/70mmHg。减中药剂量，则血压下降，仍用前量，则病情稳定。

1周后，到县中医院做心电图，见广泛前壁、侧壁心梗，兼房室传导阻滞。仍回家治疗，停止输液，仍用附子理中汤治疗，剂量渐减。

20天后，能下床活动，饮食近常人，心下痞硬消失。继发下肢浮肿，阴囊尤甚，如猪膀胱盛水，楚楚而动，无咳喘，能平卧，饮食正常。按皮水处治，以防己茯苓汤加苍术、杏仁，服用 25 天，阴囊浮肿消失，下肢消退至踝部，脚面浮肿不能尽消，加双氢克尿噻 1 片（25 毫克），仍用防己茯苓汤送服。次日浮肿全消，停一切药物，半年后随访，浮肿未复发。

后记：此患者 4 年后死于呼吸衰竭，享年 86 岁。

讨论：心肌梗塞服枪药，是太老师张大昌先生的经验。后与师伯言及此事，师伯说，曾见太老师笔记，方后小注，子弹药更好。但我仍然认为木炭配制的黑枪药为佳，因不知步枪子弹药是何成分，不宜贸然使用。

虽治疗的始末用过西药，从整个治疗过程来看，基本上是以中药为主的。输一瓶"极化液"是出于为家属考虑，这么重的病，不去住院还能以不宜搬动为由来搪塞，只喝一点中药，一天不足十元钱，也显得太不孝了吧。这里的输液和大多数中西医结合者西药用全再加一剂中药的用法一样，不过是点缀和摆设而已。

在刘力红博士的《思考中医》里也提到过有关心梗的话题，刘博士说："我经常打一个比方，比如一个心梗的病人，心梗发生了，你会往哪个医院送呢？是往中医院送，还是往西医院送？我看 100 个人会有 100 个要往西医院送，也许张仲景在世，他也会建议你送医科大附院，而不送中医院。凭着这个，搞西医的人个个挺胸抬头，搞中医的人个个垂头丧气，以为中医确实糟糕，自己入错了行。如果这样比较，那中医确实不怎么样，要甘拜下风。但是，如果我们换个角度去思考，我治的这个病人，我治的这个冠心病，根本就不会发生心梗，乃至根本就不会发生冠心病，我是使它不发生，你是发生了后去救治，这两个如何比较呢？对国家，对家庭，对患者个人，哪一个更有利益?"

我不大同意刘博士的这种说法,并不是不相信一个好的中医可以预防疾病的发生。因为这种预防工作之前没有明确的诊断,什么是将发生心梗的指征,之后病人健康了,没有发生心梗,也不能证明是我们药物干预的结果。因此有这种能力的医生,不会轻易地宣扬这种本领,以免落个"江湖骗子"罪名。只是找个可以让患者接受的理由,让患者服药,脉象转变了就停药,不会告诉患者,我预防了你的某某病。所谓"圣人无功,至人无名"。对于心梗,中医也不是没有相应的治法,只是现在对中医有信心的病人少了,人心不古,动不动就要追究医生的责任,打官司索赔。所以许多有真本事的也不得不明哲保身,如同《洄溪医案》中的法丹书。下面录下这则医案:"松江王孝贤夫人,素有血证,时发时止,发则微嗽,又因感冒变成痰喘,不能着枕,日夜俯几而坐,竟不能支持矣。是时有常州名医法丹书,调治无效,延余至。余曰:此小青龙证也。法曰:我固知之,但弱体而素有血证,麻桂等药可用乎?余曰:急则治标,若更喘数日,则立毙矣。且治其新病,愈后再治其本病可也。法曰:诚然,然病家焉能知之,治本病而死,死而无怨;如用麻桂而死,则不咎病本无治,而恨麻桂杀之矣。我乃行道之人,不能任其咎,君不以医名,我不与闻,君独任之可也。余曰:然,服之有害,我自当之,但求先生不阻之耳。遂与服。饮毕而气平就枕,终夕得安。然后以消痰润肺养阴开胃之方以次调之,体乃复旧。法翁颇有学识,并非时俗之医,然知而不能行者,盖欲涉世行道,万一不中,则谤声随之,余则不欲以此求名,故毅然用之也。凡举世一有利害关心,即不能大行我志,天下事尽然,岂独医也哉!"

将此案中的"治本病而死,死而无怨;如用麻桂而死,则不咎病本无治,而恨麻桂杀之矣"。换成:就西医而死,死而无怨；就中医而死，则不咎病本无治，而恨中医杀之矣。两者是何其相似！我理解法丹书，更敬重徐灵胎。再回到心梗的问题上来，家属如果只是征求我的意见，我也会让他们尽快到医院去。但此时患者的子女，对我信任不疑，对病情理解，要我"死马当活马医"，我怎能轻易放过这样的机会。更不能卖"后悔药"给患者，告诉人家如果早点让我治疗就不会发生心梗了。我觉得，中医不要盲目地向那些不信的人宣传，应努力提高自己的业务能力，对信任我们的患者，提供经济有效的服务，用疗效说话，用事实说话。

用附子理中汤治疗心梗，是因其有脉微肢冷、心下痞硬这些症状和体征，千万不要当成心梗的特效药方。

当前对中医药的认识有两个极端，一是认为中医药历史悠久，上及天文，下及地理，无所不能，而自我崇拜、自我陶醉；一是认为中药的效果来自心理暗示，只能治一些慢性病、无关紧要的病。以上观点，均不利于中医药的合理利用和发展。战场上杀敌，须将生死置之度外，医生临大症，也应将利益得失置之度外。保持一种尽人事以待天命的"平常心"，是一个临床医生应有的素质。

通过以上3例病案，足以说明自信在诊治过程中的重要性。本应到此打住，可我转念一想，上面这3例，全是当时治愈，现已去世，假如有哪位读者要实地考察一下，还真是死无对证，难道说就没有1例现在（2008年5月30日）仍存活的患者吗？下面再举1位患者至今仍健在的医案。

案例4

患者，男，60岁，本村人。素有高血压病史，半年前发现有冠心病，其远房亲戚为县中医院名医，一直由其诊治，治疗2个月发现右侧胸腔积液，经抗结核治疗3个月，不见好转，须每周行胸腔穿刺引流，最后一次穿刺全为血性胸水，怀疑是肺癌，宣告治疗无望而回家。2001 年 10 月 1 日，请我诊治，见面色黧黑，身体瘦弱咳喘无痰，右胁连心下胀痛，活动尤甚，不能平卧，食少，大便干结，数日一行，舌青，脉浮细而涩，稍按即绝，腹诊心下痞硬。家属说："医生怀疑有心包炎。"虽有治胸水的经验，见集多种疾病于一身，虚实夹杂，脉象浮虚欲绝，想推辞不治。家属，尤其是他的长子、长媳，平素对我信赖有加，恳请放胆治疗，死而无怨。胸腔积液，十枣汤证；面色黧黑，心下痞硬，木防己汤证；食少体弱脉虚，理中汤证；面黑舌青，大黄䗪虫丸证。十枣汤仍用丸，每日一次，每次一粒（系自己配制，大戟：甘遂：芫花等于 3：2：1，共为细末，枣泥为丸，晒干每丸约重 0.3 克），汤剂：防己 15 克，云苓 30 克，太子参 15 克，石膏 30 克，肉桂 10 克，芒硝 6 克（冲），干姜 6 克，白术 15 克，甘草 10 克，大黄 6 克，桃仁 15 克，杏仁 10 克，赤芍 10 克，生地 30 克，干漆 2 克（烧），水蛭 10 克，虻虫 2 克，土元 10 克，白芥子 10 克。水煎服，每日 1 剂。5 天后复诊，大便每日 2 次，小便量多，饮食稍加，脉象益虚，上方去芒硝，太子参加为 30 克，十枣丸继续服用。治疗初期，因喘憋难忍，曾做 2 次胸穿引流，均是深黄色胸水。未用任何西药，2 个月后，咳喘渐平，大便正常，小便量多，心下变软，面色转淡，脉仍虚软，但较以前大有好转。停十枣丸，上方汤剂改为丸，蛴螬药店不备，煎方中未用，今将配丸，让家属自己找，未料到轻而易举，找到蛴螬一二百枚。服药 1 年有余，饮食大增，体重增加 20 斤，二便正常，面色近常人，停药。可步行数里，至今健在。

　　有关经方的渊源，我还有一说，与上说大体相同而略异。经方源于修道过程中的实践。在修道的过程中，每一个修行者从一个凡人到证得圣果，其间身心一定有许多这样或那样的变化经历，甚至会出现类似常人患的各种各样的疾病，在这种状态下，必须有相应药物的帮助才能顺利通过。或者说，经历过这些反应之后，对医理药理会有和常人不一样的理解，所以，道家有九转金丹，禅门有四禅八定之说。这一说与现行的"医学只能产生于广大人民群众的生活实践"有相通之处，因道人也好，禅师也罢，他们也算是人民的一员。就我个人而言，闲暇时爱玩练气功、参禅打坐的游戏。有过某些经历之后，与没有这些经历之前，对医学的理解大不相同。在这里仅举两个例子。

大约在 1996 年的时候，因某种事情的刺激，我那时的睡眠时间比较少，冬天一般 5 点钟就会起床，打完坐，天还不亮，偶尔顺着我们村的大街小巷散步，一天突然发现有一户人家明亮异常，好似 100 瓦灯泡的亮度。我知道这户人家是没有通电的，女儿都已出嫁，没有儿子，老两口过日子，平时疯疯癫癫，是最被人瞧不起的，对此光亮很是好奇。第二天 5 点钟起来，没有打坐，便直奔其家，发现明亮如故。我走近其家，隔着不高的围墙，隐隐约约听到男主人在嘟囔着什么，好像是在求神拜佛。我故意咳嗽两声，光明立即消失。我好奇，继续无目的散步，竟然发觉还有一二家有这种光明，强弱不一，通过这些光明，我便对他（她）们另眼相看。

后读纪晓岚先生的《阅微草堂笔记》第一节，篇名《老学究》，内容如下："有老学究夜行，忽遇其亡友。学究素刚直，亦不怖畏，问君何往。曰：事为冥吏，至南村有所勾摄。适同路耳，因并行，至一破屋。鬼曰：此文士庐也。问何以知之。曰：凡人白昼营营，性灵汩没。唯睡时一念不生，元神朗澈，胸中所读之书，字字皆吐光芒，自百窍而出。其状缥缈缤纷，烂如锦绣。学如郑孔、文如屈宋班马者，上冲霄汉，与星月争辉，次者数丈，次者数尺，以渐而差，极下者亦荧荧如一灯，照映户牖。人不能见，唯鬼神见之耳。此室上光芒高七八尺，以是而知。学究问：我读书一生，睡中光芒几许？鬼嗫嚅良久曰：昨过君塾，君方昼寝。见君胸中高头讲章一部、墨卷五六百篇、经文七八十篇，字字化为黑烟，笼罩屋上。诸生诵读之声，如在浓云密雾中，实未见光芒，不敢妄语。学究怒叱之，鬼大笑而去。"

　　如果没有过去的经历，对这则故事会不经意地当寓言读过，有了上述经历，再读到此节时，便备感亲切。了知人生百态、宇宙万象，确实是非真非幻，亦真亦幻。再读《扁鹊传》，对"饮上池之水，视见垣一方人"也不觉得是纯粹的神话了。难怪古人说："纸上来者终觉浅，绝知此事要躬行"。

　　2004年的夏天，我因参禅用心过激，"我就是佛"这一念头在心中承担不了，挥之不去，以至心情起伏很大，一会儿愉悦如在天堂，一会儿烦闷恐怖如处地狱，看到身边的人，可在瞬间变换面目，烦渴引饮，睡眠减少，稍一动念，心率可达120次，感觉心要从胸中蹦出来。谢绝外缘，每日服1剂中药，白虎汤合黄连阿胶汤加生地黄，休息1周，恢复平常。此时若不及时服中药，极有可能变成吐血、衄血。《金匮要略·惊悸吐衄下血胸满瘀血病脉证治第十六》有三黄泻心汤一条："心气不足，吐血、衄血，泻心汤主之。"《千金》作"心气不定"为是。用一句心气不定，来描述我当时的症状，是多么简洁，多么形象，多么深刻！因当时毕竟没有吐血，所以没用大黄，因烦渴而用白虎，因虚烦失眠用黄连阿胶汤，将泻心汤中的大黄换成生地黄。

　　可见，修行过程中的各种境界，有许多是必须靠药物的帮助才能顺利度过。经历过某一境界之后，虽然是浅尝即止，对某些疾病的病因病机便有更深的体会，何况那些悟道的"圣人"呢？

三、经方与医经

有关经方和医经的定义，在前面经方的概念中已引用过《汉书·艺文志》的原文，这里不再重复。经方，流传到现在，只剩下仲景的《伤寒论》和《金匮要略》了。医经，现存者《内经》《难经》而已。言经方与医经的关系，实际上也就是《内经》和《伤寒论》的关系了。我国学术界多持一元论，认为《内经》和《伤寒论》一脉相承，多以《内经》理论来解释《伤寒论》。我在2004年曾遇到一位中医专业的本科生，她说："我认为张仲景是学习《内经》最好的，学习了《内经》之后，才作了《伤寒论》。"不用问，她的这种观点是来自她的老师，应代表着当前学术界的普遍认识。日本学者多持多元论，认为《内经》属医经派，理论为主；《伤寒论》属经方派，实践为胜。各有师承，是在不同区域、不同环境下产生的。据现有文献《汉书·艺文志》和敦煌遗书《辅行诀》，我倾向后者。

从历史的观点来看，对医经与经方关系的认识，经历了一个由分而合，再由合而分的过程。《艺文志》将医经和经方分列两门，说明在两汉时期，医经和经方虽同属方技，实属两个不同的体系。《辅行诀》中引医论多称"经云"，引方论多称"经方"，如："肝德在散，故经云以辛补之，酸泻之；肝苦急，急食甘以缓之。心德在软，故经云以咸补之，苦泻之主苦缓，急食酸以收之。……"这里的经显然指医经，确切地说是《内经》，因这些内容，多能从《内经》中找到。《伤寒论》小建中汤，陶氏称建中补脾汤，方前小序说："经方有救诸劳损病方，亦有五首……"后外感诸方陶氏又说："外感天行，经方之治有二旦四神大小等汤……"陶氏所谓"经方"实指《汤液经法》中的方剂，这些方剂，在《伤寒论》中大部分也被采用。可见，时处南北朝的陶弘景先生笔下，医经和经方还是泾渭分明的。

隋代巢元方著《诸病源候论》，分门详细，罗列广远，集隋以前医学理论之大成。但有论而无方，将其视为医经的嫡系，我想是不会有异议的。至唐代孙真人著《千金要方》《千金翼方》，既以方名，本是经方的系统，除方剂之外，多引《内》《难》《病源》的医理，大有医经、经方合流之势。孙真人曾搜集整理张仲景的《伤寒论》，所以现存宋本《伤寒论》不只是经过王叔和一人的搜集整理。其中孙真人在医经、经方合流的思想指导下，也对仲景的《伤寒论》进行过整理汇编。宋本《伤寒论》的内容虽仍以经方为主，其中六经的名义与《内经》热论篇名同实异，可以看出，它不是纯经方的内容，还不如《脉经》卷七、卷八的内容实用。再从《伤寒论》序"撰用素问、天布五行"等语，可以看出的确有强纳经方归属医经的迹象。所以徐大椿曾说："我国医学至唐而一变。"其中主要的变化是由经方、医经分门到二者合流这种变化。至成无己先生首注《伤寒论》始，便奠定了以《内经》理论解释《伤寒论》的模式。这便是经方、医经由分而合的过程。

直到民国年间，我国文献学家杨绍伊先生才提出《内经》属岐黄学派，《伤寒论》属农尹学派。临床医家中以清代的柯琴独具卓识，不拘注家对《伤寒论》的悬解，甚至有透过仲景之言，直获仲景之心的趋势。对仲景桂枝汤证、柴胡汤证的提法，大加赞赏，临证注重方证相应的实践。在其《伤寒论翼》六经正义中说："夫热病之六经，专主经脉为病，但有表里之实热，并无表里之虚寒……夫叔和不于病根上讲求，但于病名上分解，故《序例》所引《内经》，既背仲景之旨，亦舛岐伯之意也。"柯琴通过他丰富的临床经验，已体会到经方与医经的不同，可惜他拘于《内经》的权威，将这种医经混入经方的问题完全归罪于王叔和，不如吉益东洞来得直接干脆。

东洞据《周礼》疾医之说，将扁鹊、仲景之术称为疾医，将医经家称为阴阳医，力辟玄理，注重实效，其《类聚方》发明一方有一方之主证，提出了"医之学也，方焉耳"的观点，主张方证相应，完全摆脱了阴阳、六经等理论。《药征》简洁实用，如"人参主治心下痞硬"，经得起临床反复验证，"石膏主治烦渴"，更是在张锡纯之前提出了石膏可生用，大有"不立文字，直指人心"之禅者风范。称其为仲景功臣，实不足以赞其成就，简直是扁鹊在世，仲景重生！

我国经方学者陆渊雷先生，受日医及章太炎先生的影响较大，其言论力抵医经，在其《伤寒论今释》中说："医经之书见存者，《黄帝内经》十八卷。原人血脉经络骨髓阴阳表里，以起百病之本，死生之分。若是而冠于方技之首，谁曰不宜。虽然，血脉经络骨髓，深藏而不可见也，阴阳表里，暗昧而难征验也。今有病脑者，哭笑无节，举措失常，而医经家指为心病，其持之有故，言之成理，闻者以为心病矣。有病内分泌者，肌肤黯淡，肢体疲敝，而医经家指为肾病，其持之有故，言之成理，闻者则以为肾病矣。心肾不能言，夫孰与发其诬妄。是故医经之论，其言可闻，其效不可得见也。经方以草石汤药疗病，视症候以投方，投方中则覆杯而愈，不中则不死为剧，岂若医经之大而无当者哉。……金元以后医家，困守《内经》，莫能自拔，单词只义，奉为金科，驰骛空言，不验实效。"又言："注家不知辨析，而以《素问》释《伤寒》，以《伤寒》释《素问》，及其难通，则作回曲附会之词以强通之，总之，但求贯通二书，不顾临床实际，致令读书治病，截然分为两事。"陆氏此论，虽稍涉偏激，但也足为现代学术潮流之药石。

近代名老中医岳美中先生曾这样评价《伤寒论》："言症状而不谈病理，出治方而不谈药性，其客观朴实之说，真乃祛疾之利器。"岳老此说，要言不烦，于经方，于仲景书，可谓画龙点睛之笔。

以上数说，可以看作是经方、医经由合而分的迹象。

虽然如此，但我国学术界仍是《内经》的天下，不知仲景的辨证论治主要是方证对应，而是据《内经》将辨证论治理解成理、法、方、药。其实，临床医生治病，更多的时候是根据自己的经验和灵感来处方，并不是一步一步按理法方药来实施的。如果认为仅按理法方药就能百战不殆，那就是孙真人所说的"读书三年，便谓天下无病可治"的阶段，后面接踵而来的必是"临证三年无药可用"的尴尬。下面我录几例我个人和他人的医案，来说明以经方为主和以医经为主，临床思维的不同。

案例1

患者女，70岁。有高血压病史十几年，不是本县人，住亲戚于本村，得方便诊疗。2001年9月14日，测血压180/100mmHg，近半月以来，未服用降压药，心悸，头晕，脚轻，自言"脚下如踏棉，走路如驾云"，不欲饮食，下肢轻度浮肿，舌淡，苔白滑，脉沉细有力。单用真武汤：附子10克，川乌10克，白芍10克，云苓15克，苍术10克，生姜15克。头煎、次煎混合后分2次温服，每日1剂。3日后血压160/90mmHg，心悸、头晕减轻，继服10剂，诸症痊愈，血压140/80mmHg，停药。1年后，再次串亲戚，测血压仍140/80mmHg。

讨论：《伤寒论》真武汤有"振振欲擗地"一症，为真武汤的主要适应证之一，即乏力走路不稳的意思。此患者虽无知村妇，其"脚下如踏棉，走路如驾云"的比喻，非常确切。所以说仲景书源于实践，源于民间，切近临床。对于"振振欲擗地"，应结合临床，不拘文字，我们总不能待患者说出"振振欲擗地"，才考虑用真武汤。从此例来看，真武汤不仅能消除患者头晕、心悸、脚轻的症状，也能降低患者的血压，不仅有近期疗效，而且也有很好的远期疗效，方证相应的功效，恐怕是任何西药所不能比的。且不说见高血压就肝阳上亢用龙胆泻肝汤的，如果按照理法方药的步骤，先辨为阳虚水泛，再立温阳利水的治法，那方药就不见得只是真武汤了，因符合温阳利水法的方药太多太多了，即便据法选方用药也能达到同样的效果，哪有方证相应来得直接、简洁！我当时一听患者"脚下如踏棉，走路如驾云"就立刻想到了真武汤。

案例2

患者，男，81 岁，本村人。1996 年 11 月 5 日，由淋转闭，曾在乡卫生院就诊，保留导尿管 3 天。撤管后点滴不通，请我出诊。在路上遇其邻居，言其昨晚狂喊不止，四邻不得安眠。我忽然想到了抵当汤，狂是抵当汤的主证，而少腹急结是抵当汤的腹证，虽仲景原文，认为少腹急结的原因是少腹蓄血所致，但也不必过于拘泥，膀胱蓄水同样可少腹急结硬满。心中主意已定，及见患者，见面垢，舌红而暗，苔白，脉弦紧，小腹膨满如球。下导尿管后，导出尿液 2000 毫升，我说："导尿虽可缓解一时，不能根治，若能服药，或许可从根本上治愈。"家属患者均表示同意。于是给抵当汤：水蛭 15 克，虻虫 5 克，大黄 20 克，桃仁 15 克（打碎），滑石 20 克，皂刺 10 克，火硝少许冲服，水煎，每日 1 剂，分 2 次温服。2 剂小便通下，减大黄用量，继服 4 剂痊愈。1 年后随访，未复发。

讨论：此患者，因其邻居的一句言其狂喊不止，那一个"狂"字提醒了我，由此便想到了抵当汤，没想到竟然取得了很好的疗效。若是按照《中医内科学》五版教材的癃闭的辨证分型分为六个证型，其中尿路阻塞与此病人相似，但舌有瘀点，脉涩，本例并不存在。若拘于教材很可能不会想到抵当汤，教材用代抵当丸，而不用抵当汤，大约是受抵当方名的影响，认为抵当汤剧烈无比，不敢轻易应用。的确，诸证具备的抵当汤证不多见，但仲景于小柴胡汤条有"但见一证便是，不必悉具"的观点。我认为这不仅只适用小柴胡汤，而是诸方皆然。我临床以狂为主证，以少腹急结为腹证，曾用以治疗白血病脾破裂术后的发热（见前经方的渊源）、精神分裂症、闭经不孕等病，均不拘泥蓄血、小便自利等症，取得了很好的疗效。

后读《神农本草经》，无意中发现水蛭、虻虫二味药均功能利水道，始悟以抵当汤治癃闭是正治，而仲景借以治蓄血是发挥，仲景所论蓄血证必小便自利，并不是说抵当汤证必须小便自利。后将这一经验告诉我的一位同学，他用此方治其亲戚的前列腺增生也有效。遇到不太严重的前列腺增生，患者不愿服汤剂者，我将抵当汤的药研末，装入胶囊，效果也不错。自以为是学习《伤寒论》《神农本草经》之一得。

案例 3

在陆渊雷《伤寒论今释》中曾引用过这样一则医案："《方技杂志》云：昔十三岁时，病家来请诊，适长兄罗齐他出，王父紫峰君曰：'汝可诊之。'因往诊而归。王父问其病证，答曰：'伤寒头痛如裂，恶寒发热，脉浮数而有力。'又问：'将何以治之？'答曰：'拟麻黄汤。'父含笑报可。乃作三帖，命使者持归。温覆取汗，翌日又诊之，则大汗已出，疾痛脱然，尚有余热，转用小柴胡汤，不日而复故。此余之初试为医也。"

讨论：学医犹如参禅，禅有南北之分，即顿悟和渐修之别，学医也有从医经入手和从经方入手的不同。以医经入手的，除读《黄帝内经》外，多读《药性赋》《汤头歌》，还有本草、脉法之书，没有几年的时间是不可能临证的，这种学医的方法我称之为**通途**，相当于禅之渐修。而从经方，从《伤寒论》入手则不然，熟读《伤寒论》，记住方药和每个方的适应证，遇到相应的病人，便可以证用方，用之无误，往往有不可思议的效果。这种方法不妨称作别途。《方技杂志》的作者，走的就是这种**别途**，相当于禅之顿悟。所以年仅十三岁，便能出方取效。他如果走医经的路线，甚至再读一些温病的书、西医的书，还能开出麻黄汤吗？

当然，经方家并不是只读一本《伤寒论》就万事大吉，是由《伤寒论》入手，更直接，更省力，更容易见效，从中受益了，对中医奠定了颠扑不破的信心，严格地说是获得受用，再由约而博，才不至于迷惑，所谓既得本，不愁末。《方技杂志》的作者之所以能取得那样的成就，我想与他所接受的这种家传的、以经方为主的教育方式是分不开的。关于案中脉数用麻黄汤的问题，以及为何一日服三帖药的问题，将在以后相关章节讨论，这里就不再展开了，以免离题太远。

案例 4

郝万山教授在讲《伤寒论》时曾引用过刘渡舟老师救治中毒的故事：20 世纪 70 年代初，我们有些老师在河北省东北部的一个城市，给当地的西医学习中医来办班。当地有个工厂发生了火灾，火灾在燃烧的过程中，有许多化学的有毒物质，弥漫在空气中。救火的还有这个工厂的工人，有 60 多个人吸入了这种有毒的物质，出现了中毒的症状，这种有毒的物质很厉害，出现了肺水肿、呼吸道黏膜的水肿，出现食道黏膜、胃黏膜的水肿，发烧，严重的病人昏迷，胸闷、胸痛、憋气。北京协和医院、天津大的医院，还有唐山地区的医院，那些西医大夫都到那儿去集中抢救。在抢救的过程中，他们非常清楚，这是什么毒物引起的中毒。但是这种毒物没有特效解毒药，只好对症治疗，呼吸困难的就给氧，呕吐不能吃饭的那就输液。只能对症治疗，治疗了两三天，所有的病人发热不退，胸闷、胸痛、憋气不缓解。后来他们听说，北京中医学院有中医的老师在这里给西学中班讲课，就开了一辆非常破的吉普车找我们去了。路上就说，我们这次工厂失火，是一种什么什么毒物，很长的化学名字。中毒，你们中医书上有没有记载，这种毒用什么中药来解毒？这个名字我哪里听说过呀，书目哪里有这种记载呀？我心想，这怎么办？给他们喝点甘草水？给他们喝点绿豆汤？我心想，这还不让人家西医抢救的专家们笑话：原来你们中医大夫，就用这种方法来解毒啊？！我们刘渡舟老师坐在旁边一言不发。到那里之后，因为这个工厂是一个保密工厂，所以它的病人都没有向远处医院转，也许来不及转，搭了个大大的棚子，几个棚子，几乎所有的病人就在当地抢救。我们看了三四个病人以后，症状都是一样的。然后刘老师在我耳边说了两句话，"呕而发热者，小柴胡汤主之"，"正在心下，按之则痛，小陷胸汤主之"。我一下子就明白了。老师不就是提示用小柴胡汤和小陷胸汤合起来治疗吗？那么我马上就开方：柴胡2000克，为什么呀，60个病人，2000克并不多吧，黄芩1000克，底下就是小柴胡汤和小陷胸汤的合方。拿什么锅来煮药？拿大铁锅，民工做饭的大铁锅。煮完了之后，那些家属不是都在那儿吗，清醒的人都拿大碗灌；不清醒的人，就拿大的注射器往胃管里灌。轻的病人，当天呕吐停止了，发烧退了；那个昏迷最重的病人，第四天早晨清醒了，给我印象极其深刻。那个小伙子他就在火灾的中心，所以他中毒最厉害。这批病人，就这么干净利索地抢救完了之后，那个西医的负责人问我说，你们中医看病是有咒语啊，还是有口诀呀？听了他这句话之后，我就觉得他有点不大怀好意。我说您说的是什么意思？他说那天开方的时候，那个刘老师在你耳边口中念念有词，你们也没有进行更多的商量，你就把药写下来了，他口里念得什么呀？啊哈！他念的是《伤寒论》。他说你能不能给我再念两遍？我说，好。"呕而发热者，小柴胡汤主之"，"正在心下，按之则痛，小陷胸汤主之"。他说，你给我写下来，我就给他写下来。他说，这怎么能够体现这两个方子能够治疗这种化学毒物的中毒呢？我说，这是不能，因为你们的病人都有这些症状，都有发热、呕吐，他说是。都有胸脘的疼痛而且有压痛，他说是。正在心下，按之则痛，而且我们都看了他们的舌苔是黄厚而腻的，舌质是红的，所以这是个痰热阻滞胸中，阻滞胸脘。那你们中医老说我们西医大夫是头痛医头，脚痛医脚，对症治疗，你看你不也是对着几个症状吗？我说是啊，我们中医有时候也是对症治疗，所以我们不要笑西医头痛医头，脚痛医脚。有时候我们实在辨病困难，辨证候困难的时候，你就抓主症用方就可以了。这个思路是从哪儿来的呀，从我们的医圣张仲景《伤寒论》第13条来。它是太阳病，重点是他辨病了，只要对着这四个症状，头痛，发热，汗出，恶风寒，不管原来是中风还是伤寒，不管经过治疗还是没有经过治疗，只要有这四个症状，对上症状，用桂枝汤就行了，不必要一定是太阳中风。

　　讨论： 从这个故事可以看出，刘老不愧为经方大家，对经方的运用，出神入化。兵家讲出奇制胜，治病也是如此，平时读的医经的书，临证时不一定用得上，而《伤寒论》的方剂如果记得熟，甚至能达到背诵的程度，临证时，就会不经意地跳出来，多有出奇制胜的效果。

　　案例5

　　余国俊先生所著《中医师承实录》中有这么一则医案：患者，16岁，1988年1月2日诊。患者半年前开始头昏头痛，

2 个月前因感冒高热（39℃），头痛突然加剧，伴昏睡、呕吐、瞳孔散大、视物模糊、咽喉肿痛、吞咽困难，急入我院抢救。

西医诊断：①病毒性脑炎；②颅内占位性病变？（后经华西医科大学、成都陆军总医院 CT 扫描否定）住院半月间，曾两次下达病危通知。经竭力救治，以上危象消失，但头痛未止，乃出院服中药。

当时主要症候是：两侧太阳穴、眉棱骨、眼眶胀痛；一昼夜发作 3 次，每次约 2 小时，疼痛时频吐稀涎，伴咽痛。

先服丹栀逍遥散合银翘散加减 17 剂无效；改服苍耳散、升麻葛根汤、小柴胡汤合吴茱萸汤加味（复方药味多达 19 味，其中吴茱萸、生姜、党参、大枣各 10 克）20 剂，亦无显效。

刻诊：症候如前，近来更增烦躁不安，口干，连连饮水不能解渴，纳差，大便偏稀，舌质红，边尖密布小红点，苔白微黄腻，脉弦滑略数。

毅然用吴茱萸汤，1 剂诸痛大减，已不吐稀涎，服完 2 剂，疼痛基本消失。

讨论： 这则病例，先用复方杂投 1 个月不应，后据头痛、干呕、吐涎沫，单用吴茱萸汤速效，大有"山穷水尽疑无路，柳暗花明又一村"的感觉。而且患者还有舌红、苔黄、脉滑数等一片热象，余先生可谓有胆有识。对这种病人，若经方的方证对应的功夫不到家，是很难想到吴茱萸汤的。这也是经方出奇制胜的又一实例。对于患者为何会有一派舌红、苔黄、脉滑数等热象，余先生没有分析，我觉得与西医按脑炎治疗大量用甘露醇等脱水药有直接的关系。既然患者先用过西药，我们不能不考虑西药对患者舌脉的影响。

通过以上几个例子，不难看出经方的方证对应法则，在临床实战中的优势。

若到此为止，读者一定认为我是重经方而轻医经的。其实，我在这里只是偏赞经方，而没有偏废医经的意思。不只是我，就连吉益东洞和陆渊雷先生，也只是批评那些只有理论，不能实用的玄理医家，而不是在批评医经本身。这一点我们只要不只抓住他的在特定场合下的某一句话，而能对他本人有一个全面的了解，就不会得出他们排斥医经的结论。吉益东洞虽有"医之学，方焉耳"的说法，东洞晚年也说过："有传吾之方者，未传吾之道者。"可见他虽力倡方证相应这一法则，但并没有完全停留在方证这一层面，而是由方证上升到了"道"这一层面。他的言辞偏激，是针对寻此对经典误解玄解而发，而不是针对经典本身，这就如同个别禅师的呵佛骂祖有相通之处。陆渊雷先生对《内经》也颇有微词，对日本的经方家很推崇，但也并非完全抛弃阴阳虚实等医经的理论，而且有时应用得简直是恰到好处。比如在《伤寒论今释》卷三，桃仁承气汤条下曾有这么一段："热结膀胱之血自下，与肠窒扶斯之肠出血，不可混为一谈。肠窒扶斯亦译为伤寒，中医之湿温者也。昔有某医，遇肠出血而不识，乃谓仲景有言，热结膀胱，血自下，下者愈，投桃仁承气汤，下咽立毙。于是胜载报章，播为口实。不知桃仁承气汤证，其人如狂，小腹急结，显然为阳证实证；肠出血则体温骤降，心机衰弱，脉搏细微，显然为阴证虚证。少阴篇云：少阴病下利便脓血者，桃花汤主之庶几肠出血之主方。某医者，阴阳虚实之不知，其偾事，宜也。然岂中医学之罪，岂《伤寒论》之罪哉！"陆先生批某医不知阴阳虚实，可谓有理有力，谁说经方家就不用医经家之理论？

我对经方和医经有这样一种比喻，医经好比是存折，其中的密码是不宜公开传授的，而获得密码的途径无非师传、自悟两途。现今自悟不易，良师难遇。而经方好比是现金，拿过来就能用，只要熟读仲景书，常用仲景方，用之无误，是谁用谁受益，因此柯琴说："仲景之道，至平至易，仲景之门，人人可入"。总之，经方与医经，只有方法的不同，没有根本的矛盾，我们可以偏赞，不可以偏废。更不必同室操戈，势同水火。

医经家若无密码，就如同《三国演义》中的马谡，若有密码，就如同诸葛亮，而经方家就像是张飞，勇猛刚直，而张飞在取西川时可用智谋擒严颜，就如同经方家临证既久，自然对医经也有相当的领悟，而只有理论的马谡一战失利，命即难全，哪有机会再卷土重来！学医者能有诸葛之智慧当然好，若不能，宁做张飞，不做马谡。电视剧《亮剑》中的情节，令我很感动，内战胜利后，共产党能将李云龙这些打了胜仗的土八路，集中起来，请战场上的俘虏当教师，这是明智的，难能可贵的。从这里我意识到，经方家不应以临床功夫而轻视医经。写到这里，心中妄想浮动，竟成一首歪诗：不惑之年疑惑多，幸有仲景不欺我；已具张飞断流勇，仰望诸葛双轮车。

四、经方与时方

经方的概念已如前述。至于如何给时方定义，我觉得一时不太容易把握。《中医名词词典》曾这样给时方派定义："凡汉张仲景以后医家所制之方为时方。后世医生主张，可用古典医方之法而不必拘泥于它的药物组成，临床治疗处方多用宋以后的时方，或按病症之实际情况自行处方用药，称为时方派。"若将仲景之后的医家所制之方统视为时方，未免太苛刻。像陶弘景的《辅行诀》，孙真人的《千金要方》《千金翼方》，也是直接秉承《汤液经法》，孙真人用药稍杂，但主流还是经方，大方大法不离经方。把它们列入时方，是不恰当的。今录徐大椿《医学源流论》中的"方剂古今论"作为开端。徐言："后世之方已不知几亿万矣，此皆不足以名方者也。昔者，圣人之制方也，推药理之本原，识药性之专能，察气味之逆从，审脏腑之好恶，合君臣之配偶，而又探索病源，推求经络，其思远，其义精，味不过三四，而其变化不穷。圣人之智，真与天地同体，非心思所能及也。上古至今，千圣相传，无敢失坠。至张仲景先生，复申明用法，设为问难，注明主治之症，其《伤寒论》《金匮要略》，集千圣之大成，以承先而启后，万世不能出其范围。此之谓古方，与《内经》并垂而不朽者。其前后名家，如仓公、扁鹊、华佗、孙思邈诸人，各有师承，而渊源又与仲景微别，然犹自成一家，但不能与《灵》《素》《本草》一线相传，为宗枝正脉耳。既而积习相仍，每著一书，必自撰方千百。唐时诸公，用药虽博，已乏化机；至于宋人，并不知药，其方亦板实肤浅；元时号称极盛，各立门庭，徒驰私见；迨乎有明，蹈元人绪余而已。今之医者，动云古方，不知古方之称，所指不一。若谓上古之方，自仲景先生流传以外者绝少，不合法而荒谬者甚多，岂可奉为典章？若谓自明人以前，皆称古方，则其方不下数百万。夫常用之药，不过数百品，而为方数百万，随拈几味，皆已成方，何必定云某方也？嗟！嗟！古之方何其严，今之方何其易，其间亦有奇巧之法，用药之妙，未必不能补古人之所未及，可备参考者；然大经大法，则万不能及。"

在徐氏看来，即便是唐宋之方，也非纯正的经方，何况后者。在我看来，金元四大家实开时方之先河。不过，金元四大家虽各标新异，独赏己能，但学术皆本仲景、岐黄而有所发明，有所偏赞。如河间主火，仲景泻心汤、白虎汤的发挥；东垣补土，仲景理中汤、建中汤的发挥；子和主攻下，仲景承气汤、陷胸汤的发挥；丹溪滋阴，仲景黄连阿胶汤、炙甘草汤的发挥。并不像后世之温病派，要另立山头，与仲景对立，与《伤寒论》分家。温病学派至清极盛，明之吴又可实为先驱。吴氏《瘟疫论》创达原饮、三消饮，言当时山东、河北大疫，用仲景法而不效。并提出伤寒从皮毛而入、瘟疫从口鼻而入的理论，寒邪从皮毛而入者，当用仲景温散之法，瘟疫从口鼻而入者，当用自创之三消饮、达原饮。以至清代温病诸家，皆受吴氏影响，从病因立论，谓温病不同于伤寒。

温病家的立论，不仅新颖，也与现代医学的细菌病毒之说有不谋而合之处，无怪它能深入人心。所谓"曲高和寡，俗浅容众"。但从经方的角度看，大有可商榷之处。

众所周知，伤寒有广、狭二义。广义之伤寒乃一切外感热病之总称，温病自包括其中；狭义的伤寒即仲景《伤寒论》中与中风并称的麻黄汤证。不知温病家所谓的伤寒是狭义的伤寒，还是广义的伤寒？说仲景所论的伤寒是狭义的伤寒，是不可能的，试想仲景宗族三分之二皆死于麻黄汤证！若是广义的伤寒，温病自应包括在其中，温病与伤寒对立，就像一家之中大哥要与父亲平起平坐，成何体统！若望文生义，将伤寒理解为伤于寒邪，当知伤寒也称天行，难道说要理解成在天上行走，或在天上流行吗？！

单言麻黄汤证之伤寒，仲景的命名原则是只论其证，不论其因。如前面所引岳美中先生的话：言症状而不谈病理，出治方而不谈药性，是仲景之特色。借助现代医学术语，就是说仲景的命名原则是症状命名，非病因命名。当然，症状命名有巧合病因的时候，但更多的是与病因不相关。如人名"王富贵"、"张定国"之类，充其量是命名时有这么一种愿望，王富贵既可能荣华富贵，也可能沿街乞食；张定国既可能定国安邦，也可能无所事事。麻黄汤证之伤寒，既可以是因为伤于寒，也可能是细菌、病毒，或其他原因，怎可望文生义认定就是伤于寒呢？此义章太炎、丹波元简均有论述，只是未引起大家足够的重视，今有必要录出。章太炎为陆渊雷《伤寒论今释》作序时说："曰伤寒，中风，温病，以恶寒、恶风、恶热命之，此论其证，非论其因。"丹波元简《伤寒论辑义》也说："风寒二证，譬如人之呵与吹，呵之风属阳，吹之寒属阴。阳主泄，阴主闭，故人之感邪气，其表虚泄而汗出者名中风，其表实闭而无汗者名伤寒。其实受邪之风寒，不知果何如，只就其表虚表实，有汗无汗，而立其目，以为处疗之方便耳。故不曰此伤寒，此中风也，而下'名为'二字，其意可自知也。"

比如 2003 年流行的"非典"，据广东省统计，初期有恶寒症状者，占 37%。若从经方的角度处治，这一类患者，自当属于伤寒，也不出麻黄汤、桂枝汤、葛根汤、小柴胡汤等范围。当然，非典为大病，即便是用药无误，也不可能一汗而愈，或者说均在太阳的阶段痊愈，而后按仲景的经验，"观其脉证，随证治之"足矣。若以温病的理论来看，此系温病、疫毒、肺疫毒，若服辛温之药而不愈，以后的种种变证，势必尽归罪于麻黄汤、桂枝汤。依现代医学观点，像非典、脑炎、流行性出血热、伤寒（西医病名）、流感等热病，均有一定的病程，这些疾病，即便在某一时期，呈现麻黄汤、桂枝汤等证，按证用方，虽不可能做到一剂而愈，但至少可使部分致病因素随汗而排出体外。这种治疗不仅没有错，而且有非常积极的意义。比如经方大师曹颖甫先生，治其爱人医案："予忆得丁甘仁先生逝世之一年，若华之母于六月二十三日亲至小西门外观看房屋。迨回家，已入暮。曰：今夜我不能亲视举饮，急欲睡矣。遂盖被卧，恶寒甚，覆以重衾，亦不能温。口角生疮，而目红，又似热证。腹中和，脉息浮紧有力。温覆已久，汗仍不出，身仍无热。当以天时炎暑，但予：

麻黄二钱，桂枝二钱，杏仁三钱，甘草一钱

服后，温覆一时，不动声色。再作一剂，麻桂均改为三钱，仍不效。更予一剂，如是续作续投，计天明至中午，连进四剂，了无所出。计无所出，乃请章次公来商。次公按脉察证，曰：先生胆量，何其小也？曰：如之何？曰：当予麻桂各五钱，甘杏如前。服后，果不满半小时，热作，汗大出，臭气及于房外，二房东来视，掩鼻而立。人立房外内望，见病者被上腾出热气。于是太阳病罢，随转属阳明，口干渴，脉洪大，而烦躁。乃以调胃承气汤下之。"

此案足见曹大师、章次公对经方的功力，既有口角生疮、目红等疑似症，又连服数剂麻黄汤而不得汗，在这种情况下仍坚持重用麻黄汤，对经方没有信心是做不到的。最难者莫过于汗后并没有痊愈，而是转为阳明病，在外行看来，一定认为是药物所致，不追究医生的责任已是万幸了。现在一提到经方，多以"一剂知，二剂已"来炫耀，这样说是不符合临床实际的。倒不是说，经方没有这种效果，严格地说，经方的"一剂知，二剂已"，是针对某一证而说的，而不是针对现在的病而说的。以本案来说，麻黄汤是对恶寒、无汗、脉浮紧而设，不是对整个病程而设，对上述症状而说，麻黄汤的确是"一剂知，二剂已"；对全部病程而说，就不是"一剂知，二剂已"了。外感病若都能在太阳阶段痊愈，《伤寒论》就没必要设六经辨证了。临床工作者，应实事求是，不要过分夸大经方的作用，如果患者都以"一剂知，二剂已"来要求医生，医生岂不是更难做。正确的做法是既不否定经方的作用，也不夸大经方的作用。患者或者家属有这种认识，医生才能无后顾之忧，做到尽人事以待天命。

经方只要病情不涉三阴，总以祛邪为务，汗、吐、下为主。如发汗有麻黄汤、桂枝汤、葛根汤、大青龙汤、小柴胡汤等，泻下有承气、陷胸、白散、备急等，吐法有瓜蒂散。据证从近、从快而将病邪祛出体外，乃万古不移之定法、千圣相传之秘诀。

经方以证为主，所以主观的成分少，而客观的成分多；时方以病为主，所以主观的成分多，而客观的成分少。当今临床实际，尤其在基层，外感发热的患者占有相当的比例。那些一见发热，就解热药再加激素、抗生素的做法，西医也知其不当，我就不说了。若用中药，必双黄连口服液、双黄连注射液、清开灵等，不顾患者恶寒、咳嗽、脉浮等现象，这么做且不论浪费患者的钱财，加重患者的经济负担，对患者身体的影响，是可想而知的。我在基层见到很多这样的小孩子，一发热就输液，而一旦输液，往后过一段时间病必复发，而且越发越勤。下面就录出我亲见的两个医案：

案例 1

患者，男，2 周岁，本村人。自 2002 年春开始发热，咳痰，在乡卫生院透视，诊为肺门感染，白细胞计数 15×10^9/L，静点菌必治等 7 天，治愈。自此每隔 1 周左右，体温开始上升，由 37℃经 3～5 天，渐升至 39.5℃，需静点菌必治、氟美松、清开灵 7～10 天，才能正常。如此反复半年，耗资数千元。于 2002 年 11 月 5 日就诊我室，体温 38.5℃，微喘，少痰，食欲不振，体瘦，面色㿠白，发稀萎黄。给小柴胡汤合达原饮（方药略），不能口服则直肠给药，3 天热退。隔 1 周仍热度渐升至 39.2℃，余症同前。

思虑再三，给小建中汤：肉桂 10 克，白芍 20 克，炒甘草 10 克，生姜 15 克，大枣 6 枚，饴糖 60 毫升，加水 800 毫升，煎取 300 毫升，将饴糖溶化，每日 1 剂。服完首剂，体温 37.9℃，因此药甘美，不需直肠灌药，已能顺利口服，服完 3 剂，体温正常。连服 1 周，精神振作，食欲大增，面色红润，头发粗黑，邻居相见竟不敢相认。间服上方或香砂六君子汤，后偶有感冒发热，稍用药即愈。

讨论： 最终以小建中汤收全功，足见患儿长期发热，是脾胃阳虚所致。用小柴胡汤合达原饮能缓解一时，不知何故。临床实际，即使症状暂时缓解，也不足以说明辨证无误，当观其远期疗效。另，方中饴糖系亲自熬制，因药材公司多无货，每见临床医生多以他药代之，如蜂蜜、白砂糖等等，均是不得已而为之，我用小建中汤获奇效时，多为用自制饴糖之时，所以主张不要用他药代替。因饴糖为方中君药，若是臣使之药无货时，找相应的替代品还可以，而君药怎可轻易替代！没听说过"一朝天子一朝臣"吗？《内经》言："心为君主之官……主不明则十二官危"，如君主不明，则臣子作乱，历史上这样的例子太多了。

这个患儿若不是改服中药，继续输液治疗，后果会怎样，简直不敢想象。清开灵被滥用到这种程度，不知那些温病理论的创始人，若泉下有知，会做何感想？

案例 2

患者，男，11 个月，广宗县宠村人。虽与我是同县，但相距 30 余公里，是由我中学的同学介绍而来。既往病史：曾因早产在邢台某医院的保温箱中度过了近 1 个月。从 4 个月时，因发热继发重度咳喘，先在巨鹿县医院住院，不见好转，而转往邢台，住院半月，耗资 5000 元，隔 2 个月，其病复发，仍如前，先住巨鹿，后往邢台，半月始愈据家属讲，全部用的是进口的抗生素。今年（2008 年）3 月份，其病复发，准备直接去邢台住院，因资金不足，向我的同学借钱，我的同学就把他介绍到我这里。这次发病以来，还未经治疗，体温38.5℃，体重 10 公斤，圆脸浓发大眼，哮鸣音隔数米远即能听到，两肺布满干湿性啰音，大便数日一行，平时经常数日大

便 1 次。处射干麻黄汤加大黄、葶苈子：射干 15 克，麻黄 15
克，生姜 20 克，细辛 10 克，紫菀 10 克，冬花 10 克，北五味
子 15 克（打），半夏 15 克，大黄 6 克（后下），葶苈子 20 克
（布包），加水 1200 毫升，煎取 400 毫升，于 24 小时内服完。
配合小量的礞石滚痰丸，未用任何西药，取药 3 剂，嘱若服药
1 剂，咳喘不减，即直接去邢台，不必复诊。谁料服完 1 剂，
已听不到哮鸣音，汗出热减，体温 37.5℃，服完 3 剂，体温
正常，只有微咳，两肺啰音消失，大便仍每 1～2 天 1 次，改
大柴胡汤加葶苈子、文蛤，3 剂，大便每日 1～2 次，继服 3
剂，嘱其根据大便的情况，可隔日，或 3 日服 1 剂，痊愈。后
时有感冒发热，不敢在他处用药，必来我诊室，多以小柴胡汤
出入，一般 2～3 剂即可治愈，再也没有并发过咳喘。没想到
一二千年的古方，寻常的草根树皮，其疗效竟能超过进口的抗
生素，若不是亲身经历，连我也不敢相信。

　　患儿首诊用射干麻黄汤加葶苈子、大黄，是温凉共用、表
里同治的复方，在这种情况下，经方仍不舍麻黄、细辛、半夏
等辛温之药，与时方单用清开灵、西医全仗抗生素的做法不
同。这样的病案还有很多，这里就不一一列举了，见后面的经
方实践篇。

　　当今的临床实际，以西医为主，中医为辅，而中医里，又
是以时方为主，以医经为主，用经方者，真是百无一二。并不
是大多数的医生不知经方的疗效，主要是因为一没有经济效
益，二不被世俗和主流所容。温病理论的泛滥，清热解毒药的
过用，这一现象，虽说那几位温病大家是始作俑者，我相信这
也不是他们愿意看到的，吴鞠通曾说过："医生不得有善用之
药，若有善用之药，必有不当用而用者；医生也不得有畏用之
药，若有畏用之药，必有当用而不敢用而误者。"此见是何等
圆融。怎奈医生只要有成见于胸，必会将一些症状误认为用药

之口实，今将最容易被误认热证的几个症状提出来，仅供参考。

一误脉数为热证。因脉书有数主热之说，一见数脉，便认为是热证。发热的患者，除西医的肠伤寒之外，体温每上升1度，脉搏必增加10次。可见发热的患者，脉数是病理现象，不足以作为辨证的唯一证据。仲景有明文："脉浮而数者，宜麻黄汤。"怎能不管恶寒之有无，一见数脉便认定为热证？虽前边所引曹大师的医案是无热而恶寒者，但临床实际，还是发热而恶寒的麻黄汤证为多。

二误高热为热证。我初学医时，在医院见到一个长期高热的患者，是个男性，40多岁，长期应用抗生素和清热解毒的中药，体温仍在39℃以上波动，背恶寒，不渴，脉浮数。我私下认为是葛根汤证，已住院十几日，便对主管医生说："这个病人的热证并不明显，为何要用大量的清热解毒药呢？"医生说："体温39℃怎么还说热证不明显！"我是学生，不能再说什么，但心里不服气。后临床既久，更觉得当初的想法是正确的。临床实际，曾见一患者体温39℃以上，持续3～5天，因麦收农忙，未曾就医，当时只觉得两腿发酸，没有其他的不适。也有与此相反者，平时体温在35℃左右，若体温到36.5℃，便热得难以忍受，中医可以参考体温计，但更应重视病人的感受。我曾治过1例产后发热的妇女，患者28岁，二胎产一女婴，产后5天，发热，体温40.5℃，经他医输液治疗1天，热不退，后到乡卫生院陈述病情，建议继续输液，并加服中药和酒精洗浴，热仍不退，再次去卫生院陈述病情，建议去县医院诊治。家属犹豫不决，请我出诊，时2003年3月17日5点，天尚未亮。测体温40℃，查其所服药渣，有大量金银花、石膏等。微渴不欲饮，头痛，自汗甚多，将手久按其腹上，反不觉太热，舌淡苔白，脉浮数无力，病人不烦不躁，唯感心悸。看后我对家属说："可先服药一剂，有效则不必住院，不效再去不迟。"用桂枝汤加味：肉桂 30 克，白芍 30 克，甘草 20 克（炒），生姜 30 克，大枣 12 枚，龙骨 30 克（煅），牡蛎（煅）30 克，黄芪 20 克，山药 30 克，水煎分 3 次温服，于 12 小时内服完 1 剂，体温降至 38.2℃，汗出减少；再服 1 剂，体温正常，心悸减，只有微汗。减上方用量，续服 3 剂，可下床活动，停药自养。

此病人乡卫生院未见病人就用大量金银花、石膏等清热解毒药，也是简单地将西医的高热当成了中医的大热。关于习用凉药，陆渊雷先生在其《伤寒论今释》少阴篇里曾有感叹，他说："焦头烂额，不如曲突徙薪。少阴病已至四逆脉微，虽用大剂姜附，亦已死生相半，幸而获愈，所损已多。苟能乍见阳虚，即与温药，则保全必多。然温药难用，不若凉药易于苟安。盖温药苟不中病，则下咽即烦躁不适，人皆知为药误，然挽救甚易。凉药虽反病情，尤能镇静一时，不易发觉药误，逮其发觉，辄已无可挽救。故为病人计宁误服温药，为医者逃咎徼功计宁误服凉药。"此言初读时觉得很偏激，临床既久，始信乃有感而发，肺腑之言。

三误舌红为热证。我们的诊断学和温病大家的医案中，均以舌暗红、舌绛、舌紫为热入营血的指征，每见临床医生因迫切想用金银花等凉药，在找不到其他证据时，竟将舌红也当作热证的依据。不想只要患者不是重度贫血，哪有舌不红的？将正常的生理现象当作药用的借口，在临床实际并不少见。

四误尿黄为热证。我初读《诊断学》时，对尿黄为热证并无怀疑，但在生活中发现了尿黄并非全是病理的。事情是这样的，我早年曾在建筑公司当过"壮工"，每天 10 小时的工作时间，尤其是夏天，强体力劳动，致使大量出汗，口渴了就抱过工地上的水管子，猛喝一阵，顿感清凉。后来我发现，只要喝了凉水，小便就呈黄色；如果坐在室内，喝开水，小便就会清白。这是 20 年前的事了，现在因不喝凉水了，从未出现过小便发黄的事。我为了验证此事，前几天在棉田干活时，故意又喝了大量的冷水，回家小便就变成了黄色。因此，我们辨证时，当分患者是白领，还是农民，有无喝冷水的习惯，不要把所有的尿黄全当作热证。

时方善用凉药，是一个无争的事实。那么经方是不是就善用温药呢？不是这样的，现在的所谓宋本《伤寒论》，不是仲景的原作，是经过长时间流传、无数次的传抄所形成的，可以肯定，不是仲景原貌。首先关于中风、伤寒、温病的定义，长时间被误解，已如前述。另外还有一个重要的问题，就是六经的编排形式，也不是仲景的原貌。六经的形式是后人在仲景原书的基础上，参考《内经》热论理论按自己的理解编排的。《伤寒论》的方剂，按阴阳可分为二纲，即太极生两仪之义；阳又可分为太阳、阳明，阴可分为二阴（即太阴合少阴）、厥阴。将太阴和少阴合称二阴，是因为其病机均属虚寒，用药如以人参为太阴类方的代表，附子为少阴类方的代表，附子理中汤、四逆加人参汤就是太少不分了。厥阴是预后较差、寒热错杂的一类疾病，这也符合两仪生四象之义。太阳包括麻黄汤类、桂枝汤类、小柴胡汤类；阳明包括白虎汤类、承气汤类；我临床用小柴胡汤退热时，每见患者得汗而解，故而将其视为太阳发汗方。正是将小柴胡强行纳入少阳篇，才使后人产生了仲景治外感初起善用温药的片面认识。物必自腐而后生虫，这怎能怪后世温病派呢？关于小柴胡汤为何应属太阳，这一问题在以后的"以心解经"篇还要详述，这里就不展开讨论了。

通经方者，多能接纳时方，如丹波元简论吴又可的达原饮："达原饮或有地方之宜，观其症候，也不出小柴胡之范围。"太老师张大昌先生，论经方与时方的关系曾说过："经

方适时而变即时方，时方合经方之制即经方。"徐大椿论时方
也说："其间亦有奇巧之法，用药之妙，能补古人所未及。"
叶天士、吴鞠通等温病大家，虽立论不够严谨，甚至可以说有
独崇己说、标新立异之嫌，但他们都是临床高手，其方合经方
之制者甚多。只是他们的崇拜者，以"古方不能合今病"为
由，视仲景如古董，视麻、桂如蛇蝎。我并非好辩，临床目睹
外感初起被凉药所误，不可胜数，痛心疾首，情难自禁。张景
岳曾说过："伤风不会成痨，伤风误治便成痨。"的确如此！

第二章　经方研究

这里所说的经方，是指狭义的经方，也就是《伤寒论》和《金匮要略》。这里重点讨论以下两个问题，即方法论和取舍观。

一、方法论

读《名老中医之路》，见余无言先生有解经四法说，即"以经解经、以注解经、以新解经、以心解经"。惜我至今未见余氏详论，只这解经四法，令我眼前一亮，可谓先得我心，要言不烦。现分述于后。

（一）以经解经

以经解经，首先重视《伤寒论》和《金匮要略》的原文，将原文读到几乎成诵的时候，必定会以前文解其后文，以后文解其前文，所谓"读书百遍，其义自见"，是最适合初学者的一种学习方法。当然，以经解经不单单指背诵原文，重在解字，即对经方的理解。如《伤寒论》42条："太阳病，外证未解，脉浮而弱者，当以汗解，宜桂枝汤。"44条："太阳病外证未解，不可下也，下之为逆，欲解外者，宜桂枝汤。"这两条虽论桂枝汤的应用，但对桂枝汤的主证描述不详，应结合12条和13条来应用。12条："太阳中风，阳浮而阴弱，阳浮者，热自发，阴弱者，汗自出，啬啬恶寒，淅淅恶风，翕翕发热，鼻鸣干呕者，桂枝汤主之。"13条："太阳病，头痛，发热，汗出，恶风，桂枝汤主之。"若不结合这两条，桂枝汤证不备，临床实际难以把握，因此，学习《伤寒论》应联系全书相关条文，不可拘于某一条文而胶柱鼓瑟。在我看来，桂枝证这两条较完备的条文中，尤以13条简洁实用，于此处须格外留意。12条中"阳浮者，热自发，阴弱者，汗自出"几句，细味原文，似是对阳浮阴弱的注释而误入了正文，类似医经家言，远不如13条朴实简练。

《金匮要略》妇人产后病脉证治第二十一，附有《千金》三物黄芩汤："治妇人在草蓐，自发露得风，四肢苦烦热，头痛者与小柴胡汤，头不痛但烦者，此汤主之。"临床实际，妇人产后头痛发热者，多伴自汗，有很多是桂枝汤证，并非所有的产后头痛都是小柴胡汤证。应用小柴胡汤的证据，应结合96条来综合考虑。96条原文："伤寒五六日，中风，往来寒热，胸胁苦满，嘿嘿不欲饮食，心烦喜呕，或胸中烦而不呕，或渴，或腹中痛，或胁下痞满，或心下悸，或小便不利，或不渴身有微热，或咳者，小柴胡汤主之。"吉益东洞以胸胁痞满为小柴胡汤的主证，诚经验之谈。若主证已俱，头痛，甚至96条所列的或然证才可以"但见一证便是，不必悉具"。因此使用小柴胡汤同样应遵循以经解经的原则，不要将"单见一证便是"这一原则无限扩大。因一方有一方之主证，所以仲景往往省略主证而谈兼证、疑似证。这是仲景很重要的一种写作方法，若不知此，不能对某一方全面联系《伤寒论》和《金匮要略》来领会，必会像陆渊雷所批评的那位在报章上发表桃仁承气汤不能用于伤寒出血的医生一样，临床失败了，反而责怪仲景。关于省略主证之说，初读《伤寒论》时，觉得一时难以理解接受，后来发现我们现实生活中也不乏省去主要条件的实例，比如给男女青年介绍对象，介绍人往往着重介绍对方的学历、身高、家庭、经济、职业等等，但是我们也许不会意识到，这其中省略了一个最关键的条件，那就是对方必须是异性（当然，同性恋者不在此例）。有时我们将经典还原到生活中，许多问题就不难理解了。要弄清某一方之主证，不用以经解经的方法是不行的。

以经解经，不仅包括《伤寒论》和《金匮要略》二书，还应参考距其较近的晋唐医著，如《千金要方》《千金翼方》《外台秘要》等。《金匮要略》趺蹶手指臂肿转筋阴狐疝蛔虫病脉证治第十九："蛔虫之为病，令人吐涎，心痛发作有时，毒药不止，甘草粉蜜汤主之。"关于方中之"粉"，历来注家有米粉、铅粉之争，各执己见。李今庸教授在其所著《古医书研究》一书中，广引《千金要方》《千金翼方》《外台秘要》和《肘后备急方》，不但证明甘草粉蜜汤中应为米粉，而且进一步证实此方非治蛔厥方，乃"毒药不止"并引起中毒后的解毒方，可谓是以经解经的典范。

《金匮要略》中风历节病脉证治第五："夫风之为病，当半身不遂，或但臂不遂者，此为痹。脉微而数，中风使然。"《金匮要略讲义》五版教材对于脉微而数是这样解释的："微为气血不足，数为病邪有余，说明中风的根由是气血不足，外邪诱发为病。"此说本于《医宗金鉴》。丹波元简在《金匮要略辑义》中对脉微而数提出了怀疑，他说："按脉微而数可疑，今验风病，多浮大而滑，或数或不数。"丹波氏的怀疑是有道理的。半身不遂，多为现代医学之急性脑血管病，且以脑梗塞和脑出血为最常见，发生上述疾病的原因为高血压、动脉硬化。数且不论，脉微是不常见的。高血压、动脉硬化的患者的脉象多见弦滑沉紧，为什么《金匮要略》说脉微而数呢？我认为这是因年代久远，错简而致。据《千金要方》卷二十五："岐伯曰中风大法有四。一曰偏枯；二曰风痱；三曰风懑；四曰风痹……"另同书卷二十八，风痹第八："论曰：血痹病从何而得之？师曰：夫尊荣之人骨弱肌肤盛，因疲劳汗出卧不时动摇，加被微风，遂得之，形如风状，但以脉微自涩，涩在寸口，关上紧，宜针引阳气，令脉和则愈。"据《千金要方》风痹即血痹，也属中风之一种，根据《金匮要略》其症状当以麻木为主。脉自微涩是风痹的脉象，不是其他三种中风的脉象。《金匮要略》将其从中风中剔出，与虚劳一起另立一章，有违岐伯中风有四的观点。于此可知，《金匮要略》因年代久远，辗转传抄，难免有错简。将风痹（血痹）从中风篇剔出，此其错简之一；风痹脉自微涩，《金匮要略》中论中风的脉微而数，极有可能是风痹的脉自微涩而误，因而，将风痹的"脉自微涩"误成"脉微而数"是错简之二。若没有《千金要方》，"脉微而数，中风使然"就无从考证了。可见，以经解经的重要性和必要性了。丹波元简虽未能用以经解经的方法，指出脉微而数、中风使然的来龙去脉，但提出质疑总比教材随文释义的做法要高明得多。

（二）以注解经

许叔微说："读仲景书而不能博通诸医书，以发明其隐奥，专守一书，吾未见其能也。"以注解经，也就是参看后世注家对仲景书的注解，以期正确、深入地领会仲景本意，更好地服务于临床。若论以注解经，当首推丹波元简，其著《伤寒论辑义》《金匮要略辑义》，广引自宋至清数十家之注释，渊博精详，议论公允，虽博览群书，善于用存疑的方法处理问题，对于不同的观点提出异议，态度和善，语言婉转，俨然大家风范。读此二书，便可对清代以前的注家有个大概的了解，欲深入经方者，不可不读。

下面略举几例从不同角度对仲景之学有心得的注家。

1. 丹波元坚（丹波元简之子，陆渊雷称其为小丹波）的《伤寒论述义》以病机释六经，不落前人窠臼，新颖实用。如谓"太阳病为表热，少阳病为半表半里证，阳明病为里热证，太阴病为里寒实证，少阴病为表里虚寒证，厥阴病为里虚而寒热相错证"。这种解释不受朱肱六经即经络的影响，以病机释六经，有利于临床实际操作，不失为仲景之功臣。我除对太阴病为里寒实证稍有异议外，基本同意丹波元坚的观点。丹波元坚以桂枝加大黄汤为太阴病主方，故有此说。我认为理中汤（丸）应为太阴病主方，其病机当属脾胃虚寒证。详论于下：

首先，以桂枝加大黄汤为太阴病主方，与太阴病的提纲矛盾。《伤寒论》太阴病提纲："太阴之为病，腹满而吐，食不下，自利益甚，时腹自痛。若下之，必胸下结硬。"这里的腹满、自利，显系虚寒，既明言若下之，必胸下结硬，怎么可以再用大黄通下呢？所以，以太阴病为里寒实证与提纲矛盾。关于太阴病的病机，陆渊雷曾有论述，他说："太阴病为脾胃虚寒证，少阴病为全身虚寒证。"总之，以太阴病为虚寒证，是无异议的。之所以陆氏、丹波氏执意要与少阴病相区别，是受六经的影响太大了，不知六经的理论是后人的发挥，不是仲景的原意。故而少阴既为虚寒，太阴就不能是虚寒，而必须另寻新说。不见《伤寒论》有附子理中汤，有四逆加人参汤，如何分别其为太阴还是少阴？不若将太阴、少阴同视为虚寒证更有利于临床。当然，后世医书中，确有理中汤加辛凉、破气、消导药者，如《千金要方》理中加石膏汤，千金温脾汤，《外台秘要》王焘自制的理中加花粉、枳实、牡蛎汤，以及《辅行诀》大补脾汤，我这里所说的大补脾汤是张大昌先生亲抄别集中的大补脾汤，是由理中汤加枳实、芍药、茯苓组成。但是这些方剂，均是以理中汤为基础，所加药皆佐使药，是理中汤的加减变化的一个分支，以此取代理中汤在太阴病中的主方的地位显然是不恰当的。

2. 三泻心汤是注家屡屡称道的名方，多以虚实夹杂、辛开苦降、寒温并用论述。明戴元礼曾说过："三泻心汤用治湿热最当。"我认为这种解释远超那种随文敷衍的解说，将仲景的方证对应与病因病机巧妙地结合在一起，值得学习。湿热和湿温学说，在后世温病理论中占有相当的比重，大都认为是《伤寒论》中所没有的内容，从戴元礼对三泻心汤的理解，可以得出这么一个观点：后世的所谓的发明、创新，不是医圣未论及，是我们不认识，不理解。

3. 柯琴注桃仁承气汤："此方治女子月事不调，先期作痛，与经闭不行者，最佳。"这种不拘仲景原文，从临床实践出发的做法，是难能可贵的，并且他的这一经验经得起临床检验。师伯范志良以善治痛经闻名乡里，多取柯氏的用药思路。

4. 《王氏简义方》注真武汤："此药不唯阴证伤寒可服，若虚劳人，憎寒壮热，咳嗽下利，皆宜服之。"初读此论，觉得不宜理解，及亲用真武汤治愈一例服大青龙汤而高热不退、烦躁益甚的患者，始信王氏此言乃经验之谈。不应因其述证不详，难于理解而忽视他的经验。读医书，不同于文学，其文彩华丽者，往往多虚，不见得实用；而看似偏僻者，往往多实，我们只以临床效果为依据，能指导临床者就接受，不能指导临床者就抛弃。

5. 《金匮要略》有当归贝母苦参丸，原文治："妊娠，小便难，饮食如故。"沈介业注释说："孕妇习惯性便闭，有时因便闭而呈轻微燥咳，用当归四份，贝母、苦参各三份，研粉白蜜为丸，服后大便润下，且能保持一天一次的正常性，其燥咳亦止，过去吾家对孕妇便难之不任攻下者，视此为秘方。"我临床上照此方制丸，每丸6克，治疗习惯性便秘，不分男女，均有良效。此虽一方一药，远胜玄谈千万。孙真人有言：
"人命至重，贵有千金，一方济之，德逾于此。"沈氏不惜将
家秘公开，功德无量。

6.《金匮要略》治悬饮内痛，有十枣汤一方，徐彬《金
匮论注》称赞《三因方》"以十枣汤为末，枣肉和丸以治之，
可谓善于变通者矣"。我遵此法，用十枣汤之药，为细末，枣
泥为丸，每丸重约 0.3 克（晒干称），以此丸治疗多例胸腔积
液、百日咳、顽固性咳嗽，均有良效。后世注家，有功于仲
景，有利于临床的注释不胜枚举，今略举一二而已。

既然讨论以注解经，不可回避注家的得失这一问题。这里
个人不作评价，仅引章太炎先生及太老师张大昌先生的言论，
以广见闻。

章太炎先生在为陆渊雷《伤寒论今释》作序时说："自金
以来，解《伤寒论》者多矣，大抵可分三部，陋若陶华，妄
若舒诏，僻若黄元御，弗与焉。依据古经，言必有则，而不能
通仲景之意，则成无己是也；才辨自用，颠倒旧编，时亦能解
前人之执，而过或甚焉，则方有执、喻昌是也；假借运气，附
会岁露，以实用之书变为玄谈，则张志聪、陈念祖是也；去此
三谬，能卓然自立者，创通大义，莫如浙之柯氏，分擘条理，
莫如吴之尤氏。嗟乎！解伤寒者百余家，其能自立者，不过二
人，斯亦怵矣！自《伤寒论》传及日本，为说者亦数十人，
其随文解义者，颇视我国为审慎，其以方治病，变化从心，不
滞故常者，又往往多效。令仲景而在，其必曰：'吾道东
矣'。"章先生是著名的国学大师，虽不以医为业，但若对
《伤寒论》没有精深的研究，是说不出那番话的。不管他对诸
位注家的褒贬是否恰当，我对他的那种直言不讳的风格，还是
很欣赏的。

太老师张大昌先生曾评《伤寒论》注家："伤寒诸家，大

约可分四派。宋代朱肱以经络讲，宋元以来，依此者多；清初柯琴以部位讲；张志聪以运气讲；近世丹波氏（指丹波元坚）以证候讲，实宗徐大椿之《伤寒类方》。朱氏所言者，伤寒之事也；张氏所论者，伤寒之理也；柯氏所论者，伤寒之体也；徐氏及丹波氏所论者，乃伤寒之用也。夫理以明道，事以显踪，体以定局，用以施治，读《伤寒论》者，通达斯四者，庶乎登堂入室矣。"张先生的治学精神，术道并重，以哲治医，以理、事、体、用为万法宗，故其评伤寒注家也别有风味。

（三）以新解经

以新解经。据《名老中医之路》，余无言先生的以新解经，是用现代科学知识，来检验经方中的不科学的部分。而我这里所说的以新解经，是用现代科学、医学的观点来解释经方，理解经方，以便更好地运用经方。在这方面首先尝试的当属陆渊雷先生的《伤寒论今释》和《金匮要略今释》。日本学者汤本求真的《皇汉医学》和大塚敬节的《中国内科医鉴》也是以新解经的典范。我的现代医学知识有限，对经方的理解也很肤浅，但深信以新解经这一思路是不错的。

1. 小柴胡汤证应是西医的伤寒或副伤寒

小柴胡汤证描述较完备的应属 96 条，原文："伤寒五六日，中风往来寒热，胸胁苦满，嘿嘿不欲饮食，心烦喜呕，或渴，或腹中痛，或胁下痞鞕，或心下悸，小便不利，或不渴，身有微热，或咳者，小柴胡汤主之。"暂且不管除胁下痞鞕之外的其他或然证，单就往来寒热、胸胁苦满、嘿嘿不欲饮食、心烦喜呕与胁下痞鞕来看，与西医的伤寒或副伤寒这类传染病的症状相一致。往来寒热到底是怎样一种热型，后文将有专论，暂且理解为恶寒、发热，或长期发热，对应伤寒病的发热。胸胁苦满，既是自觉症状，也是他觉症状，即医生的触诊，或然证中的胁下痞鞕更似他觉症状，对应伤寒病的肝脾肿大。嘿嘿不欲饮食，乃两证合论，嘿嘿即默默，是精神症状，对应伤寒的全身中毒症状，表情迟钝；不欲饮食，是消化道症状，对应伤寒的纳差。其中尤以默默为伤寒之特有症状。1990年曾治愈本村一老人，年80有余，发热39℃以上，数天不退，表情淡漠，肝大胁下二横指，脉搏每分钟90次。此人有胃病史40年，1960年以前，一直由当地中医治疗，多云胃寒，长期不愈。1960年曾到天津就诊，西医诊为胃溃疡，给氢氧化铝等，症状迅速缓解。当时医生曾预言，此病若暴饮暴食，很容易发生胃穿孔。后果于1969年夏天，因食大量西瓜而发生胃穿孔。幸当时县级医院已能做手术，保住了性命。从此对中医没好感，崇信西医。因此，这次发热，虽知是小柴胡汤证，但知其性情，没用中药，告诉他可能是伤寒，在家中无法确诊，只能做试验性治疗，不对症处理，如果三五天体温渐退，即说明诊断无误。老人深明事理，忍着高热，任我摆布，用四环素、氯霉素、维生素C治疗，4天体温恢复正常，继用10天，停药。事后，这位老人告诉我，中华人民共和国成立前后，本村有不少人死于发热，与他的病类似，对兼有呆滞者，村民呼为"傻汗症"。因知仲景对疾病症状的描述，客观朴实，微细精详，源于民间，来自临床。从症状来看，小柴胡汤证很符合西医的伤寒病。大塚敬节著《中国内科医鉴》，称伤寒为"肠窒扶斯"，论及中医的治疗，特别重视大、小柴胡汤，也算与我不谋而合。当然经方的首要原则是方证相应，说小柴胡汤证是肠伤寒，并不是说小柴胡汤只能用于肠伤寒。讲经方能适当地联系现代医学知识，可加深对经方的理解，以便更好地使用经方。

2. 小柴胡汤去滓再煎的新释

关于小柴胡汤去滓再煎的意义，多数注家均从再煎有利于和解的角度来认识。如《古方选注》说："去滓再煎，恐刚柔不相济，有碍于和也。"《伤寒论讲义》五版教材也说："……且方用去滓再煎之法，是取其气味醇和，且有和解少阳机枢之功，故称和剂。"我不满于和解之说，现分述于下。

首先，小柴胡汤和解少阳之说，不见于《伤寒论》原文，丹波元坚也有异议，他在《伤寒论述义》中说："本汤（指小柴胡汤）成氏以来，称以和解。然经中曰和曰解，所指不一，且无谓此方和解者。盖此清剂中之和者，若专称和解，恐不允当。但相沿既久，难得改易尔。"这真如鲁迅先生所说："世上本没有路，走的人多了，也便成了路。"以丹波元坚之英明，尚且不敢犯众怒，我就更不敢放肆了。不过，我治经方之学，向来是务本溯源，不敢道听途说。所以说，小柴胡汤和解少阳之说不破，小柴胡汤的功用始终不明。这里只为了说明和解之说无根基，不能详说，后有专论。

其次，除小柴胡汤外，去滓再煎的方剂还有大柴胡汤、柴胡桂枝干姜汤、三个泻心汤和旋覆代赭汤，难道这些方剂去滓再煎也是为了和解吗？

再次，汤剂的作用，药物的有效成分只有溶于水或混悬于水中，才能发挥疗效，尤其是溶解。据现代化学知识，每一种药物当有其固定的溶解度，溶液饱和后，再继续增加溶质，也不能继续溶解吸收。小柴胡汤，七味药是大方之制，且少则三两，多则半斤，若所剩水少，则无法全部溶解，因而"以水一斗二升，煮取六升，"只有多剩水，药物的有效成分才能溶解吸收。另一方面，药液太多，又不利于饮服，所以再浓缩至"三升"以便饮服。这完全是化学常识的体现，我们的注家，想象力太丰富了，非要与和解联系在一起。我临床上凡用柴胡

50 克以上者，多用再煎之法，以保证药效。若在 30 克以下，则用常法煎煮。

回头再看《伤寒论》的注家，徐大椿对去滓再煎的注释与溶解度的观点暗合。《伤寒类方》说："此汤（指小柴胡汤）除大枣，共二十八两，较今秤也五两六钱零，虽分三服，已为重剂……"若到此为止，小柴胡汤去滓再煎的原因是剂量重，恰与现代化学知识吻合，惜因条件所限，徐氏接着又说"此方乃和解之剂，再煎则药性和合"，终未能跳出和解的窠臼。

3. 大陷胸汤证是急性腹膜炎

结胸证出自《伤寒论》太阳下篇，死证颇多。如："结胸证，其脉浮大者，不可下，下之死"（132 条）。"结胸证悉具，烦躁者亦死"（133 条）。众所周知，《伤寒论》的死证多见于少阴和厥阴两篇，太阳篇虽传变复杂，却少有死证，为什么结胸证多死呢？初百思不得其解。1990 年曾在中医院第二门诊部见一 70 岁老人，肠穿孔致急性腹膜炎，自述腹痛，欲行腹部触诊，手未及腹壁则以手相架，腹肌紧张呈板状，忽然想起《伤寒论》原文："从心下至少腹，鞕满而痛，不可触近。"鞕满即硬满，也即西医描述的"板状腹"，原来大陷胸汤证是各种原因所致的急性腹膜炎，属外科病，难怪在仲景当时会有死亡发生。那么大陷胸汤是否尚有用武之地呢？威县中医院衣之镖师伯，曾用大陷胸汤配合输液治疗四例空腹胃穿孔患者，均取得了很好的疗效。足见大陷胸汤证（结胸证）是急性腹膜炎的观点，不是纯粹理论上的推测。这个笔记大约写于 1993 年，近日在网上看到郝万山教授讲的《伤寒论》，也有大陷胸汤证是急性腹膜炎的说法，就开始犹豫是否应该保留这段文字，最后还是决定原样保留，既然当时是心灵的火花，是从自心中流出，又何惧抄写之嫌呢！

对于结胸证形成的原因，《伤寒论》是这样论述的："病发于阳，而反下之，热入因作结胸……"（131 条），"……头痛，发热，微盗汗出，而反恶寒者，表未解也。医反下之，动数变迟，膈内拒痛，胃中空虚，短气躁烦，心中懊侬，心下因鞕，则为结胸"（134 条）。从原文看，结胸成于误下。从临床实际看，小陷胸汤证多见于胃炎、胃溃疡引起的胃脘痛，并非由误下所致。大陷胸汤证是急性腹膜炎，更不是全由误下所致。若是误下而致病，怎能再做大陷胸汤峻下呢？这种观点是仲景的也好，是后人附加的也罢，视为"古书医言"是错不了的。我们不可过责古人，在当时的历史条件下，那样分析问题、认识问题是无可厚非的。但我们处于科学昌明、西医普及之世，若仍守原文，做一些"痰火互结"、"虚实寒热"的套解，无益于经方的应用和发展。必要时，借鉴现代医学知识，对一些当时无法解释清的问题，便会迎刃而解。

4. 白虎汤中粳米的作用

白虎汤为"阳明经证"的主方，大渴、大烦、大热、脉洪大被称为白虎汤的"四大证"，是经方派和时方派均善用的方剂。自吉益东洞和张锡纯提倡石膏生用、大剂量应用以来，更是被现代临床医家广泛采用。方中粳米的意义，柯琴是这样解释的："石膏辛寒，辛能解肌，寒能胜胃火，辛能走外，寒能沉内，此味两善内外之能，故以为君。知母苦润，苦以泻火，润以滋燥，故以为臣。甘草粳米，调和中宫，且能土中泻火，稼穑作甘，寒剂得之缓其寒，苦剂得之平其苦，使二味为佐，庶大寒大苦之品，无伤损脾胃之虑也。"《伤寒论讲义》五版教材，释白虎汤的方义："石膏辛甘大寒清热，知母辛苦寒滑而润，二药同用，可清阳明独盛之热，炙甘草、粳米益气和中，并可免寒凉药剂伤胃之弊。"这种解释显然取于柯氏。这正是《内经》"毒药祛邪，五谷为养"的具体应用。初本无心再做标新立异的解说，生活中的平常事，诱发了我的思考。

20世纪90年代，农村的饮水问题尚未解决，仍饮用浅井水，味苦涩。因水中多含钙镁等矿物质，烧水的铝壶数月便结一层厚厚的"水锈"，主要是水中的钙离子因加热而形成的钙盐。一次，烧水的壶漏了，只能用做饭的铝锅烧水，半月的时间，锅内也结了一层"水锈"，后购得了新壶，再次用烧水的锅煮稀饭，不料饭熟之后，"水锈"全都混入饭中了，不能吃了。因悟谷米（做饭用小米，白虎汤用粳米，同类）可使"水锈"溶解，难怪烧水的壶用久了生"水锈"，而做饭的锅从来不生"水锈"。由此想到了白虎汤中的石膏、粳米，石膏主要成分为碳酸钙，微溶于水，若不用粳米汤煎药，石膏难以被吸收利用。这么说，粳米不仅仅是护胃、养胃，还有促进石膏吸收利用的作用，是白虎汤中不可缺少的一味。

关于白虎汤的加减，《伤寒论》有白虎加人参汤，《金匮要略》有白虎加桂枝汤，《活人书》有白虎加苍术汤，后世更有白虎汤合五苓散及白虎汤合小柴胡汤的应用。均是石膏与粳米联用，只有《方脉正宗》于白虎汤去粳米加竹叶、芍药，治胃家实热，消渴善饥，或嘈杂或齿痛，这种加减方法不可取。无粳米则石膏难溶，从证候讲，其所举诸证，与粳米何妨？经方虽产生于两千年前，却能暗合科学道理，绝非后世师心自用，任意取舍者所能及。

5.《金匮要略》风引汤证是各种原因引起的脑膜炎

曾见报道，20世纪50年代，石家庄地区流行乙型脑炎，中西结合治疗，中医用大剂白虎汤取得了很好的疗效。后北京地区也流行乙脑，用石家庄的经验效果不佳，名老中医蒲辅周按湿温辨治效果显著。当然，这种经验是相当宝贵的，因地、因时、因人而异是中医的特色，但同时也反映了中医不能统一、难以普及的一面。陈瑞春教授在其所著《伤寒实践论》中，提出了"中医学术要统一到'经典'上来"的观点，是十分正确和十分必要的。陈教授所说的"经典"既包括经方，也包括医经。我认为，最容易规范、统一的还是经方。

乙脑以及各种原因引起的脑炎，归纳其症状，具有发热、呕吐、抽搐、昏迷、病死率高、致残率高等特点。纵观《伤寒论》全篇，找不到与这些症状相应的记载，但《金匮要略》却有相关的描述。《金匮要略》中风历节病脉证治第五有风引汤："除热瘫痫，大黄、干姜、龙骨各四两，桂枝三两，甘草、牡蛎各二两，寒水石、滑石、赤石脂、白石脂、紫石英、石膏各六两，上十二味，杵，粗筛，以韦囊盛之，取三指撮，井花水三升，煮三沸，温服一升。"小注："治大人风引，少小惊痫瘛疭，日数十发，医所不疗，除热方。"若单据上述记载，断为脑炎有些牵强，因上述表现也可能是一般的热惊厥，再结合《外台秘要》的记载，除发热、抽搐外，尚有传染性强、死亡率高等特点，非一般热惊厥所能解释。《外台秘要》卷十五："崔氏疗大人风引，少小惊痫瘛疭，日数十发，医所不疗，除热镇心紫石英汤方：紫石英、滑石、白石脂、石膏、寒水石、赤石脂各八两，大黄、龙骨、干姜各四两，甘草（炙）、桂心、牡蛎（熬）各三两，上十二味捣筛，盛以韦囊，置于高凉处，大人欲服乃取水二升，先煮两沸，便内药方寸匕，又煮取一升二合，滤去滓，顿服之。少小未满百日服一合，热多者，日二三服，每以意消息之。无紫石英，紫石英贵者可除之。永嘉二年，大人小儿频行风痫之病，得之例不能言，或发热，半身掣缩，或五六日，或七八日死。张思唯合此散，所疗皆愈，忌海藻菘菜生葱。"方后小注："此本仲景《伤寒论》方，《古今录验》《范汪》同。"

1993年春，本村一3岁女孩，发热，昏迷，右侧手足抽搐、失用，属典型的风引汤证。急配此散，准备在输液治疗的基础上试用。无奈，患儿住进了县医院，诊为病毒性脑炎，治疗2周，保住了性命，却遗留下智力低下等后遗症。若《外台秘要》所言"张思唯合此散，所疗皆愈"是事实的话，现代的医疗效果，并不优于古人。风引汤证至今为止，只见过这一例，有方却无应用的机会，甚遗憾。况且，现代预防接种普及，各种脑炎的发病率很低，即便偶有几例，谁又知道经方本有对证之方呢！只能将此药藏之高阁，以待时日了。

从《金匮要略》和《外台秘要》对镇心紫石英汤的记载来看，经方对疾病症状的描述，客观朴实，毫无后世凭空想象、妄谈病机的浮夸之风，且具备了有效方药，经方之可贵，于此可见一斑。

6.《金匮要略》四饮正名

《金匮要略》痰饮咳嗽病脉并治第十二："问曰：夫饮有四，何谓也？师曰：有痰饮，有悬饮，有溢饮，有支饮。问曰：四饮何以为异？师曰：其人素盛今瘦，水走肠间，沥沥有声，谓之痰饮；饮后水流在胁下，咳唾引痛，谓之悬饮；饮水流行，归于四肢，当汗而不汗出，身体疼重，谓之溢饮；咳逆倚息，短气不得卧，其形如肿，谓之支饮"。

上方之悬饮，主证为咳逆引痛，痛位在胁下，相当于各种原因引起的胸腔积液；溢饮浮肿与疼痛并见，多发于四肢，相当于静脉炎；支饮咳喘，不得卧，形肿，相当于支气管哮喘，肺气肿，肺心病。唯有痰饮，找不到相应疾病，其所述"水走肠间，沥沥有声"多见于无病之人，属生理现象。况且，其他三饮证均为水液代谢不利、水液在体内蓄留的疾病，痰饮的"素盛今瘦"更与水饮无关。因此，四饮之说是不科学的。

《诸病源候论》有流饮之名，其证："由饮水多，水流走于肠胃之间，漉漉有声。"据此，《金匮》所说的痰饮即流饮。今以痰饮为总纲，下分流饮、悬饮、溢饮、支饮四项，于理可通。从临床来看，仍不知流饮为何病。

7. "核起而赤"为细菌感染

《金匮要略》奔豚气病脉证治第八,有这么一段:"发汗后,烧针令其汗,针处被寒,核起而赤者,必发奔豚,气从少腹上至心,灸其核上各一壮,与桂枝加桂汤。"

此处烧针,《医宗金鉴》认为同温针,考《伤寒论》太阳上篇有:"太阳病三日,已发汗,若吐,若下,若温针,仍不解者,此为坏病……"丹波元简《伤寒论辑义》引王纶《明医杂著》:"近有为温针者,乃楚人法。其法,针于穴,以香白芷作圆饼,套针上,以艾蒸温之,多取效……"据此,温针即现代的温针灸。烧针不完全同于温针,据母亲言,早年多病,曾就诊于一针灸师,将针身用棉油灯烧红,然后迅速刺入体内,不觉太痛。这种做法才算是真正的烧针。

古人没有无菌观念,进针前,也不一定进行皮肤消毒,将针烧红,如同烧伤,难免会引起感染。"核起而赤"显然是细菌感染所致,与奔豚并没有必然的联系。或许是患者对"核起而赤"这一现象不了解,过度恐慌所引起。《伤寒论》限于当时的条件将"核起而赤"的原因解释为针处被寒,是无可厚非的,起码认识到与针刺有关,是十分正确的。可是,时至今日,《金匮要略讲义》五版教材,也随文敷衍,是不可取的。《讲义》说:"病因发汗后,烧针令其汗,汗出多而阳气受伤,寒邪从针处侵入,阴寒内盛,上凌心阳,以致气从少腹上冲,直至心下。"正如陆渊雷所批评的那样,生当科学昌明之时际,反导后学于迷途。

8. 关于"发于阳七日愈,发于阴六日愈"的理解

《伤寒论》太阳上篇:"病有发热恶寒者,发于阳也;无热恶寒者,发于阴也。发于阳七日愈,发于阴六日愈,以阳数七、阴数六故也。(7)"

《伤寒论讲义》五版教材对此条的解释:"发于阳七日愈,

发于阴六日愈。是对疾病预后的一种预测，其方法是依据伏羲氏的河图'水火成数'推演而来，所以仲景自注说这是阳成数为七、阴成数为六的缘故。这种预测方法的实际意义，尚待进一步研究。"后面又引了后世注家三种不同的观点，今将其大义录于后：①认为发于阳发于阴是辨外感病阴证阳证的总纲。②认为发于阳是发于太阳，发于阴是发于少阴。③认为发于阳是发于阳经，发于阴是发于阴经。

首先，我认为这种总纲说解释是不妥的。我们都知道，此条所说的七日愈、六日愈，是自愈，仲景所论包括了一切外感疾病，以现代医学观点，每一种传染病都有一定的病程，如伤寒或副伤寒，发热期长达 3 周。流行性出血热的发热时间多在 1 周左右，但不是六七日自愈，而是加重。更不用说细菌感染性发热，脑炎、恶性肿瘤的发热，积极治疗尚且不能痊愈，怎能希望它不治自愈？所以说，认为此条是辨外感病的总纲，没有任何临床意义。

其次，认为发于太阳、发于少阴和发于阳经、发于阴经的说法，是不明仲景文法，此处的发于阳、发于阴，不是谈病因病机，而是将有热的称为阳，无热的称为阴。这是古经方的文法，简洁而实用，不似后世医家"阳虚则寒，阴虚则热"的提法。在整部《伤寒论》中，除了对疾病症状的描述外，涉及病因病机的内容极少，况且，这极少的内容，也有可能是后世注家的发挥，不一定是仲景的原意。所以说，若不明仲景"言症状而不谈病理，出治方而不谈药性"的著书特色，难免开口即错，动念即乖。

那么，仲景所说的发于阳七日愈、发于阴六日愈，到底是什么病呢？我通过临床体会，只有普通感冒符合这一特点。不用说医生，就连我们乡下一字不识的农妇，也知道感冒必须六七天才能好。《伤寒论》既包括致命的烈性传染病，也应该包括普通的感冒，就连我们的内科学、传染病学，都将感冒放在首章，难道仲景就不能论述感冒？六日愈、七日愈，这不过是一个很普通的现象，为什么非要扯到河图洛书、伏羲八卦，难不成感冒病毒也学习过河洛八卦？

9. 半夏厚朴汤为何列于妇人杂病中

《金匮要略》妇人杂病脉证并治第二十二："妇人咽中如有炙肉，半夏厚朴汤主之。"此病俗称"梅核气"，其症自觉咽中有异物，咯之不出，吞之不下，相当于西医的慢性咽炎、神经官能症。本病也可见于男子，当初认为是因妇人发病率高于男子，而列入妇人杂病中。

后见一妇女，患此病，百治不效。后经妇科检查，有子宫息肉，手术摘除，不料梅核气从此不治自愈，因悟梅核气有因子宫病变引起者。或许仲景将其列于妇人杂病中，是经过长期临床观察后做出的安排。

10. 黑疸大便黑的原因

《金匮要略》有硝石矾石散，出黄疸病脉证并治第十五："黄家日晡所发热，而反恶寒，此为女劳得之。膀胱急，少腹满，身尽黄，额上黑，足下热，因作黑疸。其腹胀如水状，大便必黑，时溏，此为妇劳之病，非水也。腹满者难治。硝石矾石散主之。"

《金匮要略讲义》方后加按语："近代医家认为方中的矾石可用皂矾，它不但能化湿，并有补血作用，所以它不但能治女劳疸，且可治其他内伤诸黄，此说可供临床参考。"所举医案摘自《上海中医药杂志》，治肝硬化腹水，服用硝石矾石散，取得了很好的疗效。不知其所用矾石是白矾还是皂矾？

近代医家主用皂矾者，以张锡纯为首，在其所著《医学衷中参西录》前三期合编第三卷，有审定硝石矾石散方："特方中矾石，释者皆以白矾当之，不无遗议？尝考《本经》，矾石一名羽涅，《尔雅》又名涅石。许氏《说文》释涅字谓黑土在水中，当系染黑之色。矾石既为涅石，亦当为染黑色所需之物，岂非今之涅石？而愚临证体验以来，知以治黄疸，白矾之功效，诚不如皂矾。"又于本书第五期第六卷说："又即其服后大便正黑色，愈知其为皂矾。"

因皂矾的主要成分是硫酸亚铁，凡服铁剂者，大便必黑。初读此论，对张氏崇信有加，后反复阅读《金匮》原文，知大便黑见于服药之前，为黑疸的一个症状，并不是因服药后大便才变黑的。于是知张锡纯读书不细心，其引《本经》《尔雅》其说自辩，用临床效果说话，也很有力，不过，将大便黑作为用皂矾的理由，这种曲解原文，为己立说做法是不可取的。那么，什么是黑疸大便黑的原因呢？

据黑疸诸症，及《上海中医药杂志》的治验，黑疸即现代医学的肝硬化失代偿期，肝硬化必导致门静脉高压，继而食道静脉曲张，消化道出血为最常见的并发症。其所出之血量大则呕血，量小则随大便排出，这当是黑疸大便黑的原因。这一问题，在当时是不容易说清楚的，只要我们不心存成见，合理利用西医的生理、病理，许多古人不容易解释的疑团，就会变得清晰明白，"他山之石，可以攻玉"，信矣。

11. 心肺复苏的最早记载

《金匮要略》杂疗方第二十三有救自缢死的方法："徐徐抱解，不得截绳，上下安被卧之，一人以脚踏其两肩，手少挽其发常弦弦勿纵之，一人以手按据胸上，数动之；一人摩捋臂胫屈伸之，若已僵，但渐渐强屈之，并安其腹。如此一炊顷，气从口出，呼吸眼开，而犹引按莫置，亦勿苦劳之，须臾，可少桂枝汤及清粥含与之，令濡喉，渐渐能咽，及稍止。若向令两人以管吹其两耳，深好。此法最善，无不活也。"

脚踏两肩，手挽其发，是为了保障呼吸道通畅。手按据胸上，数动之，是心外按压的最早记载。惜未说明是左胸，还是右胸，以及按压的力度和频率。不过据《内经》关于虚里的记载："在左乳下，其动应衣"，当按压左胸。"如此一炊顷，而犹引按莫置"也与现代医学心肺同复苏不要轻易放弃相吻合。只是以管吹其两耳，其意不可解，不如从现代复苏方法，改为口对口人工呼吸为佳。即便是这样，能于一千八百年前，认识到心肺复苏须心外按压，这种经验是多么宝贵！

12. 入井冢用鸡毛试验的原理

《外台秘要》卷二十八，引小品疗入井冢闷冒方记载："凡五月六月井中及深冢中皆有伏气，入中令人郁闷杀人。如其必须入中者，先以鸡鸭杂鸟毛投之，直下至底则无伏气；若毛徘徊不下则有毒气。"所谓伏气令人郁闷致死者，据现代科学知识，为一氧化碳。因一氧化碳的比重大于空气，因此，若有此气，鸡毛便不能像在空气中那样，直下至底，古人虽无科学知识，但用鸡毛试验的方法是绝对科学的。因此知道，经方，以及晋唐诸书所记载的医疗活动，多来自临床实践，是实实在在的经验，非后世医家结合《内经》，凭空想象者所能比。

13. 阴阳毒或许为白血病

《金匮要略》百合狐惑阴阳毒病脉证治第三，载有阴阳毒两条，原文如下："阳毒之为病，面赤斑斑如锦纹，咽喉痛，唾脓血。五日可治，七日不可治，升麻鳖甲汤主之。（14）"

"阴毒之为病，面目青，身痛如被杖，咽喉痛。五日不可治，七日可治，升麻鳖甲去雄黄、蜀椒主之。（15）"

《金匮要略讲义》五版教材的医案举例，两则医案均是红斑狼疮。我临床上未治疗过红斑狼疮，不知用升麻鳖甲汤效果如何。2004年，有一30岁的妇女，患急病住进邢台人民医院，家属曾请我到医院探视，见面白，贫血貌，形丰体偏胖，主诉全身疼痛难忍。院方怀疑白血病，但未确诊。后转石家庄某医院确诊为白血病,不足 3 个月便死亡。我当时据其主诉全身疼痛,便想到了阴阳毒的身痛如被杖,阴阳毒或许是白血病。观五日可治,七日不可治,阴阳毒更像是急性白血病。那位妇女在现代化的医院,存活不到 3 个月,若是在仲景的时代,就可想而知了。红斑狼疮一般起病缓慢,不符合五日可治、七日不可治的情况。因此,我认为阴阳毒更像是急性白血病,或者说是病情迅速恶化的恶性肿瘤。急性白血病果真及时治疗,有五日可治的希望吗? 我没有实际经验。不过太老师张大昌先生,曾用升麻鳖甲汤治疗过原发性肝癌;也曾见报道,砷可治疗白血病,他们的理论源泉当是《金匮要略》的阴阳毒。

14. 《伤寒论》厥阴病多见于恶性肿瘤

厥阴篇,历来是争议最多的一篇,有的主张错简,有的主张寒热错杂,认识颇不统一。今仅从临床角度来讨论,厥阴病属于现代医学的什么病?

大家都知道,厥阴病是比太阴和少阴更危重的疾病,病死率最高。如:

"伤寒脉迟,六七日,而反与黄芩汤撤其热,脉迟为寒,今与黄芩汤复除其热,腹中应冷,当不能食。今反能食,此名除中,必死。"

"伤寒六七日,脉微,手足厥冷,烦躁,灸厥阴,厥不还者死。"

"伤寒发热,下利厥逆,躁不得卧者死。"

"伤寒六七日不利,便发热而利,其人汗出不止者死,有阴无阳故也。"

"伤寒五六日,不结胸,腹濡脉虚者,不可下,此亡血,下之死。"

"发热而厥,七日下利者,为难治。"

"下利，手足厥冷，无脉者，灸之，不温脉不还，反微喘者死。"

"下利脉沉弦者，下重也。脉大者，为未止。脉微弱者，为欲自止，虽发热不死。"此条之不死，指脉微弱数而言，如前文脉大而下重必死。所以《医宗金鉴》注此条说："由此又知，滞下脉大身热者必死。"

"伤寒下利，日十余行，脉反实者死。"

厥阴篇不长，竟有如此多的死证，可见，病情危重，死亡率高是厥阴病的第一特点。

厥阴病的第二特点是厥热互见。如：

"伤寒始发热六日，厥反九日而利，凡厥利者，当不能食，今反能食者，恐为除中，食以索饼，不发热者，知胃气尚在，必愈。恐暴热来而复去也。后三日脉之，其热续在者，期之旦日夜半愈。后三日脉之而脉数，其热不罢者，此为热气有余，必发痈脓也。"

"伤寒病厥五日，热亦五日，设六日当复厥，不厥者自愈。厥终不过五日，以热五日故知自愈。"

"伤寒发热四日，厥反三日，复热四日，厥少热多者，其病当愈。四日至七日热不除者，必便脓血。"

"伤寒厥四热，热反三日，复厥五日，其病为进，寒多热少，阳气退，故为进也。"

据以上条文，厥寒亢热互见是厥阴病的又一特征。根据厥阴病上述特点，我临床上所见的几例恶性肿瘤符合厥阴病的特点，现介绍于下。

案例 1

姜某某，男，32 岁，本村人，与我同庚。于 1996 年在石家庄某医院确诊为原发性肝癌。之前曾长期发热，其妻为"乡村医生"，见发热则静脉输青霉素、氟美松等。1 周左右热退，停药 1 周或 2 周，必再度发热，仍用前药。如此反复数月。某日，因其妻不在，就诊我室，见贫血貌，体温 39.2℃，寒战特甚，自汗，苔黑，脉弦数。右胁有肿物伴明显压痛，胃脘肿痛，有硬物如石，建议去上级医院诊查，于是去了石家庄，确诊为原发性肝癌。此是以发热为主的恶性肿瘤患者，其发热呈间隔性，是对症处理的结果，还是疾病的固有特征，不得而知。再有，此患者的厥逆（即寒战）与发热同时出现，与《伤寒论》的原文，厥、热交替出现略异。以下的几例患者，全是厥冷与高热兼见，而且这时的厥冷（或称寒战）特别强烈，不同于一般的发热恶寒。

就这位患者的脉证而言，初看似小柴胡汤证。我认为有两点不是小柴胡适应症，首先，胃脘有肿物如石，在《伤寒论》来看属脏结，在《内经》看属伏梁，非小柴胡汤所能治；其次，迅速死亡，愈后极差，病情危重，自然当属厥阴。章太炎先生、陆渊雷先生都认为"厥阴病为进于少阳为言"是有其临床基础的。

案例 2

卫某某，男，29 岁（详见第 9 页"经方的渊源"案例 1）。白血病并发脾破裂，术后病危，自 1996 年经我治疗脱险后，于 2002 年去世，其间每年约发生高热 3～4 次，或伴下利，或伴呕逆，或口腔溃疡，逐渐衰弱。此患者发热时，无明显厥冷，更无像仲景所言，厥、热互见的现象。但发热频繁，病情危重，兼证复杂，难以用厥阴病以外的五经来解释，将其归于厥阴病，似无不妥。

案例 3

李某某，男，56 岁，本村人，现仍健在（2008 年 7 月 15 日）。于 2003 年 12 月 2 日在邢台人民医院确诊为恶性淋巴瘤。患者于 2003 年 9 月 5 日开始发热，当时我因事外出，经他人输液治疗半月，仍发热不退。于 2003 年 9 月 20 日，就诊我室，体温 39.2℃，伴恶寒，汗出，两胁支满，背沉，舌淡，苔厚腻而黑，干呕不食，时胃脘疼痛，以大剂柴胡桂枝汤治疗，2 日体温正常，后以半夏泻心汤加减，数日饮食大增，胃已不痛，舌苔变浅变薄。患者以为病愈，劝其继续服药不从。过 1 个月，因家务事，心情不顺，其病再发，仍胃痛发热，体温 38.5℃，恶寒特甚，比上次严重，动则心悸，汗出，舌苔厚黑黏腻，脉弦数而硬。嘱其往上级医院诊治。2003 年 11 月 2 日到邢台人医院，诊为糜烂性胃炎，给中西药数种。于 2003 年 12 月 1 日，再度发热，体温 39℃，恶寒不已，手足冰冷，四肢颤抖，比上次更甚。右侧腹股沟淋巴结肿大如枣，对症处理后，建议再次去邢台复查，次日即确诊为恶性淋巴瘤。化疗加中药治疗，患者间断服药，能参加劳动。

案例 4

张某某，男，45 岁。素体健，与兄长二人以杀猪为业，于 2004 年农历正月初五死亡。据同村的患者反映，年前病情加重入院，县医院怀疑"肾上长瘤"，治疗无效，于正月初三自动出院。回忆其死前，我曾三次接触此人。

第一次是 2003 年的农历十月初五，言感冒，发热，以往必肌注大量退热药才能退烧，并要求按他的意见用药，此即《内经》所谓"骄恣不论于理"者，遂以"不失人情"为原则，肌注安痛定等，欣然离去。

第二次是十月二十五日，打电话让我出诊。见发热 38.5℃，恶寒特甚，呻吟不止，要求输液，因春节备肉，正缺人手，其兄颇烦。查无汗，舌苔白而薄，脉紧数，听诊两肺无异常，劝其服中药，兄弟二人均同意，没有输液，给麻黄汤 1 剂：麻黄 20 克，肉桂 15 克，甘草 15 克，杏仁 15 克（打碎），加水 1200 毫升，煎取 500 毫升，分 3 服。从此再无音信。

第三次是十一月初五，上次服药后汗出热退，过几天又发热，请他人输液3天，热不退，去广宗县医院诊查，言病毒性感冒，用药后体温正常。这次是让我按县医院的处方，再拿3天的药。我奉命行事。

此患者我第二次治疗时，将恶寒当成了太阳病之恶寒，用麻黄汤也汗出热退。事后思之，当时恶寒特甚，不同于一般的发热恶寒，加之不久死亡，应属厥阴病之厥冷。

通过以上四例，据反复发热、寒战、病情危重、病死率高等特点，将其归于厥阴病的范围，是毫无疑问的。只是《伤寒论》厥阴病，是厥冷与发热交替出现，我临床所见的几例患者，均是厥冷与发热同时出现。当然不能因为我的几例病例，就对《伤寒论》的原文说三道四。只是，从现代医学来看，找不到厥冷与发热交替出现的疾病。

以上是通过几例伴有发热的恶性肿瘤的临床表现，将其纳入厥阴病中。下面再结合厥阴病的主方——乌梅丸中的药物，我们会发现，其清热解毒、温中健脾、酸蚀恶肉的功用，也与当前中医治疗癌症，常用的攻补兼施的方法不谋而合。

乌梅丸为厥阴病主方，不应拘于蛔厥，柯琴已有论述。乌梅丸中干姜、人参、蜂蜜辛甘同用，有理中汤之意，温中补虚；黄连、黄柏，苦寒以清热解毒；当归辛润，补血润燥；乌梅苦涩味酸，与蜀椒、细辛、桂枝诸辛药，辛酸化甘，据《辅行诀》正是肝之体、用、化，滋阴散结，用于各种恶性肿瘤，可谓诸法兼备，面面俱到。

既然以乌梅命名，自然乌梅为方中君药，乌梅，《神农本草经》主"下气，除热。烦满，安心，止肢体痛，偏枯不仁，死肌，去青黑痣，蚀恶肉"。李时珍也说："敛肺涩肠，止久嗽泻痢，反胃噎膈，蛔厥吐利。"久嗽泻痢，反胃噎膈，不能排除由肺癌、肠癌、胃癌所引起的可能。关于《本经》蚀恶肉的经验，刘涓子《鬼遗方》也有记载，说："乌梅肉烧存性，研敷恶肉上，一夜立尽。"古人常说"内外一理"，既然外用有此效，内服也当有此效。蚀恶肉三字，以现代医学观点，难道说不能理解成消肿瘤吗？

或许有人会问，以乌梅丸治癌，言之成理，其方中味数众多的辛温药，也与癌症相宜吗？

回答说：据现代医学证实，具有抗癌作用的中药多为清热解毒药，如半枝莲、白花蛇舌草、山慈姑、重楼、槐米、贯众等。这无须怀疑，但不应视为定律。如果将这种理论视为定律，势必轻视和否定中医传统的理论与经验，严格地说是西医中药，废医存药的做法，是不可取的。查古医籍中反胃、噎膈与胃癌、食道癌最接近，据《外台秘要》载：

"集验疗胃反，朝食暮吐，食讫腹中刺痛，此由久冷者方：橘皮一两，白术、人参各二两，蜀椒（汗）一百二十粒，桂心一两，薤白（去青）一握，上六味，以水二升，渍一宿，内猪肚中缝合，三升水煮水尽出之，决破去滓分三服，忌桃李雀肉生葱。"

"备急膈中之患名曰膏肓，汤丸经过，针灸不及，所以做丸含之，令气势得熏染，有五膈丸方：麦门冬（去心）十分，椒（汗）六分，远志、附子（炮）、干姜、人参、桂心、细辛各六分，甘草（炙）十分，上九味，捣筛，以蜜和丸如弹子，以一枚著牙齿间含，稍稍咽汁，日三。"

可见，古人治噎膈，也用附子、干姜、蜀椒、细辛、桂心等热药，而这些药又恰恰都在乌梅丸中，因此，不要因方中有辛温药而怀疑其抗癌的功效。

当然，仲景、王焘所论的癌症患者，都不可能经手术、放疗、化疗的治疗。我们现在，大部分患者是经过手术、放疗、化疗之后，才考虑服中药，因而必须遵照仲景"观其脉证，知犯何逆，随证治之"的原则，不必以乌梅丸一方而胶柱鼓瑟。手术以及放化疗诸法，属毒药攻邪的范畴，大有人与癌细胞同归于尽之势，这时候用中药，当务之急，当以扶正为主。若仍套用清热解毒抗癌的中药，有失辨证论治的原则。此义陈瑞春教授在其《伤寒实践论》中也论及，可参阅。

我临床用乌梅丸治癌症的实例不多，仅有一例，用的也不是乌梅丸的原方，但仍认为有录出的必要。

患者，男，80岁。广宗县李怀人，于2007年10月，在邢台人民医院诊为食管癌后期，已失去手术机会，未经放化疗，回家静养。于2007年12月请我出诊，见身高体稍瘦，贫血貌，呕吐黏涎，不能进任何东西，只能输液维持，舌暗，苔白滑，脉弦细无力，大便1月未见，腹软。给小量旋覆代赭石汤加味：旋覆花6克，代赭石30克（二药同包煎），太子参10克，半夏10克，甘草6克，生姜10克，大枣4枚（擘），豆豉10克，乌梅15克，附子6克，水煎服，每日1剂。服上方1个月，已能进流食，呕吐好转，大便通下两次，间隔20天。上方继服2个月，饮食近常人，呕吐已止，患者不愿继续服药，家属也不积极劝导，停药。至今（2008年7月16日）存活。

因患者没有热象，故去芩连等苦寒药。此患者当时医院估计存活很难超过3个月。现在的结果，已超出了家属的预期，说明中药对癌症是有一定作用的。惜案例太少，用药时间太短。

15. 乌梅丸的应用经验[1]

各位老师，各位同道，尊敬的张苍主任：

大家晚上好！感谢张苍主任给我这次学习锻炼的机会，今

---

[1] 此部分为新增"北京中医院皮肤科聚友会群讲乌梅丸"内容。

天我讲的题目是"乌梅丸的应用经验"。

（1）乌梅丸是厥阴病的主方

乌梅丸作为厥阴病主方，并非只为蛔厥而设，这点基本上大家都能认同，不会有太多的异议。厥阴病篇，如果从寒热错杂的角度归纳一下的话，就比较清楚：白虎汤、白头翁汤是热厥，当归四逆汤、吴茱萸汤是寒厥，干姜黄芩黄连人参汤、乌梅丸是寒热错杂厥。《伤寒论·厥阴病篇》还有小柴胡汤、栀子豉汤等，但我觉得小柴胡汤是少阳的主方，它出在此篇是因为少阳、厥阴相表里，所以不能把小柴胡作为厥阴的方；栀子豉汤也出现在厥阴篇，但是从其组成药物来看，是交通心肾的，治烦躁，没有提到厥证，所以我没把它归到厥阴病篇。干姜黄芩黄连人参汤的药味虽然少，但这是乌梅丸的底方，治疗食入则吐，对于这个我还是有临床应用经验的，下面有个医案会提到这个方子，所以乌梅丸也是在这个方子上的发展。乌梅丸是真正的大杂烩。

①厥阴病的提纲

先说一下厥阴病的提纲："厥阴之为病，消渴，气上撞心，心中疼热，饥而不欲食，食则吐蛔，下之利不止。""消渴"，大家都清楚是很明显的症状。"气上撞心"，我临床没有碰到过，也不知道它和奔豚的"气从少腹上冲咽"有什么异同。"下之利不止"原意是指用了一些泻下药或寒凉药引起比较严重的下利不止，但临床上"下之利不止"不只是服药，很多患者吃一点生冷、难消化的就腹泻，这种情况我把它理解为"下之利不止"的变证。"饥而不欲食，食则吐蛔"只是厥阴证里的一个分证，起码不是主证，是一个兼证，所以说乌梅丸可以治蛔厥，但不能作为蛔厥的专用方，还是应该看作是厥阴病的主方。还有一个症状就是"心中疼热"，可以认为是胃中发热，这是患者的主诉，也可以理解为烧心。因为厥阴有很多危重症、死症，我在基层时观察过很多危重患者，很多患者在临终就会出现胃部的烧痛、难受。在我家乡老百姓对这个有个俗称，叫"火烧 tang"，"tang"我不知道是糖尿病的"糖"还是胸膛的"膛"，他们说"病人出现火烧 tang，人快不行了"。一旦出现这个症状，一般一两天就会死亡。而且这些人往往会死于丑时前后，是符合厥阴病欲解时的。

②六经欲解时

关于六经欲解时，从文字上理解，好像就是六经病转好或治愈的时间，实际这样理解是不符合临床的。最早我跟张大昌师爷时，请教过他，"阳明病欲解时是从申时开始至戌时（即下午 3～9 点），可为什么很多发烧的病人在下午 3 点的时候却烧得更高呢？"当时张大昌先生说："欲解时，不能只理解为愈，它是要么就自愈转好，要么就加剧，是这两个意思。要么在这个时段减轻转好自愈，要么在这个时段加重，这样理解是比较符合临床实际的。"欲解时对临床还是比较有用的，比如病人是少阳病，中午开的小柴胡汤，下午才开始服用。如果病人晚上 10 点烧还没退，不要害怕，因为按照欲解时的理论，要到第二天早晨的 5 点、7 点甚至 10 点，他要么在这个时段愈，要么在这个时段会更重。

厥阴病的欲解时是丑至卯，因为寅和卯和少阳是有交叉的，所以关键在丑时前后。因为三阴界限本来就不明，按照通俗的就说后半夜，在后半夜这个时段加重或自愈，这是厥阴病的一个表现。这里我们说一个西医的病——溃疡，分为胃溃疡和十二指肠球部溃疡，它也有时间规律。十二指肠球部溃疡大部分在后半夜痛，就是空腹时疼痛，符合厥阴病欲解时的时段，所以很多慢性胃病，尤其是迁延不愈的慢性胃病，可以从厥阴论治。

关于六经欲解时，还有一些我自己的思考，我觉得也没有这么复杂。欲解时，尤其是少阳的欲解时寅卯辰，就是东北、正东和偏东南，它是不同的季节日出的时间。夏至在寅时，秋分在卯时，冬至在辰时，所以寅卯辰就是太阳露出的不同时间。厥阴的欲解时，只有丑是真正的厥阴，寅卯是跟少阳重叠。如果是冬天，太阳出的比较晚，寅卯都是黑夜，都还没有见太阳，所以这是厥阴的寅卯；如果是夏至，只有丑才是真正的阴，寅卯就已经出太阳了，所以这边有个交叉。如果从这个角度来看的话，那太阴欲解时和阳明的欲解时也存在交叉。可是在《伤寒论》中阳明和太阴没有出现交叉，也就是说伤寒论中阳占的多，它是以夏天来立论的。如果是冬天的话，反而是阴多阳少，所以这也能反映古人重阳的思想。阳占九个时辰，纯阴是三个时辰，这么分的话，其实是很明显的贵阳贱阴的思想。

③三阴三阳辨证

说到《伤寒论》大家都会提到六经辨证，其实我在不同的场合也阐述过这个观点，六经辨证是不恰当的，按照内经的叫法，应该叫三阴三阳辨证。《伤寒论》原文张仲景也只提太阳病、阳明病……没有提经。所以我们应该按照内经传统称为三阴三阳辨证，现在叫六经辨证是从俗，但要清楚古人是叫三阴三阳辨证，不叫六经辨证。"经"字会给人错觉，让人觉得三阴三阳就是经络，其实这个"经"有三个概念，不单指经络。

关于伤寒和内经的关系有不同的说法，我认为张仲景《伤寒论》和《黄帝内经》还是有渊源的，它的三阴三阳辨证，完全来源于内经的《阴阳离合论》，所以我们要复习一下内经的三阴三阳辨证。我提出一个概念，"太极元气，涵三为一"，也就是说一个名词起码有三种不同的意思，不能按一个意思去强解。三阴三阳的太阳、太阴、阳明、少阴、少阳、厥阴等，它是有经的意思，就是经络；也有位的意思，就是部位，也可以说是我们现在所说的解剖；还有一个气的概念，就是六气。所以三阴三阳辨证，有经、位、气的不同。

先说位，这个概念在《素问·阴阳离合论》里还是比较清晰的，"圣人南面而立，前曰广明，后曰太冲，太冲之地，名曰少阴，少阴之上，名曰太阳，太阳根起于至阴，结于命门"。

这段首先把人体分了前后两部，"前曰广明，后曰太冲"。"太冲之地，名曰少阴"，这个少阴，从部位讲就是脊柱、脊髓，"少阴之上，名曰太阳"，它的浅表之上，是后背太阳，这样讲就很清晰。我这个思路是从哪里来的呢，就是在颐仁中医青中会会诊了一个脑白质脱髓鞘炎的小孩，当时一位同道给我们普及了一下西医的知识后，我马上就联想到，原来经方上说的少阴应该是脊髓。

当然古人很圆融，它有解剖的位置，也有经络。"少阴之上，名曰太阳，太阳根起于至阴，结于命门"，它这里马上从部位转到经络，就讲到了经。前半部的广明它又分上面为阳明，下部为太阴。"太阴之前为阳明"，阳明是胃，胃之后马上提了胃经的经络——厉兑。"厥阴之表，名为少阳"，然后马上提到经络，"起于窍阴"。厥阴它就讲的是位，太阴少阴之间，为厥阴之位。

所以从《素问·阴阳离合论》来看，它强调一个是位，一个是经的结合。气在后面运气篇《素问·六微旨大论》中就比较清楚，"少阳之上，火气治之；阳明之上，燥气治之；太阳之上，寒气治之；厥阴之上，风气治之；少阴之上，热气治之"，三阴三阳马上联系到六气。这就是位、经、气。

从现在伤寒原文来看，强调的是经和气，没强调位，所以对厥阴的定位就有争论。从位的角度来讲，将身体前后分为三部的话，前边为太阴，后边为少阴，中间为厥阴，它的位置包括很多脏器，前边的肠和胃属于阳明、太阴，后边的脊柱属于少阴，剩下中间的脏器，统统属于厥阴。从经讲，它是以足厥阴肝经和手厥阴心包经为主。医经里讲前为任脉，后为督脉，借助密宗的一个概念，密宗里特别注重中脉，其实中脉就是厥阴，也就是我们平时打坐时观想的从尾椎到百会的那根柱子，而且甚至可以观想它上通天、下通地，这根柱子就是厥阴。

讲《阴阳离合论》就必须提开阖枢。"枢"暂时不讲，先说"开阖"。关于"开阖"有很多解释，但我认为最稳妥的办法叫"以经解经"。运气篇《六微旨大论》里说"出入废则神机化灭，升降息则气立孤危"，"出入"就是"开阖"的异名同义词，它们就是一回事。提到"出入"，一般会认为是气血津液的一些出入，其实它应该也包括神的出入，"出入废则神机化灭"，它单提到了"神机"，所以这个"开阖"不单单是营卫气血的开阖，也包括神的开阖、神的出入。

提到神，我们会以一个更大的方面来考虑这个问题，用望文生义的方法来看一看内经《素问》和《灵枢》的区别。《素问》这个"素"，古人解释它有太初、太始、太素，说"太素者，质之始也"，就是《素问》所讨论的范围是有形质的宇宙人生的运动变化规律，这是它的范围。而《灵枢》则不是，灵就是神，枢是枢机和通道，所以灵枢我们就可以直接理解为神灵的通道，所以《灵枢》针灸治的是神，"上守神，下守形"，《灵枢》是专讲神的。所以乌梅丸，厥阴的入和合，其实也包括神的合、神的入。太阳、太阴的开，是神能否出去的问题；厥阴、阳明的合，是神能不能回来的问题。神出不去的问题，可以用《辅行诀》大补肝汤这个方子来解决，方用干姜开太阴，桂枝开太阳，太阴太阳同开，解决神出不去的问题。神进不来的问题，阳明有桃仁承气、抵挡，厥阴就是乌梅丸。张仲景主要沿用了《素问》，没有过多的谈神。我们学习经典，经典上记载的我们要熟记牢记，经典上没有说的我们也不能一点不知道。

④乌梅丸的用药规律

对于乌梅丸的用药，我发现一个规律。在整理查阅乌梅丸的资料时，产生的一个想法，还不系统。乌梅丸中有一个五行相生的药用，比如水生木，就是乌梅，它吸肾水而济心火养肝木；木生火，是桂枝，桂枝辛温，它是木生火的一个用法；火生土，是川椒，之所以说它是火生土是因为它的外皮是红色，中间是黄的，味是辛的，所以它是火生土的一个表现；土生金，是干姜，干姜开太阴，包括太阴脾和太阴肺，它是土生金的一个药。下面是一个金生水的问题，好像在药里找不到金生水、属肺经的药，其实金生水也是乌梅。因为乌梅是小满成熟，果实属金，虽然成熟于小满还是有金性，它可以引肺津下行，所以它也是金生水。

乌梅在这里有两个作用，既能使水生木，又是金生水，那肾为先天，所以我们就有理由认为乌梅丸或者说乌梅是个补先天的药。从文字来讲，先天应该是不能补的，如果能补就不属于先天了，这是从人世来讲。如果是从仙道讲，先天也是可以补的，不然就不会有转凡成圣、长生不老之说了。乌梅有补先天的作用，可以在文献中找到依据。《本经疏证》里讲乌梅的一些生长特性、习性，里面记载着乌梅喜塘水，忌肥水。塘水就是池塘里的自然的水，可以浇乌梅，而不能给它人工施肥，这就是说，乌梅是自然而然，反对人为造作，于此，可以理解补先天的作用。

（2）案例解读

下面我就谈几个医案，来说明一下乌梅丸的应用。

案例 1

患者男，1973 年 5 月 6 日出生，香港人。病史有十年多，最早的时候是因为喝了大量的啤酒引起心动过速，有头晕，之后就偶有心动过速，还有腰酸不适、腹满、腹胀、腹泻，多处疼痛，遇冷则腰腿不适。舌淡暗有齿痕。脉象：右寸浮滑，关弦滑，尺沉细；左脉寸沉，关沉弦，尺极细。

处方：乌梅 60 克，干姜 10 克，生晒参 15 克，甘草 15 克，黄连 10 克，黄柏 10 克，川椒 10 克，当归 15 克，细辛 10 克，附子 5 克，柴胡 10 克，枳壳（炒）5 克，赤芍 10 克，生地 30 克，山药 15 克，山萸肉 15 克，合欢花 15 克。

当时用了一周之后，他的头晕、嗳气有所缓解，但是腹胀有点加重，咽部有些红，舌暗苔黄腻，觉得有点热象，就用乌梅丸减了一些辛温药，合了石膏、知母，也就是乌梅丸合白虎汤加参汤的意思。用了这个方子之后，症状都有所缓解，但是病人自述又出现性欲低下的现象。我考虑是石膏和知母偏凉的缘故，因为久病体虚，就把石膏、知母去掉，加了一些柴胡、肉桂、黄芩，就有了柴胡桂枝干姜汤合乌梅丸的意思。他初诊是 2014 年 11 月 8 号，到现在为止一直在用乌梅丸加减，现在病情也逐渐稳定。

案例 2

患者女，31 岁。咳嗽三个月，是感冒后引起的咽喉痒，无痰，入夜加重，上楼梯时咳嗽加剧。脉象是右手寸沉细，关尺无，左手是寸弦，关沉弦有涩，尺无。舌淡苔水滑，舌根下紫络较多，咽暗红。大便颜色偏黑，晚上小便频。

处方：乌梅 40 克，干姜 15 克，太子参 15 克，甘草 15 克，川椒 10 克，当归 15 克，细辛 10 克，肉桂 10 克，附子 5 克，柴胡 10 克，半夏 10 克，黄芩 5 克，云苓 15 克，五味子 10 克，海蛤壳 30 克，紫菀 10 克。

这个病人服用乌梅丸加减，加了海蛤壳，是一个我们师门治咳嗽的习惯用药，她用了五天基本上就不咳嗽了，就自己停药了。停了一周以后又有些复发，我基本上还是用上方加减，吃了两周再就没有来复诊，应该是没有什么问题了。

案例 3

患者女，27 岁，未婚，皮肤病，湿疹。进门时脸色青暗，自述湿疹从双脚开始，已有十年时间，后来延续到手上，已五六年，阴雨天时加重。湿疹是当时就诊的医生给诊断的，她自述冬天湿疹自愈，到夏天就加重，月经提前半月，量正常，第一天有痛经，舌尖暗红，苔薄，舌象比较紫，双手冰冷，脉象是沉细紧、兼有浮象，腹诊是腹软，大便正常。

处方：乌梅 40 克，干姜 10 克，太子参 15 克，甘草 15 克，黄连 5 克，黄柏 5 克，川椒 10 克，当归 15 克，细辛 10 克，桂枝 15 克，附子 10 克，赤芍 10 克，桃仁 10 克，丹皮 10 克，云苓 10 克，荆芥 5 克，露蜂房 6 克，防风 5 克，木通 5 克，大枣 30 克，生姜 15 克。

患者服药七天，手上的湿疹基本上就治愈了，但是还是手冷，便秘，睡眠改善，就用上方维持服用了一个月，基本就痊愈。

案例 4

患者男，25 岁，体瘦，面青白，舌质正常，脉象右寸关弦，稍有滑，尺脉长，左手寸关沉细，尺脉沉弱。自述打球后左小腿疼痛，大便干，二三日一行，但是平时稍食冷就会腹泻，有乙肝小三阳。

处方：乌梅 40 克，干姜 10 克，太子参 15 克，甘草 15 克，黄连 10 克，黄柏 10 克，川椒 5 克，当归 15 克，细辛 10 克，附子 5 克，柴胡 10 克，枳壳炒 5 克，赤芍 10 克，山药 15 克，防风 5 克。

这个患者有一个特殊的情况，服药后一个星期内，脸上猛起痤疮，迅速地起来之后又迅速地消下去，经历了这样一个过程。这是在这个医案里比较特殊的一点。后来根据他的症状就把方子转成当归四逆汤合附子理中汤来调理，最后收工。服用乌梅丸之后为什么会出现痤疮速长速消的过程，我当时没有多想。

案例 5

患者女，1948 年农历 9 月出生，生病已经八年。症状是左边的半个舌头发干，遍历深圳广州的上百位医生治疗，都不见效。她还有一个特点，就是每天夜里一两点的时候舌干的最厉害，体质较瘦，语速快，舌淡苔干燥，大便正常，血压偏高，左脉象沉弦数，右脉沉细弦硬，手冷，病人自己补充含服西洋参片可略微缓解舌干。

处方：乌梅 60 克，干姜 10 克，太子参 15 克，玄参 15 克，甘草 15 克，黄连 10 克，黄柏 10 克，川椒 5 克，当归 10 克，细辛 5 克，肉桂 5 克，附子 5 克，柴胡 10 克，天花粉 10 克，黄芩 10 克，白芍 10 克。

服用此方一周后，口干的症状推迟到每天的五点发作，口干程度也比过去缓解，过去只是左侧舌干，现在整个舌头都有点干，手冷缓解。这个病人是 2014 年 11 月 28 日初诊，治到现在基本都是乌梅丸加减，有合麦门冬汤的时候，有合柴胡桂枝干姜汤的时候，但是始终是以乌梅丸为主，现在病人从过去的每晚干改成十天左右偶尔干一次。

案例 6

还有一个用乌梅丸治疗湿疹的医案，没有查到，只凭回忆和大家说说。当时病人初诊时说大腿有湿疹四五年了，当时我没有看湿疹的情况，就根据他的脉象有厥阴的情况，长湿疹的位置又是肝经，又是长得比较壮实的中青年，当时就用了乌梅丸合升麻鳖甲汤，给他开了一周的药，川椒和当归两个方子都有，因此实际上就是在乌梅丸中加上了升麻和鳖甲。过了一个月，他又领来个皮肤病的朋友，说上次自己的湿疹吃一周的药后就好了，到现在也没有复发，这说明效果还是不错的。

案例 7

患者女，未婚，27 岁，体瘦，面黯，舌淡舌下很紫，月经周期正常，但是经血持续十多天甚至半个月也不净，量不太多。她来之前吃过一些中药，也进行过一些人工激素周期的止血疗法，在医院治了几个月。还有胃病史，腹诊整个脐周都会有明显的压痛，很硬。脉象右寸浮细紧，关弱，尺沉细，左寸浮紧涩，尺脉无。手足冷，睡眠不佳，心烦口苦，口干，大便正常，食生冷腹泻。

处方：乌梅 40 克，干姜 10 克，太子参 15 克，甘草 15 克，黄连 3 克，黄柏 3 克，川椒 10 克，当归 15 克，细辛 10 克，肉桂 10 克，附子 5 克，柴胡 5 克，枳壳炒 5 克，赤芍 10 克，丹皮 10 克，桃仁 10 克，云苓 10 克，土元（土鳖虫）10 克。

先用上方——乌梅丸合半夏、柴胡、黄芩、土元，用完之后胃痛就好了，但是因为同时停了西药，月经仍淋漓不尽。胃病好了，但是癥瘕积聚很明显，腹诊压痛很明显，我用了一个祛瘀的方子，正好在她的月经期间。

处方：柴胡 10 克，枳壳炒 10 克，赤芍 10 克，甘草 10 克，蒲黄 10 克，五灵脂 10 克，大黄 15 克，桃仁 15 克，水蛭 15 克，虻虫 2 克，土元 10 克，槐米炒 15 克，贯众 15 克，三剂。

服这个方子以后，她一天泄泻五六次，月经里面夹一些小血块和咖啡色液体，精神就好了，不心烦了，脐部压痛的范围就缩小到只有脐左一点了。后来根据她的脉证，改成了当归四逆汤调理，第二次、第三次来月经，行经一周，不再像过去要持续十天半月了，现在还在调理中。

案例 8

患者，女，1956 年出生，卵巢癌化疗后。2014 年 6 月初诊，已经是手术后化疗了，医生说肿瘤有腹膜转移，当时她用的药找不到了，说一下最近的情况。今年的 1 月 4 日，做了几次化疗后，出现腹胀、咽痒、咳嗽、呕吐不能食，头晕，面青舌暗，苔中无两侧白厚，有左胁疼痛，烦躁欲死，好像坐不能坐、立不能立。吃了通便药，所以大便还是有。我一次给她开了两个处方：

太子参 15 克，干姜 15 克，黄连 15 克，黄芩 15 克，三剂。

乌梅 30 克，太子参 15 克，干姜 10 克，细辛 5 克，川椒 5 克，附子 15 克，黄连 5 克，黄柏 5 克，当归 15 克，甘草 15 克，肉桂 10 克，柴胡 10 克，黄芩 10 克，白芍 10 克，黑大豆 30 克。

第一个处方是黄连干姜黄芩人参汤，治疗食入则吐，这是个小方，用了三剂，只是用来缓解她的食入则吐的症状，让她可以进食。在这个基础上，第二张方子就开了乌梅丸加减，就是加了黑大豆，这是我们河南伤寒金匮教研室的李发枝教授的经验。他认为化疗之后，黑大豆合甘草有解毒作用，这里说的解毒也包括解放化疗药物的毒性，所以我对放化疗的患者在辨证方中基本都会加入黑大豆。黑大豆有两种，第一种是皮黑里绿的那种，还有一种是皮黑里黄的那种。李发枝教授认为是皮黑里黄的，后来我查了《本经疏证》也认为是皮黑里黄的黑大豆。昨天我见到这个患者，现在的情况还可以，体重反而增加了几斤，她准备过两天再做两次化疗，她目前的情况比之前烦躁欲死好了很多。

案例9

患者男，1980年5月出生，就诊时间是2014年11月17日。这个医案也是出现了一些不好理解的反应，大家可参谋一下。当时他没有特殊的情况，主诉不明显，因为跟随父母前来想顺便调理一下。脉象是有问题的，左脉寸沉，关浮紧，尺偏紧，向内侧偏移；右脉是弦紧沉，是阴寒很盛的一个表现。症状有尿频、腹泻，大便困难，容易饥，舌比较暗。

处方：乌梅60克，干姜10克，生晒参15克，甘草15克，黄连10克，黄柏10克，川椒10克，当归15克，细辛10克，肉桂10克，附子10克，柴胡10克，半夏10克，黄芩10克。

病人用了这个方子以后症状缓解了，初服腹泻的厉害，继续服腹泻止，病人自诉腹围小了很多，吃了一个礼拜的药，体重下降了十斤。乌梅丸有这么好的减肥作用，我还是无意中碰到的，这个机理也请大家分析一下。

案例10

下面说一个乌梅丸丸药医案，刚才说的都是乌梅丸改汤的，仲景说的是丸，用丸剂也有很好的疗效。因为正规的制药厂没有卖的，有时候我推荐患者去网上买。这是一个用丸药治疗无脉案的医案。

这是我在珠海时候的一个医案，他本来是陪他夫人看咳嗽，是在机关办公室工作的三十多岁的白领。当时顺便帮他诊了一下脉，六脉皆无，沉细似无，但是没有症状，就建议他用两种中成药，一个是附子理中丸，一个就是乌梅丸。他吃了乌梅丸和附子理中丸半年，我再见到他，脉象就是完全恢复正常了。

（3）乌梅丸药物的药性

下面我们从乌梅丸的药物来谈一下配方里药物的药性，我对药性只遵《本经》。《本经》说"乌梅味酸，平。主下气，除热烦满，安心，肢体痛，偏枯不仁，死肌，去青黑痣，恶疾"。它味酸色青，聚肝之体，吸水济火，形状类似一个大胖子，尤其用醋泡过之后，这个大胖子外面一身皱皮一身死黑皮，所以乌梅丸治疗皮肤病应该是首选。它类似于我们的税收部门、财政部门、民政部门，举全国之力吸收到一起用到该用的地方。

川连主肝热主肠热，大家都清楚。本经原文"有主妇人阴中肿痛"，我是这么理解的，黄连形似鸡爪，过去散养的鸡经常觅食，所以它这个形状可以提示它擅搜隐匿之邪，能治疗阴中肿痛，因此热邪不管藏到什么地方它都能找到。

人参扶正补五脏，这个就不用多说了。

细辛的形状很细，按本经讲它的特性是通幽微，就是通犄角旮旯的地方，它是游击队不是正规军。

桂枝和**黄柏**是两种树皮，我有个理论，古人的桂枝就是肉桂，而且是树枝的皮，皮就是主皮，所以桂枝是性温的，是友好邻邦。黄柏是苦寒的，就是容易擦枪走火的地方。这是两个边防。

附子破癥瘕积聚，无坚不摧，是主力军。

川椒这味药我思考了很久，它有一个特性，就是不用籽，皮是红的，味是辛的，它是温的药，但古籍记载它闭口者有毒，能杀人。为什么闭口者能杀人呢，它开口又怎么理解呢？这个开口，就像我们打仗一样，网开一面，寒邪我可以让你从良，不是斩尽杀绝。

当归和**乌梅**相对，乌梅是吸阴水济火，敛阳邪，当归是纳阳归阴，温寒邪。它们是相对的，所以有两个厥阴方，当归四逆以当归为主，乌梅丸以乌梅为主。乌梅丸能用少量的当归，所以我有的时候用当归四逆汤的时候也反佐少量乌梅，这是按照乌梅丸的配伍来总结的经验。

蜂蜜调和诸药，而且可以除邪解毒，可以止痛。

总体来看，**乌梅丸是一首攘外安内、战后重建、赈灾安民的大方。**

从辅行诀的药物来讲的话，从味来讲，它辛酸化甘，化甘是入肝经的，补肝的；辛甘化苦是入脾，它调和肝脾；它有酸苦相配，可以酸苦除烦；辛苦相配，是辛苦除痞，它是一个调理肝脾，除烦除痞的一个功用。这是一个大方，可以用六个字来概括：**抓革命，促生产。**

(4) 乌梅丸的制作

关于乌梅，很多前辈的经验也是用 10 克、12 克左右，跟黄连等其他药差不多，我不知道是用带核的乌梅还是乌梅肉，如果是用乌梅肉这个剂量完全可以。我现在用的乌梅量是 60 克、40 克，是因为带核。我做过乌梅丸，如果按照醋泡，去核之后再烤干晒干的话，100 克乌梅才得到 20 克乌梅肉，就是 5：1 的这个比例。所以乌梅如果煮汤的话量不能太小。

我看了一些古籍，关于乌梅的配方有一个乌梅用苦酒（醋）泡一晚，去核以后，蒸五斗米下，饭熟捣成泥的方法。有的医家认为是把饭也一起捣在药里。我认为不应该把饭捣在药里面，蒸的时候用到饭，一是取谷气，二是以饭熟来判断火候。五斗米量很大，全捣在药里，就是在做年糕，不是做乌梅丸了。

乌梅要用醋泡 24 小时，24 小时以后才容易把皮剥下来。原文是蒸熟的乌梅肉和其他药一起捣。我是用烤箱先把它烤干，再和其他药一起粉碎。丸剂有一半的蜜，一半也是大约数，不是绝对是一半，可多可少，就与和面一样。蜂蜜建议要炼一下，不是用生蜜，要把蜂蜜炼一下。火候也是有技巧，蜜炼的太轻，做出来的药丸是粘的；练得太过的话，冬天遇冷就变得很硬。这都是一些技巧，需要掌握。

乌梅丸用多大量才好呢？原方记载是如梧桐子大，服 10 丸，一天三次，可以稍加到 20 丸。梧桐子在经方里有两种换算方法，有一种算法是 10 个梧桐子就是一个弹丸，还有一种是 40 个梧桐子是一个弹丸。乌梅丸服 10 丸到 20 丸，如果按照 10 丸为 10 克来算的话，服 10 克到 20 克我觉得有点大。我是按照 40 丸为 10 克来算，10 丸也就是 2～3 克，所以我配乌梅丸就是 3 克。乌梅丸特别苦，3 克吃的时候就是呲牙咧嘴的，好难受，所以我建议不要太大，3 克就可以。

关于乌梅丸配丸的用量再补充一点，乌梅 300 枚的话，带核是 1500 克左右，去了核晒干或者用微波炉烤干是 200 多克。所以黄连一斤不能按一两 15 克算，分量有点大，量就跟乌梅等了，我是按 5～8 克算，黄连起码比乌梅少一倍。我配丸的时候完全是按照原来的比例，如果改汤的话要按照寒热再调整。

如果乌梅丸改汤的话，有一点特别注意，乌梅丸原方特别难喝，丸剂有一半的蜜，蜜是整个药的一半，有甘缓的作用，如果改汤的话，要不就是嘱咐患者加蜂蜜要不就是重用甘草，如果没有甘草又没有蜜，真的难以下咽。

（5）乌梅丸的应用总结

总结一下我对乌梅丸应用的几个指征：

①消渴；

②胃病（慢性胃病）；

③精神情志病；

④症状丑时发作；

⑤痒（痒为泄风与风有关）；

⑥舌颤；

⑦久治不愈，只要病史长，久治不愈，往往是寒热错杂，

久病必虚，没有纯实、纯热症；

⑧各种肿瘤，原发的、放化疗以后的，都有应用的指征；

⑨寒热错杂或者上热下寒；

⑩最重要的一个，乌梅丸的脉证：**右寸内移**。

关于乌梅丸脉证是我个人的经验，我的老师、朋友对乌梅丸的脉证也有论及。如顾植山老师说乌梅丸的脉证是脉弦，重按无力；朋友徐汝奇是脉学大家，专门研究脉，他认为乌梅丸的脉证是六脉沉细，六部不等。我总结的右寸内移是有理论依据的，《脉经卷第十·手检图》**"前如内者，足厥阴也"**，这个前我理解为寸，入内就是往内偏，前如内就是足厥阴，所以我总结出来乌梅丸的脉证是右寸内移。其实这个算是主证，但见一证便是，指的是主证，主证有了，兼证可多可少。

时间不早了，耽误大家的宝贵时间，谢谢大家的聆听！

（四）以心解经

以心解经，顾名思义是以个人的心得体会解释经方。我僻居乡间，孤陋寡闻，难免某些观点，古人或今人已说过，我误以为是自己的理解，若有这种情况，请大家不客气地指出。

1. 伤寒卒病论正名

张仲景序文中虽有"伤寒杂病论合十六卷"之语，但冒首题曰"伤寒卒病论序集"。多数注家认为卒乃杂之讹。笔者以为"伤寒卒病论"更恰当，卒读 cù，意为仓促、暴急。理由如下：

（1）如前所述，《伤寒论》的自序不只一两位注家提出了异议，因此不能以序中的"伤寒杂病论合十六卷"之语，否定冒首的"伤寒卒病论集"。

（2）新唐《艺文志》有"王叔和张仲景方十五卷，伤寒卒病论十卷"，可知唐时即有伤寒卒病论的称呼。

（3）王焘《外台秘要》称"张仲景伤寒论方"既不称卒病论，也不称杂病论。据单称伤寒论，只有两种可能，第一种是仲景原本就称伤寒论；第二种可能是因卒病论之卒字是形容词或副词，故而简称伤寒论，若是杂病论，杂病与伤寒对立平等，绝不能简称伤寒论。所以王焘所见，一定不是伤寒杂病论。

（4）据王焘所见十八卷伤寒论的内容，痓湿暍在十一卷，黄疸在十四卷，疟病、胸痹心痛在十五卷，寒疝哕呕在十六卷，百合霍乱在十七卷，肺胀、肺痈在十八卷。除胸痹心痛似与外感无关，其他病症不是有寒热的症状，便是与外感有直接的联系。现今《金匮要略》中，中风、历节、风寒积聚等杂病，王氏十八伤寒论未论及。据十八卷的内容，只能称伤寒论或伤寒卒病论，不能称伤寒杂病论。

（5）《金匮要略》有这么一条："夫病痼疾，加以卒病，当先治其卒病，后乃治其痼疾也。"卒病显然为卒然新感之病，没有一个怀疑此处的卒是杂之讹，为何于《伤寒论》冒首，却说卒乃杂之讹？

（6）仲景自序，其族人不足十年，死亡者三分有二，伤寒十居其七。于是仲景开始对伤寒这一类发病急、传染性强、病死率高的疾病加以研究，是合乎情理的。这一课题还不够大吗？从序文中，看不出一点杂病的痕迹。非要说仲景当时是伤寒与杂病一起研究，不合乎情理，也找不到证据。

当然，我只是就事论事，不是说《金匮要略》一定不是仲景原作。张锡纯曾说过，张仲景先作《伤寒论》，后作《金匮要略》，这种说法也是想象的成分居多，没有文献资料的支持，不如存而不论。

总之，我们学习经方，不应先入为主，凡与己意不合者，轻易断为讹传，这样做无异于削足适履。

2. 经方"必"字解

仲景使用"必"字的几率很高，我粗略地统计了一下，在《伤寒论》中有 49 处，在《金匮要略》中有 15 处。若这 60 余处的"必"字全做必然、一定来理解，文义显然不通。今分三节论述如下。

（1）《伤寒论》太阳篇："太阳与阳明合病，必自下利，葛根汤主之。"单看此条，理解成一定有自下利的症状，似无不妥。但后条紧接着说："太阳与阳明合病，不下利但呕者，葛根加半夏汤主之。"这两条合看，前条"必自下利"若理解为必然下利，则与后条"不下利但呕"矛盾。

还有："凡服桂枝汤吐者，其后必吐脓血也。"注家从临床实际出发，提出了疑义。丹波元简《伤寒论辑义》引安舒言："酒客病不可与桂枝，得汤则呕者，其后果必吐脓血乎？盖积饮素盛之人，误服表药，以耗其阳而动其饮，上逆而吐，亦常有之；若吐血者，从未之见也，定知叔和有错。"陆渊雷《伤寒论今释》也说："此条亦不可信，以实验言，服桂枝汤未闻有吐者，以病理言，吐脓血当为肺坏疽、肺结核、胃溃疡等病。服桂枝汤而绝无成此病之理，以是知其不可信矣。"可见，服桂枝汤吐者，其后必然吐脓血，不符合临床实际。

（2）《汉语大字典》"必"字条下引郭沫若《殷周青铜器铭文研究》："余谓必乃柲之本字，字乃象形，八声。……许书以为从八、戈者，非也。其训'分极'乃后起之义。"郭老的意思是说必同柲，"分极"即必然、一定的意思，这是后起之义，古义同柲。查《汉语大字典》柲有四义：A 古代兵器的柄；B 刺；C 弓檠；D 偶。由此可知，必近义为必然；古同柲，有偶然的意思。元吴澄㤚《活人书辨》序说："《伤寒论》即古汤液论，盖上世遗书，渊奥典雅，焕然三代之文。"因此我们学习《伤寒论》遇字义难通者，应"勤求古训"。如前面所引《伤寒论》条文，必字若做偶然、或许来理解，则文义通顺，也无须指责叔和。

（3）必字多见于阳明篇，如：

"阳明病不能食，攻其热必哕……"

"阳明病，但头眩不恶寒故能饮食而咳，其人必咽痛，若不咳者咽不痛。"

"阳明病无汗小便不利，心中懊侬者，身必发黄。"

"阳明病，脉浮而紧者，必潮热发作有时，但浮者，必盗汗出"。

"阳明病口燥，但欲漱水不欲咽者，此必衄。"

以上这些均是仲景据脉象、证候、治法对疾病转归的预测，仲景被尊为医圣，是后世对他的尊称。他自非神仙，怎能事事未卜先知！以上必字若理解为必然如何，倒不如理解为可能如何，既符合古文义，也符合临床实际。

总之，《伤寒论》和《金匮要略》中的必字不能全做必然讲，有时做偶然讲，有时做或然讲，更贴近临床。

3. "振振欲擗地"解

《伤寒论》第82条："太阳病，发汗，汗出不解，其人仍发热，心下悸，头眩，身瞤动，振振欲擗地者，真武汤主之。"《伤寒论讲义》释"振振欲擗地"为身体振颤、站立不稳而欲仆倒在地之态。细思原文，站立不稳而欲仆倒对应欲擗地，身体振颤对应身瞤动，如此则振振二字其义不明。

考《伤寒论》，有振振连用者，有振字单用者。单用者如："下之后复发汗，必振寒脉微细，所以然者，以内外俱虚故也。""亡血家，不可发汗，发汗则寒栗而振。""太阳病未解，脉阴阳俱停，必先振栗，汗出而解……""凡柴胡汤病证而下之，若柴胡证不罢者，复与柴胡汤，必蒸蒸而振，却复发热汗出而解"。振字单用者读作"zhèn",同震,在以上诸条中理解为振颤。

振振连用者,读作"zhēn",音既不同,义必有异。柳宗元《道州文宣王庙碑》有:"振振薛公,惟德之造。"毛传:"振振:仁厚也。"仁厚形容其内在的品质、秉性,同样也可能形容其外在的表情、神态,应理解为沉默、安静。82条的"振振",形容患者的精神状态,正好与少阴病之提纲——但欲寐相呼应。振振即沉默安静,是但欲寐之轻者。因此,不应将振振也理解为振颤。

下面说欲擗地,讲义对欲擗地的解释,本无异议,只是欲擗地是患者的自觉症状,患者未必会说出"振振欲擗地"。据临床所见,患者往往是这样形容这一症状:"脚轻"、"脚如踩棉花"、"如喝醉酒一样"、"身如架云",这些都是振振欲擗地的形象表述。我们本地的方言则说"几个摔轱辘子",也就是说几乎要摔倒的意思。从振振欲擗地来看,仲景对症状的描述,的确是源于临床,源于民间。

4. 鼻鸣解

《伤寒论》桂枝汤证有鼻鸣一症。《伤寒论讲义》将鼻鸣解释为鼻塞,并步一指出:"病人鼻塞,呼吸气粗而似鸣。"临床既久,对鼻鸣的认识不敢苟同《讲义》。

《金匮要略》有这么一条:"湿家病,身疼发热,面黄而喘,头痛鼻塞而烦,其脉大,自能饮食,腹中和无病,病在头中寒湿,故鼻塞,内药鼻中则愈。"既然仲景有鼻塞一词,鼻鸣显然不是鼻塞。

再者,桂枝汤证是表虚证,而鼻塞多见于表实之麻黄汤证。

我曾不止一次说过,经方对症状的描述多源于民间,来自临床。临床上桂枝汤证的患者有哪些鼻部症状呢?或者说,患者对自己的鼻部症状是怎样描述的呢？曾见一妇女，三伏天发热，自汗不止，恶风寒，自觉凉气直窜脑内，以至两手捂鼻，服桂枝汤一剂而愈。有的患者自觉凉气入腹，更有的患者形象地比喻"鼻子如哨"。如此来看，鼻鸣非但不是鼻塞，气息不利，反而是过度透亮、过度通气，也即鼻部的恶风症状，这与自汗恶风的桂枝汤证是相符合的。将鼻鸣误解为鼻塞，可算是差之一字，谬之千里。

5. 往来寒热解

往来寒热为小柴胡汤的主要适应证之一，《伤寒论讲义》五版教材释为"恶寒发热交替出现"。

方有执进一步从半表半里立论，解释说："往来寒热者，邪入躯壳之里，脏腑之外，两夹界之隙也，所谓半表半里，故入而并于阴则寒，出而并于阳则热，出入无常，所以寒热间作也。"方氏不但认为往来寒热是寒热间作，并且对寒热的原因做了解释。钱潢注解说："往来寒热者，或作或止，或早或晏，非若疟之休作有时也。"

验之临床，小柴胡汤证确有寒热交作者，患者往往自诉"一阵冷，一阵热"。临床实际，更多的情况是单发热不恶寒，也无烦渴，介于麻黄汤与白虎汤之间，再结合其他症状，投小柴胡汤，往往得汗而解。还有一种情况，病程较长，无明显的太阳、阳明证，每隔一段时间定时发热，西医对症处理或用其他中药，效果不明显，小柴胡汤多能取效。据此，往来寒热，除恶寒发热交替出现外，尚应补充单热不寒和反复定时发热，才与临床实际相吻合。

不过，若将往来寒热理解为定时发热，必会引起下面一个问题，那就是潮热的问题，因一般将潮热理解为定时发热。

6. 潮热解

潮热一症，见于《伤寒论》，《伤寒论讲义》五版教材是这样解释的："形容发热有定时增高现象，如潮水定时而至。"并进一步指出："又因潮热多见于傍晚之时，故又叫作'日晡潮热'。"历代注家均同《讲义》。我对潮热有自己的看法，认为潮热即有汗而发热，并非定时发热或定时增高。理由如下：

（1）查《汉语大字典》，潮除指海水定时涨落的现象外，尚有湿的意思，即潮湿。如我们常说的"衣服潮"、"被子潮"等，都是湿的意思，与海水涨落无关。

（2）观《伤寒论》原文，阳明病往往有汗，如："问曰：阳明病外证云何？答曰：身热汗自出，不恶寒反恶热也。""伤寒发热，无汗，呕不能食，而反汗出濈濈然者，是转属阳明也。"可知，汗出是阳明病的常见症状，潮热也就是热而潮湿，汗出而热，正与太阳病麻黄汤证的无汗相对应。我临床上，对于发热的患者，除问诊外，一般多配合触诊，用手摸一摸患者的腹背，或者衣被，干燥者即为无汗，潮湿者即为有汗，对于小儿或神志不清的老人，此法就显得比问诊更重要。

（3）《字汇·水部》："潮者，地之喘息也，随月消长，早曰潮，晚曰汐。"根据《字汇》，发热多见于傍晚之时，应叫汐热，为什么叫潮热呢？

（4）《伤寒论》条："阳明病，脉浮而紧者，必发潮热，发作有时；但浮者，必盗汗出。"潮热后再注明发作有时，可见潮热不是定时发热的意思，不然此条就犯了"凯旋归来"这样的错误。

（5）结合现代医学知识，常人的体温，早晨最低，后逐渐上升，至午后达最高峰，发热的患者，同样有上述规律。午后体温上升这一现象，是生理现象，不足以作为阳明病的辨证要点。

（6）在《伤寒论》中，潮热多与谵语并见，为承气汤的适应证，热病发展到神志不清，已是危急关头，自应当机立断，速战速决，稍有迟疑，必变症蜂起。若如《讲义》所释，潮热如潮水定时升高，那至少要观察两三天以上，不然怎么会知道是定时发热呢？用药如用兵，疾病已发展到谵语的程度，还有这样的机会吗？若将潮热理解为潮湿而热或有汗而热，即为现病史；若理解为定时发热，则是既往史。我们临床遇到发热谵语的病人，不立即处理，还要观察几天，看一看他是不是定时发热，有这种必要吗？所以任何的解释必须为临床务服，凡不能指导临床，或者与临床实际不相符的解释，一概不取。

在 2009 年之前，我没有见过大海，来深圳之后，有机会亲临大梅沙，下海游泳，并站立在沙滩上观海涛拍岸，看着海涛数分钟一次，冲上沙滩十几米后渐渐退去。对潮热有了新的理解：就是形容汗出像海水一样一波接着一波，类似《伤寒论》阳明篇 191 条"……手足濈然汗出……"。虽然与上文中的"汗出而热"没有矛盾，但比"汗出而热"更加具体形象。[①]

7. 热入血室解

热入血室既见于《伤寒论》144、145 条，同时又见于《金匮要略》妇人杂病篇。原文如下：

"妇人中风，七八日续得寒热，发作有时，经水适断者，此为热入血室，其血必结，故使如疟状，发作有时，小柴胡汤主之。"（144）

"妇人伤寒，发热，经水适来，昼日明了，暮则谵语，如见鬼状者，此为热入血室，无犯胃气及上二焦，必自愈。"（145）在《金匮要略》文字完全相同，妇人伤寒发热连读，没有中间的逗号。

---

① 此段为新增内容。

　　《伤寒论讲义》和《金匮要略讲义》，解释144条，月经因发热而中断，所附医案，均是经水方来，因身热病作而自止。释145条，伤寒发热，适值月经来潮，邪热与血相结，在血分不在气分，故白天清楚，入暮谵妄，月经未断，瘀血尚有出路、邪有外泄之机。

　　临床近二十年，从未见一例因发热而月经中断的患者，即便有些患者刚好月经适来而得病而发热，这只是巧合，治法与其不发于月经时无别。倒是有不少妇女，或月经刚来之时，或月经刚过之后，有恶寒发热类似感冒者，并且月月如此，这才是热入血室列于妇人杂病篇的原因。这两条，结合临床，应这样理解：**妇女每次月经初来时，或干净后，伴随寒热或神志症状，这就是热入血室，应该用小柴胡汤治疗。**此处的每月发病的规律性，正是小柴胡汤的适应证之一。

　　我的爱人，每次月经过后，恶寒、肩背沉，自称"月月感冒"，因体温正常，没有引起足够的重视。1999年夏天，发热39℃左右，服解热、消炎西药，数日不愈，请教陈志欣师叔，服柴胡桂枝汤3剂，体温正常，当时并未注意是否在月经过后。可是，下次月经过后，她兴奋地告诉我，"原先月月感冒，这次怎么它自个好了呢？是喝那几剂草药喝的吗？"她这一问，使我突然对热入血室有了新的理解。

　　热入血室以发热和精神失常为主。大多数患者是发热和月经有关，有没有与月经有关的精神病呢？《名老中医之路》上，裴笑梅前辈就介绍了这么一例，"有一女青年，十九岁，因受刺激喝酒一两而致癫狂，神志不清，乱叫乱骂，甚至乱行烧火。……后经上海精神病院诊断为'月经性精神病'（因发病每在经前7～10天，直到月经干净后4～5天）"。

　　曾见本村一妇女，产一男一女，每次产后即发癫狂，服抗精神病西药缓解。这种规律性发病，也应视为热入血室证。可知，热入血室是杂病，不是外感发热使月经中断，或发热、精神错乱发生于月经适来之时。若偶尔巧合，发热、精神错乱发生于月经期，也与发生于其他时期的，在治疗上没有什么不同。只有反复在月经期发病，才能考虑热入血室。

8. 腹痛先建中后柴胡的临床意义

《伤寒论》100 条："伤寒，阳脉涩，阴脉弦，法当腹中急痛，先与小建中汤，不瘥者，小柴胡汤主之。"

此条"阳脉涩，阴脉弦，法当"八字，日本学者山田正珍认为叔和所掺。舒驰远认为："阳脉涩，阳虚也；阴脉弦，阴盛也。阳虚阴盛故法当腹中急痛，宜术、附、姜、桂，以御寒助阳。小建中汤不中与也，小柴胡汤更不合理。"

我初读此条，也觉得不合逻辑，以仲景之圣明，怎能认证不确，以药试病呢？及临证渐久，方知临床实际虚实寒热一时难辨者很常见。从理论上讲，八纲辨证，头头是道，虚实寒热，泾渭分明，可具体到临床某一个患者，某一个病证，确有虚实寒热不易分辨者。因知仲景此条非从理论上言，乃是就事实上论。腹中急痛，有虚实寒热之别，今阳脉涩，阴脉弦，虚实难辨，先从虚寒，用小建中汤得药而愈，自然无须再用小柴胡汤；若药不对症，腹痛不愈，再用小柴胡汤。这种做法，与现代医疗中的试验性治疗，是何其相似，是临床中常用的一种行之有效的治疗方法。

这一条还应从另一角度理解，这里的腹中急痛，是仲景举的一个例证，非单腹中急痛，任何一种病症，都可能有虚实寒热难以分辨的时候。小建中汤为大阳旦汤；小柴胡汤为大阴旦汤，阳旦性温；阴旦性凉。所以这里的小建中汤、小柴胡汤是温补法和清凉法的代称，并非一定要用小建中汤或小柴胡汤。先温后清，能温不清，这也算是经方的大政方针。这一原则，于今日颇有重提的必要。当今临床实际，温病理论和西医的细菌、病毒学说相混淆，清热解毒能抗菌、抗病毒，深入医生和患者的心中，清热药物滥用到不可思议的程度，这种重视阳气、贵阳抑阴的理论，就更显得非常必要。这种重视阳气的精神，不但与内经"阳主阴从"的理论一致，也与《易》的乾健坤顺的思想不谋而合。

如137条："少阴病，下利清谷，里寒外热，手足厥逆，脉微欲绝，身反不恶寒，其人面赤，或腹痛，或干呕，或咽痛，或利止脉不出者，通脉四逆汤主之。"96条："发汗，若下之，病仍不解烦躁者，茯苓四逆汤主之。"以上两条，发汗，下利脉微欲绝而烦躁，是因脱水而致休克，依现代医学观点，补液为第一要务，而仲景却用四逆汤回阳救逆，虽说四逆汤本身也含水，但起作用的还是方中的姜、附。当然，这时静脉补充水分，只能更快地治愈，并不会影响四逆汤的疗效。若能将四逆汤提取加工成静脉制剂，就更能发挥中西医各自的长处。但在仲景当时的条件下，回阳救逆就显得格外地重要。这同样可以清楚地看到，经方重视阳气的一面。

陆渊雷在《伤寒论今释》少阴篇说道："少阴病已至四逆脉微，虽用大剂姜附，亦已死生相半，幸而获愈，所损已多。苟能乍见阳虚，即与温药，则保全必多。然温药难用，不若凉药易于苟安。盖温药若不中病，则下咽即烦躁不适，人皆知药误，然挽救甚易。凉药虽反病情，尤能镇静一时，不易发觉药误，逮其发觉辄已无可挽救，故为病人计宁误服温药，为医者逃咎徼功计宁服凉药。"此真肺腑之言，有感而发。

当今临床实际，竟把"清热解毒"与西医的抗菌、抗病毒强行联系，一见发热便金银花、连翘、板蓝根、双黄连、清开灵等静脉制剂，因其应用方便，真是见病则输液，输液则必用，与《易》之精神、仲景之嘱托背道而驰。临床常见一周岁的孩子，每年输液五六次以上，以致发稀面黄，贫血低钙。

农村虽不至小康，但温饱已不成问题，为什么这些孩子会这样呢？脾胃之阳气受损，每天吃山珍海味又怎能被身体吸收利用！希望大家对此条文能认真反思。

9. 论中风

《金匮要略》有中风历节病脉证治一节，其论中风之症状约为：半身不遂、肌肤不仁（即麻木）、身重不胜、不识人、舌难言等，与现代医学的急性脑血管病中的脑梗塞、脑出血极相似。脑梗塞、脑出血为当今临床上的多发病、常见病，因此，很有必要对《金匮要略》中风一证认真研究。

《金匮要略》原文，对中风的描述客观实际，符合临床实际，但所载方剂，如侯氏黑散、风引汤、防己地黄汤，多与脑血管病不相关。因《金匮要略》得自故纸堆中，当时已残缺不全，对中风的正治方剂有所遗漏，这也是后世对中风的治疗不能统一的原因之一。上溯《内经》对中风的论述，有五脏中风之候，杂乱无章，多医经家言，非经方之论。孙真人《千金方》引岐伯之言，将中风分为四类，症候清晰，可谓要言不烦。今节录以便考证学习。《备急千金要方》卷二十五，杂论风状第一："岐伯曰，中风大法有四，一曰偏枯；二曰风痱；三曰风懿；四曰风痹……偏枯者，半身不遂，肌肉偏不用而痛，言不变，智不乱，病在分腠之间，温卧取汗，益其不足，损其有余乃可复也；风痱者，身无痛，四肢不收，智乱不甚，言微可知则可活，甚即不能言则不可活；风懿者，奄忽不知人，咽中塞窒窒然，舌僵不能言。病在脏腑，先入阴，后入阳。治之先补于阴，后泻于阳，发其汗，身转软者生，汗不出身直者，七日死；风痹……脉微涩，其证身体不仁。"

总观孙真人对中风的认识，侧重于风从外入，实是受《内经》《诸病源候论》的影响，但中风分四类，则是依据临床表现而定的，这与仲景《伤寒论》的命名原则是一致的，

即单论其症，不论其因，客观地描述其临床症状，不谈玄理，实乃经方之精华，疾医之特色。据上文，偏枯多为脑梗塞、脑出血所致的偏瘫而不兼昏迷者。风痱四肢不收，可见于现代医学的格林巴利综合征、脊髓炎、肌炎、重症肌无力、低钾麻痹等多种疾病。风懿的主要症状是昏迷、失语，未言肢体症状，是省略的文法，当为上述偏枯、风痱而兼昏迷失语者，是四类中最危重的一种。风痹身体不仁，常见于末梢神经炎、各种原因引起的截瘫。以上诸病，虽以风名，显然不尽属于外风，我们学习经方，应着重于其症状方药，不能望文生义，中风一定是受风邪侵袭。

　　前贤之所以认为中风的病因是感受外风，大概是从治疗中风的续命汤推测得来的。风懿、偏枯仲景无方；风痹，黄芪桂枝五物汤主之；风痱，《金匮要略》附篇中的《古今录验》续命汤主之。药物组成：麻黄、桂枝、当归、人参、石膏、干姜、甘草、川芎、杏仁。《外台》《千金》以续命汤命名的方子有数十首，皆大同小异，因其中有麻黄、桂枝，所以认为中风的病因是受风。我们知道，仲景用药悉出《神农本草经》，《本经》麻黄虽主中风伤寒头痛温疟，有发表出汗之功，但也有破癥瘕积聚的作用，不能只看到它的发表之功；桂枝主上气咳逆，结气喉痹，吐吸，利关节，补中益气，就更看不到祛风发表的功效。所以，且不可一见麻黄、桂枝，就认定是祛风发表之剂。柯琴曾这样论桂枝汤之功效："外症得之解肌发表，内症得之调和阴阳。"同理，我们也可以这样理解续命汤中的麻、桂，有风则祛风，无风则流通（改善微循环）。20世纪90年代，曾遇到本村两青年，并无明显受风的病史，患四肢无力，不能行走。其中一例曾按破伤风治疗无效，我用《古今录验》续命汤数日复常。（医案详见后《经方与临床》部分）

既名中风，也不能说与外风毫无关系。陆渊雷《金匮要略今释》引周介人之言："尝治军朔方，其地苦寒，大风时起，走石扬沙，部伍巡徼，往往㖞僻不遂而归，数见亦不以为怪，但当升置帐幕中，勿遽温覆，俟口禁略缓，与续命汤发其汗，数日便复常。"大约在1999年，我在威县俊欣师叔处遇到一位20多岁的小伙子，表情呆滞，四肢无力，两腿尤甚，曾在威县医院就诊，不能确诊为何病，准备去邢台检查，我当时认为是风痱证，让其试服《古今录验》续命汤，无效再去邢台不迟。事后得知，此患者服药5剂，诸症皆愈。未继续服药，也未去邢台检查。五六年之后，因开小拖拉机汗出当风，其病复发，症重于前，坐于椅子或高凳上也不能站起，脉象极细，用《古今录验》续命汤合当归四逆汤十余日痊愈（医案详情见后《经方与临床》部分）。初次发病无明显受风原因，这次则完全因汗出当风而发病。

2003年春，我曾突发风痱，两腿无力，蹲下则不能站起，急煎《古今录验》续命汤，原方每味各3两，今按20克计算，每日1剂，分3次温服。先去广宗检查，某西医建议静脉给氟美松20毫克，次日晚病情加重，四肢无力，不能翻身，周身酸沉，烦躁，到邢台人民医院检查，各项指标均正常，邢台市人民医院某主任诊为"癔病性瘫痪"，未给药仍服自带汤药，数日便复常。我那时反觉得很幸运，因从古至今，亲自服用过续命汤的医生不多，据我了解，我是第三位，第一位是孙思邈孙真人，第二位是当今的李可李老先生。回忆发病前，确有汗出当风之诱因。那日中午，我刚打完坐，双下肢有很多汗，因有事骑摩托车往返数十里，虽在春天，傍晚时分，北风犹寒。当晚即感浑身酸胀，次日即发病。可见四肢不用之风痱证，常有因感受风寒而起病者，《古今录验》续命汤速效。当然，我的病愈，按某主任的诊断，是癔病性瘫痪，有自愈的可能，好像不足以说明续命汤的作用。但当时若在县级医院治疗，每天大量的氟美松，情况又会怎样？我是在最初就服上了续命汤，若不是用药及时，情况不敢想象。我在 1996 年时，曾见一例四肢瘫痪的妇女，是位教师，已瘫痪 16 年了，发病之初，先后到邢台、石家庄，未能确诊，渐渐加重，现已成废人，精神清楚，两腿不能走，两手不能动，坐着似木偶，躺下时如倒墙。曾试用《古今录验》续命汤 20 天，因年久病深，没什么改善，就谢绝治疗。如果发病之初，有医生识得是续命汤证，或许能和我一样，数日康复。续命汤早用、重用，是取得疗效的关键。

以上所论者，皆现代医学诊断不明的续命汤证。四川省乐山市人民医院的余国俊先生，曾在《中国乡村医生》杂志上发表一篇文章，言用《古今录验》续命汤治愈一例脊髓炎引起的四肢瘫痪的病人，并介绍了其师用此方治愈氯化钡中毒所致的四肢瘫痪的经验。可见经方所贵者乃方证对应、经得起重复的治疗经验，不在乎其病因。有些疾病，即使现代的医疗条件，尚不能明确诊断，我们不应苛求古人，要求他们对偏瘫、痿废，分清是梗塞，还是出血？是脊髓炎，还是癔病？古人虽不明病因，但视其脉证而投方，疗效确切，实是经方之精华，国医之特色。

中风虽分四类，《外台》《千金》有以续命汤统治各种中风的倾向。后世医家也多有应用。《太平惠民和剂局方》小续命汤主治："治卒暴中风，不省人事，渐觉半身不遂，口眼㖞斜，手足战掉，语言謇涩，肢体麻痹，神情气乱，头目眩重，痰涎并多，筋脉拘挛，不能屈伸，骨节烦疼，不得转侧，及治诸风，服之皆验。"王肯堂《证治准绳》中风门，以小续命汤治中血脉，各随六经见症而加减。徐大椿于《兰台轨范》论小续命汤："续命为中风主方，因症加减变化由人，而总不能舍此以立法。后人不知此义，人自为说，流弊无穷，而中风一症，遂十不逾一矣。"《洄溪医案》有以小续命汤治疗中风的验案二则，细查其症，当属风懿，或为脑梗塞、脑出血所引起。

陆渊雷《金匮要略今释》中广引日本医家的言论或医案。如《方舆輗》说："此病（指中风）虽非风之使然，然热盛脉浮者，先取于表，则续命汤未可全废矣。"《方函口诀》也说："此方（指《古今录验》续命汤）用于偏枯初期有效……"丹波元坚说："此方（指《古今录验》续命汤）即大青龙汤变方，而尤氏所谓攻补兼施者已。中风邪气本轻，但以血气衰弱殊甚，故招其侮。大抵表候为内证所掩，往往使人难于辨认。盖续命汤，发表补虚对待为方，实为中风正治之剂。"《橘窗书影》载一医案："北条氏，年七十余，平日肩背强急，时觉臂痛。一日，右肩强急甚。方令按摩生疗之，忽言语塞涩，右身不遂，惊而迎医，服药四五日，自若也。余诊之，腹候快和，饮食如故，他无所苦，但右脉洪盛耳。与金匮续命汤，四五日而言语滑，偏枯少差，脉不偏胜，得以杖而起步矣。"此案据症状，颇似脑梗塞，这是用风痱方治疗脑梗塞的实例。

大塚敬节《中国内科医鉴》在动脉硬化章用越婢加半夏汤合木防己汤治疗一明显动脉硬化患者，73 岁，血压在200mmHg 以上，服上方则喘息缓和，目下健在。越婢加半夏汤合木防己汤与续命汤的组成相似，可以间接地证明续命汤有防治动脉硬化的功效。在脑溢血章，用续命汤治疗"自知身体不能动，亦不能言语，痛处不自感觉，身体拘急不能转侧，大小便变异"脑溢血患者。

曾记得某杂志上发表过一篇介绍老中医黄竹斋先生的文章，文中记载了黄先生用续命汤配合针刺，治疗急性脑血管病的医案。

《国医论坛》2004年第4期，有浙江省云和县中医院周波同志的文章，题为《〈古今录验〉续命汤加水蛭治疗脑梗塞40例》，这是我见到的唯一有CT诊断的续命汤的验案。加水蛭无可厚非，唯论续命汤的功效，言"活血祛瘀之力不足"，值得商榷。《古今录验》续命汤是由大青龙汤合理中汤再加当归、川芎而成。大青龙汤为发表峻剂，在此则改善微循环，自有活血祛瘀之力，芎、归合用，后世称佛手散，活血之力大于养血。显然续命汤的方义是祛风、补虚、清热、活血诸法兼备的。

续命汤治疗脑血管病的报道，不仅广泛见于古今医籍，尤其是唐以前的医籍，也见于史书和文学诗词中，如《十六国春秋》记载："卢循遗刘裕益智粽，裕乃答以续命汤。"唐代的诗僧王梵志曾有一首诗，也谈及续命汤。见《道士头侧方》诗："道士头侧方，浑身总着黄。无心礼拜佛，恒贵天尊堂。三教同一体，徒自浪褒扬。一被沾贤圣，无弱亦无强。莫为分别相，师僧自设长。同尊佛道教，凡格送衣裳。粮食逢医药，垂死续命汤。救取一生活，应报上天堂。"可见续命汤古时影响之广远。现今续命汤在临床的应用远不及古代，究其原因有二：一认为脑血管病视为中风不科学，进而对主治中风的续命汤也一起否定；二受现代药理的影响，认为方中麻黄、桂枝等药，有升高血压的作用，将麻、桂视为高血压患者的绝对禁忌。不知现代药理是研究的单味药，我们治病时用的是复方。诚如徐大椿所言："方剂的配伍可以使某药俱全其性，也可使某药俱失其性"。仅以现代医学的某一言论，而轻易否定千古相传之名方，我们中医何时变得如此不自信，不明智！

10. 论薏苡附子散当为胃痛方

《金匮要略》有薏苡附子散一方，原文："胸痹缓急者，薏苡附子散主之。"注家对此条的争议，在于缓急二字的解释上，对于薏苡附子散主治胸痹，并无异议。个人认为，仲景胸痹心痛虽列于一门，实是两种不同的疾病。胸痹病变部位在于胸中，而心痛实际上是上腹部的疼痛，是胃的部位。注家虽对薏苡附子散治胸痹没有异议，可临床报道的确不多。据薏苡附子败酱散主治肠痈，可知薏苡附子散治胃痈，属心痛方，而不是胸痹方，大约因二证列于一门而致误。

胃痈之病名，高等医药院校五版教材《中医内科学》《中医外科学》均未收载。丹波元坚《杂病广要》称胃脘痈；《诸病源候论》曾论其病因、病机；《医级》并与生于腹壁的伏梁痈相鉴别。其症状多为胃中胀痛，寒热不食，痛有定处，甚者呕脓、便脓。与肺痈、肠痈、肝痈一样，属内痈的范围。

据师伯范志良回忆，20 世纪 60 年代，其母患胃痈，住广宗县人民医院，院方疑为胃癌，建议转院。太老师张大昌先生毅然断为胃脘痈，以千金内托散加减，数日痊愈，可见内痈多误治。查《千金要方》《千金翼方》，并无内托散方，《寿世保元》有加味千金内托散：黄芪（盐水炒）、人参、当归（酒洗）、川芎、白芍（酒炒）、白芷、防风、川厚朴（姜炒）、桔梗、官桂、瓜蒌仁（去壳）、金银花、甘草节，上到，每服一两，水煎，入好酒半盏，去渣温服，日进二三服。此方即仙方活命饮加减，当疗胃脘痈属虚热者。

1985 年张大昌先生作《急证方》，以薏苡附子散加阿胶，疗胃及十二指肠溃疡所致的穿孔，想必是受薏苡附子败酱散治肠痈的启发。胃及十二指肠溃疡是否属于胃痈，暂且不论，薏苡附子散非胸痹方，于此可得到证实。胃肠穿孔所引起的急性腹膜炎，压痛、反跳痛、板状腹，据证应属大陷胸汤证，况现代外科手术普及，应用中药内服治疗胃肠穿孔不太现实。薏苡附子散加阿胶改做预防胃肠穿孔，比较恰当。此方主治胃脘痈属寒湿者。

再者，薏苡仁内服疗痈肿，广泛见于古医籍，也可证明薏苡附子散为心痛胃痛方。如《千金翼方》处疗痈疽第九有薏苡仁散，主痈肿，令自溃长肌肉：薏苡仁、干地黄、肉苁蓉、白蔹、当归、桂心各一两，上六味，捣为散，先食，以温酒服主方寸匕，日三，夜一服。

《寿世保元》肠痈门，治肠痈，腹痛不安，或腹满不食，小便赤，妇人产后虚热，多有此疾，药用薏苡仁三两，牡丹皮一两半，瓜蒌仁一两，上到一两，水煎服。

《本草纲目》引姚僧坦方，治痈疽不溃，薏苡仁一枚吞之。又引《妇人良方补遗》治孕中有痈，薏苡仁煮汁吞，频频饮服。

可见薏苡仁不单治筋脉拘挛，也为痈疽要药。薏苡附子散当为心痛（胃脘痛）缓急方，不应为胸痹方。另缓急即救急，非时缓时急。淳于意有"生女不生男，缓急无可使"之语，可证明缓急即救急。

11. 麦门冬汤的"大逆上气"不应改为"火逆上气"

《金匮要略》肺痿肺痈咳嗽上气病脉证治第七，有麦门冬汤一方，原文："大逆上气，咽喉不利，止逆下气者，麦门冬汤主之。"《金匮要略讲义》五版教材方后校勘说："'大逆'，徐、尤等本，并改为'火逆'，《金鉴》亦云'大'字当是'火'字。"方后释义也说："本条论述虚火咳喘的证治。……如果火逆甚的，可加竹叶、石膏。"可见《讲义》也倾向于"火逆上气"。

我认为"大逆"不能改作"火逆"。关于这个问题，陆渊雷先生也有论述："诸家注本并改为火逆，谓火热挟饮致逆。唯程林《金匮直解》仍遵原文，今考仲景书，凡云火逆者，皆谓烧针艾灸之逆，非后世所谓君火相火，则仍作大逆为是。"我同意陆氏的观点，只是陆氏论述过简，有言不尽意之处，今详论于后。

"大逆"与"火逆"虽一字之差，其义迥别。

大逆上气是症状的描述，意为上气剧烈。考仲景书以大字形容疾病的症状，屡见不鲜，如："病人身大热，反欲近衣者，热在皮肤，寒在骨髓也；身大寒，反不欲近衣者，寒在皮肤，热在骨髓也。"

"服桂枝汤，大汗出后，大烦渴不解，脉洪大者，白虎加人参汤主之。"

"大下之后，复发汗，小便不利者，亡津液故也，勿治之，得小便利，必自愈。"

"伤寒，医以丸药大下之，身热不去，微烦者，栀子干姜汤主之。"

"发汗后，不可更行桂枝汤，汗出而喘，无大热者，可与麻黄杏仁甘草石膏汤主之。"

"风水恶风，一身悉肿，脉浮不渴，续自汗出，无大热，越婢汤主之。"

上以大字或形容脉象，或形容发热、口渴、泻下的程度，均不可改为火字，为何独于"大逆上气"妄改为"火逆"？

将麦门冬汤的病机归纳为火逆挟饮，虚火咳喘，并不十分恰当，但据自己的观点，随便将原文改成"火逆"，这无异于削足适履。"言症状而不谈病理"是仲景的一大特色，后人不详此理，每于症状、方药之外，大谈病机病理，引医经之言，乱经方之要，已属不当，竟然凭一己之私意，擅改原文，真是胆大妄为！

"火逆"一词，仲景有专论，是指误用温针、烧针、火攻而致的变逆，与《内经》病机十九条中的火，其义自异。仲景偶尔论及病理，属火者多用热字表示，如："热多寒少"、"表有热，里有寒"、"热入因作结胸"。通观仲景全篇，没有以火形容病机之例。

我有二例麦门冬汤的验案，可以从临床的角度说明"大逆上气"不容妄改。

案一：王某某，女，30岁，家住广宗县李怀乡北葛村。1996年春就诊，言剧咳半月，无痰，夜晚尤甚，遍服中西药不效，舌红，苔薄，脉浮数，无寒热。以麻杏石甘汤合泻白散3剂，无寸效。又加面目轻度浮肿，咽干，咽痛，忽然想到了大逆上气的麦门冬汤，于是用大剂麦门冬汤治疗：麦门冬100克，半夏30克，太子参30克，甘草20克，粳米30克，大枣12枚，加水2000毫升，煎取800毫升，每服200毫升，24小时内服完1剂，咳减大半，2日咳嗽痊愈。半月后随访，咳嗽未复发。

案二：患者，女，40岁，本村人。素有慢支病史，感冒后未介意，于2004年12月30日，突发晕厥，昏仆于地，于广宗县中医院做心电图，心率150次/min，T波低平，疑为心肌炎。咳嗽，气短，面目下肢轻度浮肿，输液5天，多为强心、利尿、抗感染、营养心肌药。心悸减，心率100次/min，唯咳嗽剧烈，彻夜不眠，晚上12点最重，几乎窒息，舌红，痰黏，脉浮虚而数，停全部西药，麦门冬汤加味：麦门冬100克，半夏30克，太子参30克，甘草20克，旋覆花10克（包煎），白芍20克，前胡10克，五味子（打）15克，粳米30克，加水2000毫升，煎取800毫升，分4次于1日内服完，1剂知，3剂痊愈。

以上两案，均有剧烈咳嗽之症，即仲景所谓"大逆上气"，是辨证的眼目。一般咳嗽，多为风寒犯肺所致，三拗汤、金沸散、止嗽散均有很好的疗效。百日咳也表现为剧烈咳嗽，鉴别要点一是根据流行病学资料，且多见于小儿；一是阵咳未必吐出少许黏痰或黏液，用十枣汤改为丸，有很好的疗效。麦门冬汤证临证以来，仅见两例，尤其是例二，并无明显的炎热征象，若以"火逆上气"来理解麦门冬汤，对这位患者是不会想到麦门冬汤的。

从麦门冬汤的组成来分析，麦门冬用七升，显然为君药，《本经》味甘平，主心腹结气，伤中伤饱，胃络脉绝，羸瘦短气，同人参（我习用太子参）、甘草、粳米、大枣，滋补肺胃，半夏主心下坚咳逆，可增强麦门冬的散心腹结气的力量，是寓降于补的一首名方，其中麦门冬甘平、人参甘微寒、甘草甘平、半夏辛平，并无一味大苦大寒之药，火逆之说，从何说起？

12. 桂枝茯苓丸的应用偏差

桂枝茯苓丸见于《金匮要略》妇人妊娠病中，后世应用甚广，多用于子宫肌瘤、宫外孕，有很好的活血祛瘀的作用。黄煌教授主编《方药心悟》载妇科名医姚寓晨应用桂枝茯苓丸的经验，主治："卵巢囊肿，子宫肌瘤，临床见腹痛月经有血块，色暗，畏寒，下腹坠胀，苔薄舌淡红脉细弦。"上论确为经验之谈，不过其论本方禁忌，言"月经期血量较多时，不宜该方"值得商榷。今从以下三个方面来讨论。

第一方面，桂枝茯苓丸证治，原文似夹杂后世注文，文义不纯。大体来讲，为素有癥病，又兼漏下而设，据原文治疗漏下为桂枝茯苓丸的主要作用，因而将月经过多视为桂枝茯苓丸的禁忌证，与原文精神不合。

第二方面，从临床应用情况来看，《妇人良方》夺命丸（即桂枝茯苓丸）治："妇人小产，下血至多，子死腹中，其人憎寒，手指唇口爪甲青白……或误服草药，伤动胎气，下血不止。胎尚未损，服之可安，已死，服之可下。"

《类聚方广义》载："用于血淋，肠风下血皆效。产后恶露不尽，则诸患错出，其穷至于不救，故其治以逐瘀血为至要，宜此方。"

《方技杂志》："尝疗七岁女孩经行，服药十余日而治。此女子至十四五岁始经行无滞，十七岁初产一子。又疗二岁女孩经行，初疑为小便下血，因检视阴户，真为经水，泡稀有之事，二人并无特异之证，因但见血妄行，用桂枝茯苓丸煎汤，皆不日而愈。"

我也曾治邻村一未婚女子，经来量多，色鲜红，按其腹硬结而痛，以桂枝茯苓丸改为煎剂，每味 10 克，2 剂痊愈。

桂枝茯苓丸广泛用于各种出血症，不管胎前产后、成人室女，甚至可治尿道、直肠之出血。若言桂枝茯苓丸有活血化瘀之力则可；若因其有化瘀之功，而禁用于出血证则不可。

第三方面，马宝璋主编的全国高等教育自学考试指定教材，《中医妇科学》将月经过多分为气虚、血热、血瘀三个证型，对于血瘀型的月经过多，主用桃仁四物汤加三七、茜草。从经方的角度讲，这正是桂枝茯苓丸的适应证。因此，只能说桂枝茯苓丸不宜于气虚血热型的月经过多，对于血瘀型，桂枝茯苓丸反倒是主方。

13. 葛根黄芩黄连汤的条文解析

《伤寒论》太阳中篇第 34 条："太阳病，桂枝证，医反下之，利遂不止。脉促者，表未解也。喘而汗出者，葛根黄芩黄连汤主之。"此条"喘而汗出者"五字当系衍文，或许为麻杏石甘汤证误入于此。注家不识，多将"喘而汗出"与"利遂不止"并释为葛根芩连汤证，这是不恰当的。

《伤寒论讲义》五版教材方后释义："表邪未解，又有里热下利，故称此证为'协热利'。表里之热迫肺，肺气不利故作喘，热邪逼迫津液外越，故汗出……"

成无己注："桂枝证者，邪在表也，而反下之，虚其肠胃，为热所乘，遂利不止。邪在表则见阳脉，邪在里则见阴脉，下利脉微迟，邪在里也。促为阳盛，虽下利而脉促者，知表未解也。病有汗出而喘者，为自汗出而喘也，即邪气外甚所致。喘而汗出者，为因喘而汗出，即里热气逆所致，与葛根黄芩黄连汤，散表邪，除里热。"成氏随文敷衍，强别喘而汗出与汗出而喘之异，不知喘而汗出与葛根芩连汤无涉。难怪章太炎先生批评其"言必有则而不通仲景之义"。

张锡驹《伤寒论直解》："案下后发喘汗出，乃天气不降，地气不升之危证，宜用人参四逆辈，仲景用葛根黄芩黄连汤者，专在表未解一句。"张氏说对了一半，下后发喘而兼汗出下利，是危证，绝非葛根芩连汤所能治。惜其未能一鼓作气，发奸解惑，指出"喘而汗出者"的不当，出于对医圣的尊敬，对所谓的原文不敢质疑，终未能跳出随文释义的窠臼。

柯琴说："君气轻质重之葛根，以解肌止利，佐苦寒清肃之芩连，以止汗除喘……"我向来敬重柯氏，于仲景书独具慧眼，不被人欺。于此处为何犯起糊涂，说什么"芩连止汗除喘"，仲景全书无应用，《神农本草经》未曾言，所言何据？极力维护原文，故有此失。

徐大椿《伤寒类方》："因表未解，故用葛根，因喘而利，故用芩连之苦，以泄之坚之，芩连为治痢之主药。"徐氏言芩连为治痢主药，若不是将喘利并释，是十分正确的。不思芩连既为治痢主药，与喘而汗出何干？

《讲义》和多数注家均认为葛根芩连汤既治下利又治喘而汗出，无非是拘泥经文、脱离临床之故。下边将我认为"喘而汗出者"为衍文的理由分两方面论述于后。

首先，从《伤寒论》文法、语言规律来研究。《伤寒论》每于症状描述完结处以"者"字结尾，紧接着便是某某方主之。这种文法在《伤寒论》和《金匮要略》中比比皆是，就不一一列举了。一条之中有两个或两个以上者字存在的条文，须说明一下，如：

"太阳中风，阳浮而阴弱。阳浮者，热自发；阴弱者，汗自出，啬啬恶寒，淅淅恶风，翕翕发热，鼻鸣干呕者，桂枝汤主之。"（12）

"太阳病，得之八九日，如疟状，发热恶寒，热多寒少，其人不呕，清便欲自可，一日二三度发。脉微缓者，为欲愈也；脉微而恶寒者，此阴阳俱虚，不可更发汗，更下，更吐也；面色反有热色者，未欲解也，以其不得小汗出，身必痒，宜桂枝麻黄各半汤。"（23）

先说 12 条，"阳浮者，热自发；阴弱者，汗自出"，这是对上文阳浮而阴弱的注释，是仲景自注也好，是后人注释误入下文也好，均与最后"鼻鸣干呕者"的者字其义不同，最后的者字总统恶寒、恶风、发热、鼻鸣诸证。此处虽连用三个者字，而以最后的者字为要。

再说 23 条，也连用三个者字，其中"脉微缓者为欲愈也；脉微而恶寒者……更吐也"，此两段乃仲景设问答御病之法，是插入之文，非桂枝麻黄各半汤证，在这里有鉴别诊断的意思。细读全文，"得之八九日，如疟状，发热恶寒，热多寒少，其人不呕，清便欲自可，一日二三度发，面色反有热色者"，这才是桂枝麻黄各半汤证。显然，前边的两个者字，不能与反有热色者的者字同日而语。

如果按以上两条的文法来理解葛根芩连汤，"利遂不止，脉促者，表未解也"是一义，没有相应的治疗方药，"喘而汗出者"用葛根芩连汤治疗，这恐怕不是仲景的原意，证之临床，葛根芩连汤不治利遂不止，反治喘而汗出，更是驴唇不对马嘴。若将"喘而汗出者"五字视为衍文，作：**太阳病，桂枝证，医反下之，利遂不止。脉促者，表未解也，葛根黄芩黄连汤主之。**文义始顺。

其次，证之临床，此方多治下利，而不治喘而汗出。

《伤寒论讲义》方后附参考资料两则，今录于后：

《江苏中医》1960 年第 5 期载葛根芩连汤治疗急性细菌性痢疾 40 例临床分析：40 例中，痢下赤白者 38 例，里急后重者 39 例，40 例均有腹痛，发热者 34 例。直肠镜检阳性者 37 例，粪培养阳性者 26 例，此外，尚有起病急，恶寒发热，苔或黄或白，脉数等热痢下重，或兼表证等特点。方用葛根芩连汤：葛根三钱，黄连钱半，甘草钱半，黄芩钱半，每日一剂。疗程最短者 2 天，最长者 12 天，40 例中 36 例临床症状完全消失，平均退热时数为 27.76 小时。急性症状控制平均 3.44 天。肉眼观脓血便消失，平均 2.83 天，26 例粪培养阳性者，治疗后转阴者 18 例。有一例患者，中途改合霉素治疗。

《福建中医药》1966 年第 3 期：葛根芩连汤为主治疗小儿中毒性肠炎。文中报告 3 个典型病例，均经西医小儿科诊断为中毒性肠炎，证候虽有轻重不同，但一般表现为腹泻稀水，或暴注下迫，色黄臭秽，腹胀而柔软，消瘦，烦躁口渴，尿黄，唇红苔白，指纹紫滞等热利象征，三例均曾服西药无效，改用中药配合输液，分别于 1～4 天治愈，基本方：葛根、黄连、甘草，热重者加银花，肺热咳嗽者加桑白皮，有积滞者加麦芽、莱菔子。

《方舆輗》："下利初发，用桂枝加葛根汤之类，表证虽解，脉益促，热犹盛者，可用葛根芩连汤。小儿痢疾，热炽而不需下剂者，用此多效。"

《方函口诀》："此方治表邪内陷之下利有效。尾州之医师，用于小儿疫痢，屡有效云。余用于小儿下利，经验亦多。此方之喘，乃热势内壅所致，非主证也。"

丹波元坚曰："此方移治滞下有表证而未要攻下者，甚效。"

陈瑞春教授在其《伤寒实践论》中，有葛根芩连汤治疗热利下重的医案："刘某某，男，43岁，干部。1998年6月10日初诊，病者由外地来南昌，因在就餐时食用不洁之品，当晚腹痛泄泻十余次，经服用氟哌酸、黄连素，暴泻已止，但仍感腹中痛，肛门坠，日3～4次，下异臭黏液便，量少为蛋花状，伴低烧，口苦舌干，不欲食，厌油恶心，口渴微饮，小便短赤灼热，脉浮弦数，舌红苔黄腻，拟诊急性肠炎实热证，处方：葛根20克，黄连6克，黄芩10克，青木香10克，枳实10克，生甘草5克，水煎分2次服，嘱服2剂。次日，患者告之，昨服1剂后，泄泻止，腹胀消，口苦舌干除，且知饥索食，早餐即进稀饭馒头，胃口恢复，第2剂仍煎好带到途中服用，并致谢称：中药的疗效甚好，并不亚于西药，同样能治急病。"

曹颖甫先生《经方实验录》载有葛根芩连汤验案四则，一为疹发未畅，下利而臭；一为小儿满舌生疮；一为门人姜佐景自治结膜炎之医案；一为小便已，阴疼，经误下之后，阙上痛者。

纵观古今中外临床医家，除《方函口诀》的作者浅田宗伯论及喘证，并且明确指出喘非此方主证，其余医案均未及喘汗等症。因而，从临床实际出发，将"喘而汗出者"五字视为衍文，是绝对正确的，也是十分必要的。

14. 论小柴胡汤应为太阳病发汗方

小柴胡汤，不仅仲景善用，也是被后世医家广泛采用、屡屡称道的一首名方。其和解少阳的作用，以及作为半表半里少阳病主方的问题，似已成定论，很少有人怀疑。本人临证既久，对小柴胡汤为少阳病方及其和解少阳的作用有很多疑问，几经考证，认为和解少阳、半表半里等名词系医经家言，非经方之主，而小柴胡汤应为太阳病发汗方。今详论于后。

当然《伤寒论》小柴胡汤的用途广泛，后世医家对其发挥，更是内外妇儿各科疾病均有应用，今论小柴胡汤为太阳病发汗方，是在治疗外感发热这一前提下论述的，不是说小柴胡汤的全部功用均可用太阳病发汗方来理解。

为了论证小柴胡汤为太阳病方，应先明确两个问题：一是少阳病的提纲有疑点，二是六经辨证不一定是仲景原意。对这两个问题搞清楚了，再谈小柴胡汤为太阳病的发汗方就不难理解了。

从来注家都把每一篇的首条视为这一篇的提纲，这对理解《伤寒论》是很有帮助的。但对于少阳病的提纲——"少阳之为病，口苦、咽干、目眩也。"日本的学者山田正珍就提出了怀疑。其在《伤寒论集成》中说："按少阳篇纲领，本亡而不传矣，王叔和患其缺典，补以口苦、咽干、目眩也七字者已，固非仲景氏之旧也。阳明篇云：'阳明病，脉浮而紧，咽燥口苦，腹满而喘'，可见口苦咽干是阳明病属证，而非少阳之正证也。若夫目眩，多逆治所致，如桂苓术甘汤、真武汤证是也，亦非少阳之正证也，况目眩之文，六经篇中无再见乎，又况柴胡诸条，一不及此等证候乎。盖少阳者，半表半里之号，如其病证则所谓往来寒热，胸胁苦满，默默不欲食，心烦喜呕，是也。凡伤寒证，其浅者为太阳，其深者为阳明，其在浅深之间者为少阳，是少阳当在太阳后，今本论次之阳明后者，盖依素问之次序也。"山田氏指出口苦、咽干、目眩不足为少阳病之提纲，是他的重大发现，有功于临床。其不当者，将这种错误指定为叔和所补，证据不足，不知现在所谓的宋本《伤寒论》早已不是叔和整理的原样。从王叔和到北宋这一相当长的时期内，《伤寒论》是怎样流传的，我们不太清楚，但有一点是可以肯定的，那就是没有形成像宋代这样由官方正式印刷，是在民间流传，难免有的医生按己意修改。我这样说是有根据的，我们教材所引宋本《伤寒论》不是宋本的全貌，前面的伤寒例就不说了，教材终于阴阳易差后劳复，其实这在宋本《伤寒论》里只到第七卷，后面还有八、九、十三卷，是按"可不可"的形式编排的（见钱超尘、郝万山整理的《伤寒论》，人民卫生出版社出版）。还有，这一部分内容，还见于王叔和先生所著的《脉经》中，因此，我们有理由认为这种以"可不可"编排的形式才是王叔和整理的原貌。因这种编排形式更实用，更符合经方的特点。而现公认的以六经辨证为主的编排形式，明显是参考了医经（《素问·热论》）的理论，是宋本之前、王叔和之后的医家所为，这才是使实用之书变为玄谈的开始。关于这一点，后世的经方家也有论述，如程氏后条辨赘余说："《素问》之六经，是一病共具之六经；仲景之六经，是异病分布之六经。《素问》之六经，是因热病而原及六经；仲景之六经，是设六经，以该众病。"纵然《伤寒论》之六经不尽是后人附会，仲景也是用《素问》之名，未用《素问》之实。

关于这个问题，我们还可以找出证据，从宋本成书以前的医籍中，如《外台》《千金》《小品方》《古今录验》《肘后方》等经方的著作中，均找不到六经辨证的影子。

尤其是少阳病篇，大、小柴胡汤这些被公认为少阳病的方剂都出现在太阳篇，少阳篇仅剩下了提纲、愈解时等空洞的内容。这显然是为了强凑六经之数而成的，没有实际的内容。

按六经先后顺序，少阳当在阳明之后，而临床实际，以小柴胡为代表的少阳病是在阳明之前、太阳之后，临床未见一例白虎汤证、承气汤证转变为小柴胡汤证者。丹波元坚的《伤寒论述义》也是先述少阳病，后述阳明病。他曾说："少阳篇在阳明后，戴氏《证治要诀》尝有疑词，而未核。喻氏则曰：'阳明去路，必趋少阳。'最属牵强。愚亦尝疑篇次为后人改。

以今观之，殊觉不然。盖少阳病，仲景以为半表半里之目，而其证与治，既拈于太阳篇，纤悉无遗，唯其名，则取之《内经》，是更摘其概，犹列之于阳明之后。殆存羊之意云尔。今此述，先于阳明者，在使人易知传变之序已"。

丹波元坚知道喻氏的"阳明去路，必趋少阳"不对，也知道少阳的证与治悉在太阳篇，更知道传变的顺序是太阳——少阳——阳明，就是不愿承认少阳在阳明之后的编排形式是后人所改，解释得也很牵强。

既然将太阳病的发汗方——小柴胡汤强行归于少阳病方，势必在太阳病发汗、阳明病清下的基础上再创新说，以适应自己的编排。因此，小柴胡汤就被加上了和解少阳的功用。在解释小柴胡汤的功用时，和解少阳一句成了口头禅。和解少阳仲景无明文，丹波元坚也提出过异议。他说："本汤（指小柴胡汤）成氏以来，称为和解，然经中曰和曰解，所指不一，且无谓此方和解者。盖为清剂中之和者，若专称和解，恐不允当。但相沿既久，难得改易尔。"丹波氏已认识到和解少阳的不确切，因相沿既久，未曾深究。所谓名不正则言不顺，我认为此问题不应轻易放过。小柴胡汤中人参、甘草、大枣扶正气以安中宫脾土，柴胡、黄芩之寒凉为主，佐以半夏、生姜之辛温，同成辛凉平剂，外解表邪，内清郁热，与桂枝汤和麻黄汤共成三足之势。麻黄汤治风寒表实，桂枝汤治风寒表虚，小柴胡汤治风热，也就是后世所谓温病初起的正治方。

后世的经方家，多以《伤寒论》阳明病与温病相联系，本没有错。仔细考虑，阳明病乃温病气分、营分之证，而温病卫分之证，经方似无正方，实由小柴胡汤误入少阳之过。物必自腐而后生虫，是绝对的真理。正是小柴胡汤为太阳病辛凉发汗方的这一功用被淹没，才使后人产生了经方重寒轻温，甚至只论寒不论温的错觉。

说小柴胡汤为太阳病发汗方，有什么理由呢？今详述于下：

（1）现存《伤寒论》原文，小柴胡汤的证治方药出现于太阳篇，而不是出现在少阳篇。

（2）临床使用小柴胡汤退热时，患者往往得汗而解（医案详后面《经方与临床》中）。

（3）《外台秘要方》卷三，天行病发汗等方四十二首，其中肘后疗天行方有小柴胡汤方，原文如下："又疗二三日以上，至七八日不解者，可服小柴胡汤方：柴胡八两，人参三两，甘草三两（炙），黄芩三两，生姜三两，半夏半升（洗），大枣十二枚（擘）。

上七味，切，以水一斗二升，煮取六升，去滓，更煎取三升，分三服。微覆取汗半日便差。如不除，更服一剂。忌海藻、松菜、羊肉、饴。"方后小注："范汪、张文仲同此，张仲景《伤寒论》方。"这可算是小柴胡汤为发汗方的铁的证据！

（4）温病学说虽形成于清代，而明代的吴又可实开温病不同于伤寒的先河。其自创达原饮等方，治温病初起，据说疗效卓著。我不止一次说过，温病诸家的立论或有偏失，他们所创立的方剂，是经得起临床检验的。是不是除了他自创的达原饮就不能治温病呢？肯定不是的。丹波元简曾论述过达原饮："达原饮或有地方之宜，观其症候，也不出小柴胡之范围。"以丹波氏之意，达原饮证本来就是小柴胡汤证。丹波元简以渊博圆融而著称，其言可信。

（5）经方大家曹颖甫前辈、文献学家杨绍伊先生似均有小柴胡汤为发汗方的说法（这是网友提供，我未详查）。

（6）当代的经方大家黄煌先生其所著《经方的魅力》一书中论及小柴胡汤时说："我的经验是：病毒性感冒高烧，患者面色通红，发汗而体温持续，微微恶风，或咳嗽，或咽痛者，加连翘 40 克。"这又是一则小柴胡汤治外感初起的经验。

（7）太老师张大昌先生，精于经方，在他众多的医学笔记中，我发现了一则记载 20 世纪 60 年代我乡大疫流行的情况（据证似是流感），论及治疗，张先生首推小柴胡汤。

总之，说小柴胡汤为太阳病方，为温病初起方，为辛凉平剂，可谓是理由充足，证据确凿。只因从宋代便被误为是和解少阳方，以丹波元坚之明，尚惧其相沿既久，难得改易。我人微言轻，力犯众怒，有点自不量力。我治经方，以临床为指归，凡不能指导临床者，有疑必发。世人褒贬，听之任之。

15. 略谈小柴胡汤①

此篇与上文有同有异，故不嫌重复，读者可与其如其异处见我与年俱进之变化。

小柴胡汤在《辅行诀》名"阴旦汤"。桂枝汤我们知道名阳旦，而小柴胡汤以阴旦为名，阳旦是初升的太阳。"万物生长靠太阳"道出了桂枝汤的重要性；而小柴胡汤自然就会使我们联想到月亮。大家发现没有，古人的诗词歌赋里，歌颂月亮的远比歌颂太阳的多，这不足以说明太阳不重要，却说明古人有很深的恋月情怀。历法是古往今来的头等大事，而我国一直以来都是阴阳合历，而阴历就是反映月亮运动规律的历法。从诗人的笔下，和日常的历法这两个方面，就足以说明阴旦（小柴胡汤）的重要性。

从历代经方家的临床来看，善用小柴胡的远比善用桂枝汤的多。因此，小柴胡汤不好讲，因为已经被前人讲完了，发挥得淋漓尽致，没有什么可讲的了。所以，我今天所讲的内容，大部分是拾前人牙慧。当然，也有一点个人的见解。不然，就

---

① 此部分为新增"2015 年深圳中医经方协会年会讲稿"内容。

没有必要讲这一课了。就这一点，也是半生心血才换来的，希望在座的珍惜。

（1）小柴胡汤当为温病首选方

关于经方派、时方派的定义，徐大椿把孙真人之后的医家，包括"金元四大家"均视为时方。而我个人觉得有意和伤寒分门别户的是清代的温病派，虽以叶天士、吴鞠通为代表人物，其实上可追溯到明代的吴又可。他们之所以创立门派，有一个事实，就是《伤寒论》中的桂枝汤、麻黄汤用于一些热性传染病时效果不好，甚至误人性命！

其实，这是由于明代之前相当一段时间内，大家对《伤寒论》有误读！

我们先看《伤寒论·辨太阳病脉证并治法上第五》：

"太阳之为病，脉浮，头项强痛而恶寒。

太阳病，发热，汗出，恶风，脉缓者，名为中风。

太阳病，或已发热，或未发热，必恶寒，体痛，呕逆，脉阴阳俱紧者，名曰伤寒。

伤寒一日，太阳受之，脉若静者为不传；颇欲吐，若躁烦，脉数急者，为传也。

伤寒二三日，阳明少阳证不见者，为不传也。

太阳病，发热而渴，不恶寒者，为温病。

若发汗已，身灼热者，名曰风温。风温为病，脉阴阳俱浮，自汗出，身重，多眠睡，鼻息必鼾，语言难出。若被下者，小便不利，直视，失溲；若被火者，微发黄色，剧则如惊痫，时瘛疭；若火熏之，一逆尚引日，再逆促命期。"

接下来，太阳中风出了桂枝汤，太阳伤寒出了麻黄汤。而"发热而渴，不恶寒"的温病，没有相应的方药。只有不能下，不能火攻的禁忌。

温病派崛起之后，一些经方家为了应对温病的挑战，开始反思经方中治疗温病的方剂。

大约有这么几种观点，第一种观点：认为温病就是阳明病，当以白虎汤和承气汤治疗。的确，有很多温病有白虎汤和承气汤的证，就连温病的鼻祖吴又可也是最善用承气汤。但是，白虎和承气当属温病的气分证、血分证，而不是温病卫分证最佳方。难道说除了银翘散经方中就没有治温病初起的经方？

第二种观：认为大青龙汤为温病方。"太阳中风，脉浮紧，发热恶寒，身疼痛，不汗出而烦躁者，大青龙汤主之。若脉微弱，汗出恶风者，不可服。服之则厥逆，筋惕肉瞤，此为逆也"。

好像倪海厦老师也主张用大青龙汤治疗禽流感。但从伤寒论原文来看，大青龙汤证是发热恶寒，身疼痛，以药测证当有喘证，而仲师笔下的太阳温病是不恶寒。所以，大青龙汤不是太阳温病的正方。

第三种观点：把麻杏石甘汤作为温病首选方。的确，麻杏石甘汤以石膏易桂枝，使辛温转为了辛凉，吴鞠通也将其视为辛凉重剂。仔细研究麻杏石甘汤《伤寒论》中的原文，它是辛温发汗后的变证，主证是汗出而喘，当是伤寒的变证，不是原发的温病，而且主证喘在温病提纲中也没有出现**"太阳病，发热而渴，不恶寒者，为温病"**。所以，将麻杏石甘汤视为温病首选方，也不尽人意，值得商榷。当然，若非要在这三方中选一个的话，我主张麻杏石甘汤。

那么，太阳温病的首选方到底是何方呢？我说到这里，想必大家已有答案了，就是小柴胡汤！当然，我这里所说的温病，是仲师笔下的太阳温病，不是温病派所说的温病！

大家习惯了小柴胡为少阳病方的思维定式，一下子可能不容易接受，我说一下我的理由：

当然《伤寒论》小柴胡汤的用途广泛，后世医家对其发挥，更是内外妇儿各科疾病均有应用，今论小柴胡汤为太阳病温病方，是在治疗外感发热这一前提下论述的，不是说小柴胡汤的全部功用均可用太阳温病来理解。

理由一：在《伤寒论》中小柴胡汤的方证出现在了太阳篇，少阳篇仅剩下了提纲、愈解时等空洞的内容。

理由二：按六经先后顺序，少阳当在阳明之后，而临床实际，以小柴胡为代表的少阳病是在阳明之前，太阳之后。临床未见一例白虎汤证、承气汤证转变为小柴胡汤证者。丹波元坚《伤寒论述义》也是先述少阳病，后述阳明病，曾说："少阳篇在阳明后，戴氏《证治要诀》尝有疑词，而未核。喻氏则曰：'阳明去路，必趋少阳。'最属牵强。愚亦尝疑篇次为后人改。以今观之，殊觉不然。盖少阳病，仲景以为半表半里之目，而其证与治，既拈于太阳篇，纤悉无遗，唯其名，则取之《内经》，是更摘其概，犹列之于阳明之后。殆存羊之意云尔。今此述，先于阳明者，在使人易知传变之序已。"

丹波元坚知道喻氏的"阳明去路，必趣少阳"不对，也知道少阳的证与治悉在太阳篇，更知道传变的顺序是太阳——少阳——阳明。就是不愿承认少阳在阳明之后的编排形式是后人所改，解释的也很牵强。

既然将太阳病的发汗方——小柴胡汤强行归于少阳病方，势必在太阳病发汗，阳明病清下的基础上再创新说，以适应自己的编排。因此，小柴胡汤就被加上了和解少阳的功用。在解释小柴胡汤的功用时，和解少阳一句成了口头禅。和解少阳仲景无明文，丹波元坚也提出过异议。他说："本汤（指小柴胡汤）成氏以来，称为和解，然经中曰和曰解，所指不一，且无谓此方和解者。盖为清剂中之和者，若专称和解，恐不允当。但相沿既久，难得改易尔。"正是小柴胡汤为太阳病辛凉发汗方的这一功用被淹没，才使后人产生了经方重寒轻温，甚至只论寒不论温的错觉。

理由三：《外台秘要方·卷三·天行病发汗等方四十二首》，其中肘后疗天行方有小柴胡汤方，原文如下："又疗二三日以上，至七八日不解者，可服小柴胡汤方：柴胡八两 人参三两 甘草三两（炙） 黄芩三两 生姜三两 半夏半升（洗） 大枣十二枚（擘）

右七味，切，以水一斗二升，煮取六升，去滓，更煎取三升，分三服。微覆取汗半日便差。如不除，更服一剂。忌海藻、松菜、羊肉、饴。"方后小注："范汪、张文仲同此，张仲景《伤寒论》方。"这可算是小柴胡汤为发汗方的铁证！

理由四：明代的吴又可实开温病不同于伤寒的先河。其自创达原饮等方，治温病初起，的确疗效卓著。我不止一次说过，温病诸家的立论或有偏失，他们所创立的方剂，是经得起临床检验的。是不是除了他自创的达原饮就不能治温病呢？肯定不是的。丹波元简曾论述过达原饮："达原饮或有地方之宜，观其症候，也不出小柴胡之范围。"以丹波氏之意，达原饮证本来就是小柴胡汤证。丹波元简以渊博圆融而著称，其言可信。

理由五：经方大家曹颖甫前辈，文献学家杨绍伊先生均有小柴胡汤为发汗方的说法（这是网友提供，我未详查）。

理由六：太老师张大昌先生，精于经方，在他众多的医学笔记中，我发现了一则记载20世纪60年代我乡（河北邢台威县）大疫流行的情况（据证似是流感），论及治疗，张先生首推小柴胡汤。

理由七：《桂枝古本伤寒论》："病春温，其气在上，头痛，咽干，发热，目眩，甚则谵语，脉弦而急，小柴胡加黄连牡丹汤主之。"

理由八：《伤寒论》106条："伤寒中风，有柴胡证，但见一证便是，不必悉具。"这条的意义：外感时小柴胡汤要早点使用。

理由九：《金匮要略》附篇："退五藏虚热四时加减柴胡饮子方。

（冬三月加）柴胡（八分）　白术（八分）　大腹槟榔（四枚，并皮子用）　陈皮（五分）　生姜（五分）　桔梗（七分）

（春三月加）枳实　（减）白术（共六味）

（夏三月加）生姜（三分）　枳实（五分）　甘草（三分，共八味）

（秋三月加）陈皮（三分，共六味）

右各㕮咀，分为三贴。一贴以水三升，煮取二升。分温三服，如人行四五里进一服，如四体壅，添甘草少许，每贴分作三小贴，每小贴以水一升，煮取七合，温服，再合滓为一服，重煮，都成四服。"

此虽言五脏虚热，似内伤发热，但后有四时加减，足以说明柴胡剂在发热病中应用之广。

理由十：黄煌老师的四味退热方：柴胡、黄芩、连翘、甘草。

理由十一：《傅青主男科·伤风》："按古方书皆曰中风，今曰伤风。凡人初伤风，必然头痛身痛，咳嗽痰多，鼻流清水，切其脉必浮，方用荆芥、防风、柴胡、黄芩、半夏、甘草〔各等分〕水煎服，一剂即止，不必再剂也。"

（2）关于小柴胡汤的一些问题

①少阳病提纲："少阳之为病，口苦咽干目眩也。"对于小柴胡汤来讲，日本汉方医家认为当补入："胸胁苦满、往来寒热、默默不欲饮食、心烦喜呕"，并且，以胸胁苦满作为小

柴胡汤的主证。个人认为这种观点值得学习。

②关于小柴胡汤中柴胡的用量为八两，按教材的一两 3 克算，也得 24 克，若按柯雪帆教授的 15.625 克算，约 125 克。我师爷张大昌有论述，外感发热时尊原方比例，杂病时柴胡宜按三两应用。我临床是这么应用的。高热时柴胡可用至 60～120 克，杂病时 5～15 克。

③关于去滓再煎。严格说是"一半一半"

小柴胡汤方后的煎服方法也比较特殊，注家多称为"去滓再煎"。张驰师兄将其称为"一半一半"，更加精确。原方水一斗二升，煎至六升时去滓，这是前一个一半；六升药汁再浓缩至三升，这是后一个一半。师兄的意思，"中药久煎则效缓，轻煮则力速。因少阳在表里之间，治表宜速，治里宜缓。若单纯轻煮，有利于祛邪退热，不利于长治久安；单纯久煎，适宜于安中扶正，不利于祛邪"。所以，仲景先师不得不如此，可谓用心良苦。

④关于方中人参取舍的问题

徐大椿认为小柴胡的关键在人参，极力反对去人参。把用小柴胡汤不用人参者视为大逆不道。

我们可以发现，我前面所引用的黄煌老师的退热方，傅青主的伤风方均没有人参，正好和徐大椿的说法矛盾。怎么理解这种矛盾呢？我从《辅行诀》大方、小方的角度来分析一下：按《辅行诀》六七味药者为大方，三四味药者为小方。黄老师的方四味，傅青主的六味，有的版本没有防风，仅五味，均是小方之制。适用于发热初起，体不虚津液不亏者，而《伤寒论》的小柴胡汤按《辅行诀》的格式应称作"大柴胡汤"和原有的大柴胡汤均属大汤格局。均以柴、芩、夏、草为基本方，虚者合参、枣、姜；实者合枳实、芍药、大黄。仲师的小柴胡汤多用于伤寒五六日，或更久者，所以当用人参，而热病初起者，不必合人参。

⑤关于柴胡种类。

《神农本草经》只言柴胡，没有说明是北柴胡还是南柴胡，用根还是用苗，或者是全草。《药典》："本品为伞形科植物柴胡或狭叶柴胡的干燥根。分别习称北柴胡和南柴胡。"先说柴胡南北的不同，北柴胡色黑，南柴胡色红。北柴胡闻之有清香气，南柴胡闻之有败油气。所以我认为北柴胡性凉平，南柴胡性温燥。质量不好的柴胡多带苗，不符合《药典》规定。蔡长福老师用柴胡，净用南柴胡的苗，据说疗效也不错。南柴胡的苗或许比根更平和。但论价格，以北柴胡不带苗野生者最贵。个人意见，疏散风热、疏肝理气、升阳举陷，或许南柴胡，或其苗可以做到；而畅元真，布真精（下文专述）还是北柴胡为佳。

⑥排除法应用小柴胡汤

所谓排除法，就是对待高热，没有明显的太阳证和阳明证，就可选用小柴胡，不必要求具备典型的柴胡证。

（3）畅元真、布真精

《金匮要略·脏腑经络先后病脉证治第一》："……若五脏元真通畅，人即安和……"

"腠者，三焦通会元真之处，为血气所注；理者，是皮肤脏腑之纹理也。"

元真三焦的概念，都是仲景先师提出来的，不是本人杜撰。

《素问·经脉别论篇第二十一》："食气入胃，散精于肝，淫气于筋。食气入胃，浊气归心，淫精于脉。脉气流行，经气归于肺，肺朝百脉，输精于皮毛。毛脉合精，行气于府。府精神明，留于四脏气归于权衡。权衡以平，气口成寸，以决生死。饮入于胃，游溢精气，上输于脾；脾气散精，上归于肺；

调通水道，下输膀胱。水精四布，五经并行，合于四时五脏阴阳，揆度以为常也。"

筋膜即三焦，食气入胃，先走三焦，这是《内经》明文，也是我们容易忽略的地方。

《内经·灵兰秘典论》："三焦者，决渎之官，水道出焉"，这里强调的是水液通道，侧重于有形的三焦。

《难经·六十六难》："然：五脏俞者，三焦之所行，气之所留止也。三焦者，原气之别使，主通行三气，经历于五脏六腑。故原者，三焦之尊号也，所止为原。"

这是三焦主元气（原气）的理论源头。小柴胡与少阳三焦有关当无异议。

《伤寒论·辨阳明病脉证治第八》有："阳明病胁下硬满，不大便而呕，舌上白苔者，可与小柴胡汤。上焦得通，津液得下，胃气因和，身濈然汗出而解。"

小柴胡汤主要作用于三焦，而三焦为元气之别使，因此得出小柴胡汤与先天元气有关。三焦为元气之别使，那谁是元气的正使呢？

元气的正使就是营卫！元气主要的是与营卫同行，只是少部分走三焦，故称别使。

其实，元气寄寓营卫，也不是我的发现，古人早有论述。邹澍《本经疏证·陈皮条》："橘皮味苦辛而气温，若但据其苦泄辛散温行，以为与他行滞气之物等，则误矣。本经于此独取其利水谷，夫后天之气，即水谷气，合于真气以充身者也，水谷利，则水谷之气畅茂，而真气得其助，卢氏谓上焦开发，宣五谷味，熏肤充身泽毛，若雾露之溉，橘皮有焉。"

我们还可以从现代医学的角度理解这一原则。我见过一例尿毒症的妇女，主要表现就是贫血，现代医学上的肾源性贫血。所谓的肾源性贫血，也就是真气不能很好与谷气结合的结果。从这一病例，就证实了邹澍的水谷之气合真气以充身的理论，也即营卫为元气正使的说法。

总结一下：少阳三焦为元气之别使，小柴胡汤为代表；营卫为元气之正使，桂枝汤为代表。

所以，我特别认同我们石凤鸣老师的一句话："学经方当重视生理病理！"

（4）谈几个病例

①柴胡桂枝汤治肺癌放化疗之后疲劳案

这是珠海第二人民医院刘志龙院长的医案，他向我口述的，大意是香港患者慕名来诊，肺癌放化疗后，主诉特别疲劳，刘院长处柴胡桂枝汤原方，疲劳迅速改善，患者大喜过望。

②小柴胡汤治下丘脑体温中枢紊乱所致的高热案

这也是早年在河北农村的一个医案。因年月久远找不到第一手资料了。我凭记忆回忆一下，这是邻村的一位脑梗塞患者，70多岁，失语偏瘫卧床不起数年，近来加重，昏迷，二便失禁。突发高热，口服、肌注（用药不详）后，热不退，请我出诊。这种情况，过去见得很多，按照现代医学的解释，这是下丘脑体温中枢调节紊乱所致的高热，解热药、激素，甚至酒精洗浴都不能退热，两三天则其热自退，人也就不行了。跟家属交代病情，家属理解，死而无怨。于是就想观察一下大剂量小柴胡汤对此种发热是否有效，于是开了小柴胡原方，柴胡用了90克，服药两天，体温正常。而且也没有热退人死，又存活了一年。

③小柴胡合麻附辛治愈小儿松果体占位案

患儿，女，7岁，2015年10月11日，医院诊断松果体占位性病变，引流后，体瘦面青，眼痛，视力下降，舌淡红苔薄，左弦浮数，右浮紧数。呕吐，纳差，大便每天有。

柴胡 12 克，黄芩 6 克，太子参 10 克，甘草 6 克，姜半夏 6 克，麻黄 6 克，细辛 3 克，黑顺片 6 克，生姜 20 克，大枣 30 克。

服药一周，呕吐止，纳增，连续服药一月，愈！

后记：此患者就诊一次，未再复诊，诸症痊愈是其母在和朋友微信聊天时说的，是症状的愈，还是西医检查的愈，不得而知。于 2016 年 5 月复发，广泛脊髓转移，不久去世。我们不必责怪患者没有及时复诊，及时复诊或许能延长一些存活的时间，但"病已成而后药之，半死半生"，岐伯尚且如此，何况我等。面对这种大病，小柴胡汤合麻附辛能取效于一时，也足见经方之可贵。

④以柴胡桂枝汤合麻附辛为主治愈脑白质脱髓炎。

患儿，女，2012 年 9 月 23 出生，于 2014 年 11 月 10 日，发生面瘫，两天前有感冒发热史，CT 提示脊髓脱髓鞘病变，做腰穿未成功，于 11 月 15 日就诊于青中会现场，现症见：左嘴角歪斜，不流口水，左眼不能闭合，左侧酒窝消失（患儿年龄小，不能配合鼓气试验），平素便秘。张驰师兄脉诊：左寸浮弱关滑尺浮虚，右寸沉关滑尺数。

处方：桂枝 6 克，白芍 6 克，炙甘草 3 克，党参 6 克，柴胡 6 克，麻黄 3 克，姜半夏 3 克，黑顺片 3 克，细辛 3 克，干姜 3 克，黄芩 3 克，大枣二枚。5 剂。

11 月 19 日，大便过去两天一行，现隔一天一行，饮食可，嘴角恢复正常，左眼下方笑时口角纹回缩，有酒窝，左脉浮，右脉沉。因师兄回长春，以下均是由我诊脉，向师兄汇报后师兄处方。

师兄处方：桂枝 6 克，炙甘草 4 克，麻黄 3 克，黑顺片 3 克，细辛 3 克，生姜三片，大枣一枚。五剂。

11 月 23 日，舌淡苔白根部厚，饮食可，大便两天一行，头干硬，带血丝，口眼歪斜好转，左眼半闭，睡觉时全闭，眼皮活动自如，精神可，出汗多，左寸弦细数、关细尺弱，右寸尺沉细、关弦细数。

师兄处方：党参6克，生白术6克，黄芩6克，白芍4克，炙甘草3克，干姜3克，大枣6克。五剂。

11月29日，笑时口角左侧回缩反超过右侧，左眼皮活动自如，眼闭左眼缝隙大，右眼缝隙小，多汗，舌淡，苔水滑，饮食可，大便隔天一行，稍硬成形。右弦数，左浮数。

因师兄出门诊，我处方：柴胡4克，半夏4克，黄芩4克，甘草3克，党参5克，桂枝3克，白芍3克，生姜10克，大枣12克。七剂。

后师兄建议生姜易干姜5克，加白术4克，柴胡改为6~8克。因患者已取药，只好发短信将生姜改为干姜5克。

12月8日，眼闭合自如，口角不注意则不易发觉有偏，唇红舌淡，精神可，大便隔两天未行，干结，饮食晚上纳差，右寸弦数关尺浮细，左寸浮弦数关尺弱。

师兄处方：桂枝6克，赤芍6克，炙甘草3克，大枣9克，干姜3克，川椒3克，细辛3克，黄连3克，黄柏3克，当归3克，党参3克。五剂。

第二天其母来电话言药很苦，不易服。嘱其加适量蜂蜜。后未复电。

12月14日，右弦紧数，左弦细数，舌淡，大便两天一次，干。患儿嫌药苦，改方如下：

当归5克，桂枝5克，赤芍10克，大黄3克，木通2克，甘草5克，柴胡10克，黄芩5克，半夏3克，生姜10克，大枣20克。五剂。

12月21日，饮食佳，喜吃肉，精神可，眨眼自如，据其母言，打哈欠时口角向既往健侧歪斜，大便隔天一行，不干。

左寸沉关弦细尺沉细，指纹细紫至气关，右浮细尺弱，指纹至风关细紫。舌淡苔薄水滑。

师兄处方：桂枝 6 克，白芍 6 克，炙甘草 4 克，黄芩 6 克，干姜 3 克，大枣 12 克。五剂。

12 月 28 日，右寸关浮弦尺弱，左寸关弦紧尺弱。舌淡面色正常，眼睑红润，大便隔日一行，易解。打哈欠时口角歪斜不明显，因穿着较厚，手臂有汗，左手指纹细紫稍过风关。

师兄处方：桂枝 5 克，白芍 5 克，炙甘草 3 克，大枣 9 克，干姜 3 克，党参 5 克，生白术 5 克。七剂。

翌年，1 月 4 日，右浮细紧涩，左沉细。右手指纹细紫达风关，说话时口角偶有左偏，舌淡苔薄，精神可，大便隔天一行，不干，上肢有汗。喜欢吃肉。

师兄处方：桂枝 3 克，云苓 3 克，猪苓 3 克，生白术 5 克，泽泻 3 克，麻黄 1 克，黑顺片 2 克，细辛 1 克，党参 6 克，炙甘草 3 克，干姜 2 克。七剂。

1 月 11 日，大便时隔天时每天有，昨晚大便特硬，舌淡暗苔后部白，打呵欠时偶有口角左偏，时发脾气，右细紧涩，左沉细紧涩，指纹正常。

师兄处方：桂枝 3 克，白芍 3 克，甘草 2 克，党参 5 克，吴茱萸 2 克，干姜 2 克，麦冬 6 克，炒山楂 6 克，炒神曲 3 克，大枣 10 克。七剂。

1 月 18 日，打哈欠时仍偶有口角偏，大便隔天一行，不硬，舌淡苔薄舌右偏，右手指纹细紫至气关，左手指纹较短，太阴紧数，阳明细。

师兄处方：桂枝 3 克，白芍 3 克，甘草 2 克，党参 5 克，干姜 2 克，半夏 3 克，当归 5 克，炒山楂 6 克，炒神曲 3 克，大枣 10 克。十剂。

2 月 1 日，脉浮细紧涩。

师兄处方：桂枝 5 克，白芍 5 克，甘草 3 克，干姜 2 克，柴胡 3 克，半夏 3 克，黄芩 2 克，党参 5 克，当归 3 克，炒山楂 6 克，炒神曲 3 克，大枣 10 克。五剂。

3 月 15 日，睡中多汗，舌淡，饮食可，大便两天一行，稍干，粗。右弦，左浮弦。

师兄处方：党参 5 克，桂枝 3 克，白术 5 克，干姜 3 克，甘草 5 克，柴胡 3 克，黄芩 3 克。五剂。

4 月 26 日复诊，诉昨晚发热 38.5℃，无流涕、咳嗽，纳差，未大便。舌质正常，苔薄白，尖生小疮，服小柴胡颗粒和小儿氨酚黄那敏颗粒后热退。脉弦紧稍数。

我处方：连翘 10 克，莱菔子 5 克，炒神曲 5 克，焦山楂 5 克，云苓 5 克，姜半夏 5 克，陈皮 5 克，炒麦芽 5 克，山栀子 5 克，豆豉 5 克，麻黄 3 克，苏叶 3 克，防风 3 克，荆芥 3 克，芒硝 5 克。五剂。

4 月 28 日，昨晚 6 点，体温达 40 度以上，验血白细胞不高。我改下方：柴胡 24 克，黄芩 5 克，连翘 15 克，甘草 5 克，麻黄 3 克，石膏 30 克，杏仁 5 克，生姜 10 克。两剂。

药后热退，至此，口眼歪斜复常，至今未复发。建议复查 CT，患者父母反感上医院，未复查。

（5）结语

大小阴旦柴夏芩，扶正姜草枣人参；
清热解郁畅元气，发扬光大赖诸君。

谢谢聆听！

16. 经方用量考辨

谚云："中医不传之秘在用量。"尤其是经方，因其年代久远，各朝各代权衡不一，给我们学习运用经方带来了一定的困难。注家考证，出入很大，今就本人所见，将有关经方用量的考证记录于下。

《伤寒论讲义》五版教材，附有《古今剂量折算表》："汉代一两，合 3 克；一升 60 至 80 毫升。"

李时珍说："古今异制，古之一两，今用一钱可矣。"

《中药大辞典》附有古今度量衡对照："东汉一两合 13.92 克；一升 198.1 毫升。"

陈修园在《金匮要略浅注》崔氏八味丸条注道："汉之一两，今之三钱余。"清代的一钱，3 克有余，那么以陈说，汉之一两约合 10 克。

徐大椿未见其专谈经方用量的专著，但在《伤寒论类方》小柴胡汤条下注曰："此汤除大枣共二十八两，较今称亦五两六钱零。"按 28 两之数可疑，据《千金》"半夏一升洗毕称五两为正"，小柴胡汤半夏半升，当为 2 两半，取整数按 3 两计算，小柴胡汤不计大枣，应为 23 两，与徐氏的 28 两，略有出入。以每钱 3 克计算，"五两六钱"合 168 克，若除以 28，汉之一两约为 6 克；若除以 23，汉之一两，约为 8 克。据此，徐氏的考证，汉之一两约为 6～8 克。

太老师张大昌先生，20 世纪 50 年代曾亲往北京故宫博物院考查，回家整理为《汉权衡考》，汉之一两折合 15 克，一升准今 200 毫升。

日本学者小岛学古（字尚质）考证："汉之一两，三分四厘八毫。"约合 1 克。

先说教材的"一两合 3 克"之说。杨医亚教授主编的《方剂学》载有不少《伤寒论》的方剂，如半夏泻心汤方中干姜三两，杨氏《方剂学》也折算为 9 克，这与教材"一两合 3 克"之说相合。四逆汤方中干姜一两半，在杨氏《方剂学》中四逆汤中干姜仍为 9 克。还有干姜附子汤，方中干姜一两，杨氏《方剂学》却折算成 12 克。

为什么杨教授不全按一两合 3 克折算呢？原来半夏泻心汤

是1剂分3次服的，而四逆汤是分两次服的，干姜附子汤是顿服的。也就是说"一两合3克"之说，只适用于1剂分3次服的方剂。大概教材的这一说法，是因为大部分方剂是分3次服，将所考证的结果除以3得来的。也就是说"一两合3克"的折算方法，是1次的用量，不是1剂的用量，或1日的用量。

这一问题可以从广州中医学院主编的试用教材《方剂学》中得到证实。本书13页，古方药量考证说："大致汉晋一两约合现在的9克（三钱），一升约合200毫升，一鸡子黄大的丸药约合9克（三钱）。《伤寒论》《金匮要略》《千金方》《外台秘要》等汉唐方书，多数方剂日分三服，故直接折算可按一两约合3克计算。"这本《方剂学》是早于五版教材的，从中可以确切地知道，《伤寒论讲义》的"一两合3克"之说，是将考证的结果除以3得来的。这一问题应向学生说明，不然，按照现代的习惯，日用1剂（复渣不能算1剂），按1两3克折算，那岂不是只用了古代剂量的三分之一！这是个关系临床实践的大问题，怎能马马虎虎！

既论剂量，服药的次数，不容忽视。今日服中药的习惯，每剂药煎两次，混合后分两次温服。这与经方固有的服药习惯不同，不知起于何时。药渣再煎，孙真人《千金方》已论及，也只限于补养药。至于发汗、通下之剂，一煎尚须后下，药渣再煎何用？因此，我临床多遵仲景法，1剂分3服。所论用量自然是1剂的总量。

桂枝汤方后服法："若一服汗出病差，停后服，不必尽剂。若不汗，更服依前法。若仍不汗，后服小促其间，半日许令三服尽。"大青龙汤方后注曰："一服汗者，停后服。"大承气汤服法："得下，余勿服。"由此来看，圣人制方之时，尚不能确定所定之量对每一位患者都恰如其分，必须根据临床实际情况灵活掌握。若不用大剂分多次服的方法，怎能做到既能胜病，又不过量。因而运用经方，尤其是急证、重证，最好遵循经方的用药方法。若遇小儿或呕吐的患者，不只 1 剂药分 3 服，往往是小量频频饮服，不拘次数。我观讨论经方用量者，多重视汉权衡的考证，不关心现在的服药习惯已于仲景之时有很大的区别。个别学者如此情有可原，而作为全国的统编教材，对这一问题也不说清，只来个"汉之一两合 3 克"，不说明这是一剂药总量的三分之一。如果把《伤寒论》当作古董来欣赏，或者当一般的中医理论来学习，也就无所谓了；如果把《伤寒论》当作实用之书，性命之书，服药方法、服药次数这些问题是不能忽视的。

太老师张大昌先生考证："汉一两约15克，汉秤金银丝珠医药皆半称。"这一说法和陆渊雷"古秤皆复，药秤又当折半计算"之说相同。15 克除以 2 得 7.5 克，这也与徐大椿的 6～8 克相近。

我临床用经方时有两个剂量段，以陈修园说一两10克进行折算时，称大剂量段；以张老师、徐大椿 6～8 克折算时，称中剂量段；以上这两种折算方法，必遵原方的服药次数，嘱患者不可一次服下。以一两 3 克折算时，称小剂量段，这是入乡随俗的用法，只在慢性病或辨证不确切时才偶尔一用，大多数是按前两种方法应用的。十几年来，疗效确切，未见不良反应。

或问："日本医家，用仲景方，所用剂量很小，与君说不合，如何看待这一问题？"

答曰：的确如此。汤本求真、矢数道明等所用经方，其量甚小，尚有 0.5 克、0.3 克的时候。对于日医用量偏小的问题，我是从以下两个方面来考虑的。

第一方面，因受了小岛学古考证结果的影响，正因为其用量偏小，所以效果也缓，与仲景汗、吐、下、温，中病即止的用法稍异。仲景用药，量重力猛，汗以麻黄汤为代表，吐只有瓜蒂散，下以大承气汤或大陷胸汤为代表，温有四逆辈。有两个重要的应用原则，一是不效更服，一是中病即止，未有一方服用数月，甚至数年者（丸散除外）。陆渊雷所录《生生堂治验》有一医案："草庐先生，年七旬，病消渴，引饮无度，小便白浊，周殚百治，疲瘁日加，举家以为莫愈。病人亦嘱后事于乃弟。先生（中神琴溪）诊之，脉浮滑，舌燥裂，心下鞕。曰可治也，乃与白虎汤，百余帖而痊愈。"此患者之消渴，乃症状诊断，不知是否为糖尿病，其所谓痊愈，也当指消渴、舌燥、疲乏等症状消失，非现代医学条件下的各种化验值正常。此种效果，若我们按一两10克折算，用白虎汤三五日即可，何需百余帖！近代经方大家曹颖甫先生有"曹一帖"的称号，因知经方证对量足，有许多时候是可以一剂而愈或数日而愈的。其量大量小之优劣于此可见一斑。

丹波元坚虽称小岛学古的考证精确，但同时也认识到了小岛学古所考证之结果，套用经方剂量偏小，在其所著《药治通义》中说："取仲景方，参之本说（指小岛学古之说）其剂稍轻，今之所用，势必加重。"并援引孙真人日月长短、嗜欲多寡之说，为不从小岛学古之说做解释。可见，小岛学古之说，乃纯考据之结果，不是从临床实践而来，与陈修园、徐大椿这些临床家的经验之说，不能相提并论。我们考证经方的用量，首先是要为临床服务，不是为了考证而考证。我们应给临床用经方者提供一个安全而有效的换算结果，这是不是东汉时仲景的用量，已不太重要了。所以对古今度量衡的考证工作，不能不做，不做则学无所依；不能深考，深考因资料有限，难免脱离临床。

章太炎先生虽非专业医生，他是民国年间卓有建树的国学大师。《章太炎医论》有《论古今权量》一篇，不仅指出了小岛学古误考的原因，而且不论两而论枚的考证方法，实在是明智之举，在考证古今用量的学者中，真是别出心裁，既可靠，又实用，并且考证起来也省力。今节录其中一部分："王朴庄及日本小岛尚质、喜多村直宽见汉志言一龠容千二百黍，重十二铢，两之为两。而陶弘景本草序录则云：十黍为一铢，十铢为一分，四分成一两。千金从之。疑称药者与常权有异。余谓十黍为絫，十絫为铢（见《说文》及应劭《汉书·律历志注》），古之正名也。陶序云：干姜一絫，以重一两为正。是陶时絫名已乱，升同于两。其所谓十黍者，盖亦当时乱名，非真十粒黍子也。……桂枝汤大枣十二枚去核，称之肥者约今二两，瘦小者约今一两五钱。麻黄汤杏仁七十枚，约今九钱弱……"我曾随手抓取杏仁 70 枚，称之 25 克，与章氏九钱弱基本相同。在麻黄汤中杏仁不是君药，尚用 25 克，作为君药的麻黄不能少于这个数吧？因此，日本医家用小剂量能取效，足以说明他们的高明，不能说仲景的原量就是如此。

有人说一两按 10 克计算，剂量大。以麻黄汤为例，麻黄 30 克，杏仁 25 克，桂枝 20 克，甘草 10 克，总计 85 克，且分三次服。我们的临床医生，不敢轻用经方，而金银花、蒲公英、白花蛇舌草动不动就用 30～50 克，每方十味以上者很常见，就按每味 10 克计算，每剂药 100 克以下者很少见，到底是谁的用量大，谁的用量小？

我这里有一则医案，虽是个案，也能说明大量和小量对疗效的影响。

患者，女，24 岁，本村人。已婚，婚前曾患肺结核，发热、咯血，虽用抗结核药而不正规。于 2002 年冬，再次发热、咯血，每晚 9 点体温开始上升，渐至 39℃ 以上，对症处理，或不处理，次日恢复正常，心烦，恐惧不安（因其妹曾死于肺结核），舌尖红，质暗，舌下有紫络，脉数，建议去县防疫站化疗，并用中药小柴胡汤合黄连阿胶汤，半月一切正常。于2003年春，因外出冒风，再次发热，体温38.8℃，恶风，自汗，胸满，心烦，脉浮而数。用柴胡桂枝汤，因患者体瘦，病情也不甚急，加之患者对我有信心，就没有平时习用的大剂分服的方法，按《讲义》的一两3克之数折算：柴胡24克，半夏9克，黄芩9克，太子参9克，甘草9克，肉桂9克，白芍9克，生姜9克，大枣3枚，水煎两次合和后，分早晚两次服，西药照服不变（注：我用柴胡桂枝汤，均按小柴胡汤及桂枝汤足量计算。人参代以太子参，桂枝代以肉桂，是我的经验，后文有专论）。连服3剂，诸症不减，体温仍39℃以上。仍用上方，按一两10克折算，即柴胡80克，半夏20克，黄芩30克，太子参30克，甘草20克，肉桂30克，白芍30克，生姜30克，大枣12枚，如法煎成一大碗（约500毫升）分3次温服。共服2剂，体温正常，诸症随减，停药1周，随访体温正常。通过此案，可见量大量小对于疗效的影响。时医每言"古方不足以治今病"，除一些本来就是不治之症外，不效的原因不外两端，一为辨证不确，是医者心不细；一为用量不足，是医者胆不大。故而孙真人言，大医应具胆大、心细、智圆、行方的素质。

下面再说一下容量的问题。《讲义》说："汉之一升60至80毫升"。《中药大辞典》："一升198.1毫升"。张老师考证："汉一升准200毫升"。为什么会有这么大的差别呢？丹波元坚《药治通义》做了回答，丹波氏引本草黑字："药升方作上径一寸，下径六分，深八分，内散勿按抑之，正尔微动令平调，今人分药不复用此。"并进一步指出："张仲景方，如芒硝、麦门冬、半夏、赤小豆、生梓白皮、甘李根皮、吴茱萸、小麦、杏仁、麻仁、虻虫、蛴螬、蟅虫、五味子、葶苈、薏苡仁、竹茹，皆用药升。生地黄汁、马屎、人乳汁、人粪汁、土浆、胶饴、蜜、清酒、苦酒、白酒，并系世用之量，非此药升也。"既有药升、世升之分，则所用之水、煎成之药汁，必是世用之升。至于药升、世升各是多少毫升，小岛学古虽引征广博，仍难得确切之数。但仲景之时有药升、世升之分，是可信的。不然，以药升量水则水少，以世升量药则药多。如半夏半升，据《千金方》"一升五两为正"，半升不过25克，如按世升一升200毫升算，半升当100克，显然太大，所以说以世升量药则药多；《伤寒论》168条："伤寒若吐、若下后，七八日不解，热结在里，表里俱热，时时恶风，大渴，舌上干燥而烦，欲饮水数升者，白虎加人参汤主之。"此处数升，暂且按五升计算，以《讲义》"一升60～80毫升"计算，不过400毫升，不足一碗。如此吐下失水的患者，大渴引饮，喝水不足一碗，还值得一提吗？所以说以药升量水则水少。虽然，世升、药升的考证未必确切，但《讲义》不分药升、世升，显然有粗心大意之嫌。

　　古方丸散，每有等分之说。等份是重量等分，还是容量（体积）等分？《讲义》没有确切的说法。我认为是容量等分。古人制丸散多个别捣筛，再结合前边药升的用法"内散勿按抑之，正尔微动，令平调，"则显然是指容量，不是指重量，不可不知。如十枣汤，大戟、甘遂、芫花各等分，大戟最重，芫花最轻。容量等和重量等份是有很大区别的，因此，不能一见等分，就简单地认为是重量等分。

　　丸药的服法，《千金方》从小到大，以胡麻、小豆、大豆、梧桐子、鸡子黄或弹丸比喻。广州中医学院主编的《方剂学》说："鸡子黄约9克。"我最初见古人以鸡子黄来比喻，就想鸡蛋大小相差将近一倍，鸡子黄也应相差近一倍。于是就选择大小中三个鸡蛋，大者55克，小者30克，不料煮熟后鸡子黄几乎相等，平均 10.28 克，比《方剂学》所说稍大，因知古人以鸡子黄来比喻是可行的。

另，梧桐子有大小两种说法：一如《千金方》以"十梧桐子准一鸡子黄"，一如丹波元坚《药治通义》所引："学古曰：'唐本注云，方寸匕散，如梧桐子十六丸，如一弹丸，若鸡子黄者，准梧桐子四十丸。'"丹波元坚以此认为弹丸和鸡子黄不等。因鸡子黄等同弹丸，《千金方》已有明确的说法，因此我认为是梧桐子有大小两种，不是鸡子黄与弹丸不等。一鸡子黄准十梧桐子者为大梧桐子，一鸡子黄准四十梧桐子者为小梧桐子。仲景方如麻子仁丸，如梧桐子大，饮服十丸。乌梅丸，如梧桐子大，先食饮服十丸，日三服，稍加至二十丸。鳖甲煎丸，如梧桐子大，空心服七丸，日三服。崔氏八味丸，如梧桐子大，酒下十五丸，日再服。乌头赤石脂丸，如梧桐子大先食服一丸，日三服，不知稍加。九痛丸，如梧子大，酒下强人初服三丸，弱者二丸。己椒苈黄丸，如梧子大，先食饮服一丸，日三服，不知稍增。干姜人参半夏丸，如梧桐子大饮服十丸，日三服。以上方剂，服用量一丸至二十丸不等，当是大梧桐子。

《寿世保元》健步虎潜丸，如梧桐子大，每服百丸，空心盐汤、温酒任下。加味越鞠丸，如梧桐子大，每服五六十丸，食后白汤下。此言五六十丸或百丸者，当是小梧桐子。

若梧桐子不分大小，四十梧桐子准一鸡子黄者，不过如绿豆粒大小，乌头赤石脂丸、己椒苈黄丸，每服一丸，也太少了！十梧桐子准一鸡子黄者，每丸约 1 克，虎潜丸每服百丸，100 克相当于现代人一顿饭的量，吃药就吃饱了！这量也有点太大吧。

17. 再谈经方用量——继《经方用量考辨》后①

摘要：本文通过自己临床经历，认识到用经方不必盲目加大用量，经方按一两 3 克折算就有不错的疗效，没有必要超大量用药。近年来与诸师友交流，也颇多知音。其中提出了药与饭的概念，道法自然的观点，医生不能越俎代庖及医生本身就是一味药的说法，值得思考、值得重视。

关键词：经方用量 一两 3 克 药与饭 道法自然

文章的题目之所以叫再谈经方的用量，是因为我在拙著《经方杂谈》中有一篇专谈经方用量的文章，名为《经方用量考辨》。此书虽于 2009 年出版，但成稿于 2003 年之前，学问之道，贵与时俱进，虽不完全是"觉今是而昨非"，但经过近十年临床摸爬滚打、师友切磋，有些问题有必要进一步思考、反思。

我在《经方杂谈》将经方一两换算成多少克列举了三个剂量段，即大剂量一两 10 克，中剂量一两 6～8 克，小剂量一两 3 克。当时临床上多是用大、中剂量，很少用小剂量进行折算。

近来发觉很多时候，**按一两 3 克折算，使用经方，也有很好的疗效，没有必要盲目加大用量。**下面谈一下我的转变过程。

（1）缘起

引起我对用量再思考的一个案例：2000 年的秋天，我爱人的一亲戚拿了一张处方到我的诊所配药，患者是位肺气肿患者，主诉喘，处方是位不知名的医生开的，小青龙汤原方，只是药量比较保守，是按一两 3 克折算的，我平时小青龙汤用的也不少，麻黄、桂枝（我用肉桂）的用量起码 15 克，多是 20

---

① 此部分为新增内容。

克。我虽嫌其用量轻，但难得开的是纯经方，出于对这位医生的尊重，我没有擅自增加用量，照原文配药三剂，后电话随访，药到病除。

这个案例对我影响很大，我庆幸当时没有自作主张，擅自增加药量。若当时加了药量，一定认为好的疗效是大剂量的原因。正是因为没有太自以为是，有了一次观察小剂量（应该说是常规剂量）用经方的机会。

第二个让我重新思考经方用量的案例，是我用煎药机之后。因有了煎药机，一些常用的方剂，我便提前煎好，像中成药，患者来了直接服用，很方便，患者也乐意接受。用得最多的是三拗汤加海蛤壳。用量：麻黄 20 克，杏仁 15 克，甘草 10克，煅蛤粉 30 克，这是一剂的量，每包煎成 160 毫升，每日两包。这是成人量，小儿减半，即一包药分数次温服，对于外感初期的咳嗽，疗效很好。一般一次煎十剂，于理煎成 20 包正好。一次煎药时水放多了，煎了 24 包，用了之后，并不觉得疗效下降。后来特意煎了 30 包，同样有效。最后煎成 40包，疗效不减。也就是说，当药量减半时，疗效不变。通过这一案例，我认识到了一个问题，**当我们大剂量用药有效，也没有毒副反应出现时，并不足以说明我们的剂量是恰当的。**

（2）师友交流

这几年通过经方论坛，结识了不少同道，学习了很多知识。印象最深的有三位，且都是不主张超剂量用药的，分述于下：

第一位是史欣德老师，大家都不陌生，虽为巾帼，颇具大丈夫气概。精通方证，也重脉诊。去年特殊的因缘，使我有了一个近距离学习的机会。主要的观点是不主张大剂量用药，并讲了她用小剂量大青龙汤的经验，同时也从我国人口众多，资源匮乏的角度，建议尽可能节约中药资源。今准备写经方用量这方面的文章，想得到史老师的支持，希望她回忆一下早年的医案，附入文中，作为例证。史老师欣然应允，并很快发回案例，下面是史老师的回复：

"儿子，赵某，当时 7 岁左右，1997 年 7 月盛夏，高热（39℃至 40℃）一周，无汗，烦，不能安睡，不欲食，舌红赤，用小柴胡、清热解毒凉血类汤药无效。一周后出现心律不规则，但查心电图未发现异常，用西药抗生素 2 日也无效。一日晚上洗澡，曰水凉，才醒悟有恶寒症，即用大青龙（生麻黄 5 克，桂枝 5 克，生石膏 30 克，杏仁 10 克，炙甘草 5 克，生姜 3 片，红枣 3 枚）水煎，温服。服后即安睡，晨起体温退至 36.6℃。即愈，未再发热。

同事儿子，丁某，20 岁，大学生。经常高热，每次需输液一周体温方退。本次又发热（体温 39.5℃）二天，厚被，怕冷，舌红，即给予上方（量同）。下午、晚上服药，第二天一早体温退清，又服一剂未再发热。

以上是两个我比较印象深刻的例子，供参考。并指正。

另外小剂量的方还有小青龙汤，以前通常每味药用 3 克，都很有效，现在一般各用 6 克（细辛 3 克），也很有效。"

第二位是十世遗风（过阳）先生，我曾戏称他是中医界的东邪西毒。因其年龄比我小几天，称其为弟，其实是值得我学习的一位好老师。我曾经请他看过病，疗效不必说了。今年又因一糖尿病的患者，再次请教他，他用纯经方常规量，不到 20 天，患者的空腹血糖由 8.3 降到 6.4，具体情况略。他的用量基本上不超过一两 3 克的，论坛上有他主持的 QQ 群的病案讨论，真是精彩！大家可参考。去年他得知我的用量已和《经方杂谈》中的用量发生了很大变化，就建议我写一篇关于经方用量的文章发到网上，当时我以人微言轻拒绝了。经过一年的观察、思考，我觉得有必要对这一问题阐发一点个人的体会，算是应付一下十世老师布置的作业，当然是仅供大家参考。

第三位是拈花指月（张学），年轻有为，学验俱丰。2010年经方年会之后，我和经方中、何运强、苏方达曾去昆山跟着张学出门诊，那一天张学看了六、七十号，据说现在已限号80了。以小儿咳喘为主，也有不少内科、妇科杂病。以经方为主，加减有据，博采众长，无门户之见，用量多是常规量。我总结他的特点是重视三阴，慎用凉药。有一些高热的患者，他也是纯中药治疗，开三天的药，麻杏石甘汤，小柴胡加石膏汤之类，十几岁的患者，用石膏30克，往往石膏另包，嘱患者热退则去石膏，其慎用寒凉如此。

傍晚将要停诊时，有一中年妇女，特来送锦旗。据张学说，她是一位顽固腹胀的患者，在别处久治不愈，经张学用真武汤合鸡鸣散20天左右治愈。

（3）关于古今度量衡的考证

观近来主张用大量的医家，多拿度量衡的考证为依据，以汉代一两折算约15克为依据。**我想说的是度量衡不可不知，也不可拘泥**。因从考古的角度说汉之一两相当于多少克，只是一种考古观点，可以参考，但也不能不审时度势，简单换算。我现在更关心的是经方的一两临床换算成多少克，就能有效，这是两个概念。

诚然，从考据的角度讲，一两合15克有点多，合10克就比较符合诸如杏仁70枚、大枣12枚的实物用量。但仲景用药，多是中病即止，不仅大青龙汤、大承气汤如此，就连桂枝汤也是如此。不是用来打持久战的，不用说仲景所处的东汉时代，我对比20世纪90年代在基层农村的看病习惯和现在珠海就有很大的不同。在基层见到的仲景所述的典型证要比城市多，患者更在意主诉，不重视西医的各种检查。而在城市高血压、糖尿病多无自觉症状，是体检时发现的，疗程多以月计、以年计。难道说用经方一定要照搬原量吗？

(4) 药与饭的思考

关于药与饭的概念，据我所见是杨上善提出来的，他在《太素》中论及五谷五菜，就有这么一个观点：虽平常的谷菜，于平时用是饭，用到处方中（辩证无误，机体正需要时）是药。我很赞同他这一说法。反过来，**虽是药，若辩证不确，或盲目大剂量应用，药也就成了饭**。因为中药像水银、砒霜、巴豆、马钱子之类的剧毒药毕竟是少数，现在也不常用。平常药的安全范围是很大的，尤其是煮熟之后。所以，大剂量应用不是个个中毒，并不能说明这个量就是合理的治疗量。像有人服 100～200 克附子、生半夏煎剂，没有发生中毒，这是当饭吃的，不是当药用的，只能说明中药很安全，不像地高辛治疗量和中毒量很接近，并不能说明临床治病一定要达到这个量才能起效。杨上善前辈的药与饭，和我的药与饭讨论的是一个问题的两个方面，杨前辈说的是虽是平常的五谷，用到处方中是药，是必不可少的；我的观点是，虽是药，盲目大剂量应用，就如同是饭。希望得到大家的认同或重视。

(5) 道法自然

我曾不止一次说过，中医源于道家。道法自然是道家很重要的一个观点，在这里我们不管这四个字的原义，作为中医，我们从中得到的启示是治病无非是医药在帮助、辅助、顺应患者的自愈力。如果大家认同这一观点，大家想一想，我们有没有必要盲目加大药量？我记得在一次经方年会上，马方辉老师讲过天平思维和秤杆思维的问题，他认为现代医学侧重于天平思维，中医更多是秤杆思维。天平思维必然是对抗，秤杆思维更重视平衡。我不否认中医治疗，有时须"大刀阔斧斩将夺关"的勇气和胆识，但更多的是需要"随风潜入夜，润物细无声"的从容和智慧。习惯于超大剂量用药的同道，对于患者的自愈力而言，会不会有越俎代庖的嫌疑？是不是有违道法自然的原则？

（6）结语

我记得，中医大家程门雪用量有一个先大量后小量的变化。从另一角度讲，有一味药是没有减少只有增加的，那就是**医生本身这味药**。我们的薛师姐（薛蓓云）曾有一句名言："医师本身就是一味药"。纯粹的药物由大变小的同时，我们的年龄在增加，我们的阅历在增加，我们的知识在增加，我们的经验在增加，我们的世界观在优化。作为中医，我们应认识这味药，重视这味药，用好这味药！

18. 略谈《神农本草经》①

《汉书·艺文志》将方技分为四类，即医经、经方、房中、神仙。按照这一分法，现存的医学经典，《伤寒论》《金匮要略》显然属于经方类。《内经》《难经》属于医经类。《内经》只有首篇《上古天真论》中的真、至、圣、贤已涉神仙范畴，其余篇章均是医经的论述。《神农本草经》（简称《本经》下同）则可以说是兼赅四家。或许有人会问：《本经》中的久服轻身延年、不老神仙的说法自然属于神仙一派；治某某病症的论述占书中绝大部分，属于经方一派；石斛、肉苁蓉、五味子等强阴，淫羊藿主治阴痿，牡狗阴茎主治阴痿不起等，也可以看作是房中术的内容，独不见医经的内容，为什么说《本经》兼赅四家呢？

我是这样认为的，略去房中、神仙的内容不计，《本经》和《伤寒论》有一个共同的特点，就是因事而显理，因用而明体。以黄芪为例："味甘，微温。主治痈疽，久败疮排脓止

---

① 此部分为新增内容。

痛，大风癞疾，五痔，鼠瘘，补虚，小儿百病。"此处的微温、补虚就是黄芪应用的理，种种病症都可以从微温补虚中找到答案。清代王清任先生所创补阳还五汤，四两黄芪为主药，也没有离开微温补虚这一原理。不大谈医理，而是以事来显理，是古人的一种很高明的教育方法，不可因此而误认为《本经》没有医理。

自陶弘景先生之后，本草之书日增，药味更是一代胜过一代，这本无可厚非，但我们若仔细比对就不难发现，后世本草有些药物的功用性味与《本经》出入很大，甚至相互矛盾。我只谈两味药，一味是茯苓，现代中药学将其功用归纳为三点：利水渗湿、健脾补中、宁心安神。而《本经》茯苓，"味甘，平。主胸胁逆气。忧患，惊邪恐悸，心下结痛，寒热、烦满、咳逆，止口焦舌干，利小便。"只有"利水渗湿"这一主治与本经中的利小便相符，"健脾宁心补中安神"这些功效，在本经中找不到依据。本经首言主治"胸胁逆气"，次言"心下结痛，烦满咳逆"，明明是宽胸理气药，为何后世视为补药呢？可能是从四君子汤为补脾方剂推理而来的，四君子汤诚为补脾剂，方中人参、甘草甘补，白术虽味苦，但也是静而不动，只有方中茯苓利湿、宽胸、解郁，是方中的反佐之药，不然，只有静药，没有流动之药，怎能成方？四君子汤用茯苓，可算是深得本经三昧，因四君子汤中有茯苓，就简单地认为茯苓是补脾药，有违本经之旨。

另外一味是淫羊藿，现代中药学言其味甘辛温，补肾壮阳。而在《本经》中明言此药"味辛，寒。主阴痿"。古人称阴痿，我们现在称阳痿，这倒无所谓，但将淫羊藿的辛寒改为辛温，就有点说不过去了。从这种变化可以发现古人重体，近人重用。古人治阳痿重体，阴精不充；近人只见用，不见体，多从功用立论。所以，凡是与本经性味功用不合者，我概以

《本经》为准。

我的师爷张大昌先生，博闻强记，学有根砥。我早年跟其学习，见其寥寥数味，常起大症，不明白其用药的思路。现在才发现其用药悉尊《本经》。现举两例医案，第一案是张先生治破伤风的验方："防风、荆芥、丹皮、陈皮、甘草各10克，清水煎服，加天虫更好。"破伤风过去在基层很常见，我临床也用过两次，此方疗效可信，药味简单，不解其意，尤其是牡丹皮，现代中药学归纳为"清热凉血，活血化瘀，退虚热"，似与破伤风无涉。然读《本经》原文，见牡丹皮"味辛，寒。主治寒热，中风，瘈疭，痉，惊痫……"，猛然醒悟牡丹皮治破伤风，原来本经有明文，被现代中药学从病机的角度一归纳，此特种作用反而不明。

第二案，太老师的治验，妊娠痫证，引自《张大昌医论医案集》：

吾村张某之妻，25岁。怀孕七月，头痛眩晕，下肢浮肿，血压偏高（150/100毫米汞柱），未行施治。于七八年四月五日，忽而眩晕仆倒，昏不知人，四肢抽搐，牙关紧闭，口吐白沫，血压甚高（240/130毫米汞柱）。村医急予降压解痉硫酸镁注射而稍安，随送住某医院，确诊为"子痫"，经急救而行剖腹取出双婴。但仍昏厥不醒，已告病危。急请余诊，其证神识全无，周身肿甚，挺然卧尸，脉息全消，唯诊足太溪、跌阳豆豆有脉，此乃尸厥候。急投自拟回厥汤：石决明15克，蔓荆子10克，牛蒡子（炒捣）10克，山豆根10克，白薇6克，甘草6克，薄荷冰1克（冲），水煎胃管灌服。药下已半时许，荡然大汗淋漓，鼻息弗弗，口吻嘘嘘矣。翌日旦复诊，神识苏醒，能呼家人，恶露夜半亦下，血压仍高（180/100毫米汞柱），脉沉弦。更方降压汤：桂枝10克，丹皮10克，首乌15克，甘草6克，赤芍10克，茯苓15克，桃仁10克。次日血压正常，静居半月，安归无恙。为功仅三日，竟起一绝证。幸矣！

平常数味药，竟愈如此重证，足见太老师的厉害！但对此方何以能治此病，始终不解。读《本经》时，见白薇主治："暴中风，身热，肢满，忽忽不知人，狂惑邪气，寒热酸疼，温疟洗洗，发作有时。"暴中风，忽忽不知人，不就是晕厥吗！方才明白太老师为何用白薇。可见太老师的用药依据，多出《本经》。

我是近年在恩师沈公的指导下，四十有余才开始读《本经》，与孔子五十而学《易》相比，还不算太晚。我仍是用最初级、最简单、最直接的方法学习使用的。也就是《本经》原文说治什么病症，我就在临床中试用，结果发现疗效的确不错。录本人的几则医案，以作说明：

（1）附子治咳嗽。在基层感冒发热谁都会抗生素激素一起上，倒能控制体温，但多遗留咳嗽后遗症，打针、输液也不能短时间见效。这时中药便大有用武之地。我凡见脉浮紧者，以小青龙加附子有很好的疗效。为什么加附子，因《本经》首言主治风寒咳逆。

（2）石钟乳下乳汁。患者，女，23 岁。于 2010 年 8 月 19 日请我出诊。顺产后半月，奶少，查腹软，舌淡，苔白稍厚，脉左沉细，右寸稍弦紧。处方：党参 15 克，白术 15 克，炒甘草 10 克，云苓 10 克，旱半夏 6 克，陈皮 6 克，当归 15 克，川芎 6 克，生麦芽 10 克，石钟乳 15 克（打碎），煎药机煎，每包 150 毫升，共 9 包，每次一包，日三服。尽剂乳汁似泉涌，未再用药。10 月 9 日随访，不须另加奶粉，足够小孩吃饱。石钟乳《本经》言其下乳汁，徐大椿在其《神农本经百种录》中解释为其形似乳房，言之有理。但终不如临床亲试之后，益信《本经》言无虚发。

（3）露蜂房、血余炭的炒用。事情的经过是这样的，2010 年 5 月 4 日，邢台市某公司的一业务员，28 岁，未婚。3 年前因车祸伤及头部，经外科手术治愈，近几个月突发癫痫，发作时人事不醒，将自己的舌头咬破，至今未愈，以致言语不清。在医院做 CT、脑电图未见异常。大约一至两个月发作一次且有越发越勤之势。面色暗黑，舌暗淡，舌下脉络粗紫，前胸布满黄豆粒大小紫包，质硬，脉左寸浮滑，余处沉细。有熬夜，冷饮史。此症心里没底，据脉左寸浮而用葛根汤，舌下紫，胸前紫包，合桂枝茯苓丸，滑主痰，加半夏，南星、郁金、白矾，处方：葛根 40 克，肉桂 15 克，赤芍 30 克，炒甘草 10 克，麻黄 10 克，龙骨 30 克，煅牡蛎 30 克，云苓 15 克，丹皮 15 克，桃仁 15 克，当归 15 克，川芎 15 克，旱半夏 15 克，南星 15 克，郁金 15 克（生），白矾 1 克，生姜 15 克，大枣 30 克，机煎每包 180 毫升，每日三次，十剂。患者拿药走后，因心里没底，就翻阅《本经》，发现两味药与此病有关，一味是露蜂房主治惊痫、瘈疭，另一味是血余炭，治小儿痫，大人痓。复诊时在原方中加露蜂房 6 克，血余炭 3 克。服药一月有余，面色转白而有光泽，胸前紫包几乎消尽。10 月 11 日电话随访，癫痫至今未发。需说明的是，血余炭是自己煅制的，此药虽可买到，但已煅成炭，谁知道它是人发还是猪毛。再者，现在染发焗油很普遍，这些物质肯定是古代没有的，是否会影响疗效？因此，我是的有关系可信赖的理发店，专门高价收集没有染烫焗油的头发，自己煅制的。工欲善其事，必先利其器。血余炭若不灵验，也对不住我的烟熏火燎，一番折腾。

俗话说"平时不烧香，临时抱佛脚"批评的就是我这种学习《本经》的方法。我的幸运之处就是，每当危急时刻，走投无路之时，往往能想到佛脚，能抱住佛脚。我知道，这种个案对于统计学来说，没有任何意义，但对于中医爱好者，中医思想者，中医临床者来说，未必一点意义也没有，故不揣浅陋，如实录出，希望能得到大家的关注，以期共同进步，共同提高。

2011 年 6 月

19. 经方药辨

经方所用之药，多出《神农本草经》。因年代久远，近时有不能确指为何物者，有同名而异物者，有加工炮制方法不同者，今选出数味，分述如下：

（1）人参

人参，《神农本草经》称其"味甘，出上党及辽东"。从其药味及产地来看，分明是现在的党参。现在通称的人参，系辽人参，味兼辛苦，与《本经》所言味甘不合。张锡纯《医学衷中参西录》说："古所用人参，方书皆谓出于上党，即今之党参也……辽东亦有此参，与辽人参之种类迥别，其形状性味与党参无异，愚临证习用党参，辅佐得宜，自能挽回险证。"据此可知，张氏也认为古所用人参，与现在之人参同名而异物。

陆渊雷《伤寒论今释》于白虎加人参汤条下注释说："余之经验，凡常用诸方有人参者，如小柴胡泻心理中等，代以太子参甚效，用党参则不效或反致胀满。"在关于人参的替代品上，陆氏虽与张氏有异，但均认为古经方之人参不是现在的人参，这一点他们的观点是相同的。我十余年来，一直尊陆氏的经验，以太子参代人参，疗效确切。

吉益东洞的《药征》曾说："人参味苦者方可治心下痞硬。"按此说有些绝对。我曾用大半夏汤治疗过一例剧烈呕吐，兼心下痞硬如石的 80 岁的老妇，方中人参代以太子参，二剂呕止，心下痞硬也变软。详情见后面的《经方与临床》部分。

或许有人会问："既然仲景方中的人参应代以党参或太子

参，那么如何看待今日的辽人参呢？难道人参的作用还不如党参或太子参吗？"不是的。时代变迁，药品日增，后来居上，也是常有的事。从药味来认识，一味辽参甘辛苦皆备，正如经方之理中汤。理中汤中人参（太子参或党参）、甘草味甘，干姜味辛，术味苦，辛甘化苦，是太阴病的主方，其中术为化味，即便没有术这味药，参姜草三味二甘一辛，足以化生出苦味来。因此，完全可以将参姜（生姜或干姜）草看作是理中汤，那么，在《伤寒论》和《金匮要略》中理中汤可以说是遍布六经的，应用最为广泛，这也与后贤善用独参汤不谋而合了。仲景用参，多与姜草同用，因其所用之参是《本经》中味甘之参，所以要有姜草相佐，后世人参，已兼辛苦之味，所以独参汤可以成为救急的名方。

（2）桂枝

桂枝，望文生义，似为桂树之枝，其实不然。《神农本草经》牡桂条下，郭璞注云："一名肉桂，一名桂枝，一名桂心"。可知古时肉桂、桂枝、桂心，一物三名。不知何时，本草指肉桂为树皮，桂枝为树枝。仲景方桂枝每云去皮，实去肉桂外层之粗皮，故《外台》《千金》皆称桂心。若近时桂枝，则无皮可去。《伤寒论》有桂枝加桂汤，时贤有加桂枝或加肉桂之争，皆因不知"一物三名"之义。日本的经方实践家、疾医派的创始人吉益东洞也有一物三名之说，并讥讽说："李杲以气味厚薄，分桂枝肉桂，遂构上行下行之说，是臆测，不可从矣。"

李时珍《本草纲目》单称桂，并引苏恭说"大枝皮肉理粗，虚如木而肉少味薄，名曰木桂，亦名大桂，不及小嫩枝皮肉多，其味辛美，一名肉桂，亦名桂枝，一名桂心"。此说与郭璞同，并进一步指出桂枝是枝皮，而不是嫩枝尖。据《本草纲目》，将桂枝与肉桂分开来用，始于张元素、李东垣、王好古等人，我们用经方还是应遵古人的用法，不可轻信后人学说，尤其是与古人相左时。

关于桂枝去皮之义，陈修园之侄陈鸣岐说："古人用桂枝，唯取当年新生嫩枝，折视之内外如一，皮骨不分。若见皮骨可以辨者，去之不用，故曰去皮。"如此解"去皮"之义，自然不妥，但桂枝当取新生嫩枝，非常可取，此为后世桂枝。自《神农本草经》之后，药品日增，无须厚非，但不能因此简单地认为仲景方中的桂枝就是新生嫩枝。

或问："桂枝解表，人尚惧其热，怎能用大热壮阳入下焦之品，治外感发热？"答曰："佛经言：'善能分别诸法相，于第一意而不动'，这些观点，恐怕连第二意也算不上。肉桂为桂树之皮，以皮达皮，怎见得肉桂没有解表的作用？肉桂尝之，先甜后辣，辛甘发散为阳，经有明文，学用经方，若不能深入经藏，只据讲义，套用千载古方，实在是无源之水，无本之木。我十余年来，尊郭璞、东洞之说，仲景方凡桂枝者，皆用肉桂，从未见不良反应。"

我从网上见过一篇论述桂枝当是肉桂的文章，作者用渊博翔实的资料，论证了仲景方的桂枝当是桂皮，现附于此。

仲景医方的桂枝当是桂皮（肉桂）

真柳诚（北里研究所东洋医学综合研究所医史学研究部/东京）

（郭秀梅译　梁永宣整理）

第二届国际孙思邈与道教医学暨第三届国际中国医学史学术会议（2001 年 10 月 19～21 日，西安陇海大酒店）发表论文

1　绪言

1.1　对药物的疑问——日本和中国、韩国的分歧

流传至今的仲景医书一般认为有《伤寒论》（以下简称《伤寒》）、《金匮玉函经》（以下简称《玉函》）、《金匮要略》

（以下简称《金匮》）。书中所载桂枝，在日本使用的是《日本药局方》规定的桂皮，即 Cinnamomum cassia 和同属植物的树皮。《中国药典》把日本的桂皮和同一药物规定为肉桂，但现在中国的肉桂并不是仲景医书中所载的桂枝，而仲景医书的桂枝被《中国药典》称为 C.cassia 的嫩枝全体。可是，这种药物，在《日本药局方》中没有。韩国的规定和中国相同。

这样说来，仲景医方中的桂枝，日本用的是树皮即桂皮（肉桂），中国、韩国用的是嫩枝即桂枝，究竟哪一种正确呢？

1.2 对药名的疑问——仲景医书的记载不一致

仲景医书中桂类药物，除桂枝以外，还偶有其他不同的名称。例如：《伤寒·发汗吐下后病篇》五苓散中的桂心、《玉函》卷七的五苓散中的桂、《金匮·痉湿暍病篇》葛根汤和《痰饮咳嗽病篇》五苓散中桂的配伍，而其他的五苓散、葛根汤中都是桂枝。还有《金匮·疟病篇》白虎加桂枝汤中配桂，《伤寒》《玉函》《金匮》的桂枝加桂汤中配桂枝，可见其加味和配伍的药名是不一致的。另外，《伤寒》《玉函》的桂枝去桂加茯苓白术汤中所除去的显然是桂枝，也与方名中的"去桂"不同。

1.3 问题的所在和研究方法

仲景医书中的这些桂、桂心都是桂枝么？还是其他别的药材呢？如果是同一种桂枝的话，为什么又用桂、桂心等不同的名称呢？如果分别是不同药材的话，那么，桂枝、桂、桂心三者的区别在哪呢？就是说，问题的关键，在于仲景书中的桂枝究竟是何种药物，与桂、桂心到底有什么关系。若把这个问题弄清楚的话，则日本、中国、韩国对于桂枝的不同解释，或许能随之解决。

但是，仅仅依据现存的《伤寒》《玉函》《金匮》等书，想正确地考察这一具有名物变迁的历史问题，是比较难的。在此，本人想从考古学、植物学、文献学的不同角度出发，利用已取得的研究成果，综合地进行一下讨论。

2 汉代以前及汉代的桂类药——菌桂、桂、梫、木桂

2.1 非医书的菌桂、桂、梫、木桂

作为药物、调味料、香料，早在汉以前及汉代的书籍中就有记载。如《楚辞·离骚》中的"菌桂"和"桂酒"，《礼记·檀弓上》中载有"桂"，《尔雅》曰"梫，木桂"，《说文》曰"梫，桂也"等等。从《尔雅》和《说文》的记载来判断，梫、木桂、桂似乎是同物异名，可是，都没有关于形状的记载。关于形状的解说始于晋郭璞，郭氏《山海经》注曰："衡山有菌桂，桂员似竹"，《尔雅》注曰："今江东呼桂，厚皮者为桂"。"桂枝"一词虽然见于《吕氏春秋》《楚辞》《后汉书》等书，但都不是作为药物的名称。

2.2 出土的中国古代的桂皮和现存的中国中世的桂心

在公元前168年埋葬的马王堆1号汉墓出土的陪葬品中，有7种植物香药，被作为医疗的香料品。其中，有C.chekian-gense的树皮小片，调查报告将其称为桂皮。应该注意的是，其物已被除去了木栓层（粗皮）。因为这是王侯贵族的陪葬物，所以可以断定是上等品。在出土的桂类中，没有嫩枝。

日本奈良时代的756年，孝谦天皇把从唐进口的桂心等药物进献给东大寺，在现存的当时进献目录上载有桂心的名称，其实物至今仍保存在正仓院。调查实物的结果，是属于C.cassia 及C.obtusifolium类，大小不一的板状—半管状—管状的树皮，而且都去掉了木栓层。既然是天皇的进献物，肯定也是上等品。嫩枝全体的桂类，并不存在。而且，不论在当时的进献记录上，还是使用记录上都没有桂枝的名称。

据上所述，可知中国公元前，使用的桂类药的上等品是除去木栓层的树皮。到了中世，这种树皮被称为桂心。

2.3 出土医书中的桂、菌桂

马王堆3号墓出土的医书（公元前168年以前）中，记载着桂类药名。出现的频率如下：《五十二病方》桂9次、美桂1次、菌桂1次。《养生方》桂3次、菌桂3次。《杂疗方》桂4次。桂枝及其他桂类药名未见。还有，在武威出土的医简（公元100年左右）中，只有桂的记载，共出现12次。

从这个频率来看，可以推测，至汉代桂类药一般指桂或菌桂。桂与菌桂的不同点，尚不清楚。很有可能，桂枝当时还没有作为药名被使用。

2.4 《灵枢》（《太素》《甲乙经》）中的桂

《灵枢》夭寿刚柔篇和经脉篇分别记载着桂心、桂的药名。但是，《太素》《甲乙经》引此二文时均作桂。上述的汉以前及汉代非医书和出土医学文献中，都未见桂心的记载。可以认为，《灵枢·夭寿刚柔篇》的桂，在流传过程中，被后人改成了桂心。这种变化提示我们，也许后人把汉代的桂理解为桂心了。况且，《灵枢》《太素》《甲乙经》及《素问》中根本就没有桂枝这一药名。

2.5 小结

（1）直至汉代，作为药名，一般称桂，或菌桂。另外，作为桂的别名，也有称梫和木桂的。

（2）当时优质的桂类药，是除去了木栓层的树皮，即是后来的桂心。汉代的桂有可能被后世理解为桂心了，因此，所说的桂，大概也有被去掉木栓层的桂树皮。进而，马王堆出土的桂类树皮，当时的名称也许就叫作桂。

（3）桂类嫩枝的实物未见，据诸资料表明，桂枝当时还没有作为药名被使用。

（4）就至汉代的史料、出土品考证，其名和物的关系尚不明了，桂和菌桂的区别也不清楚。关于药物及其区别，应该进一步研究近于汉至唐代的本草书。

3　汉至唐代本草书的记载——牡桂、桂、桂枝、菌桂

据陶弘景《本草经集注》（500 年顷、以下简称《集注》），朱字经文的《神农本草经》（1～2 世纪顷，以下简称《本经》）记有牡桂、菌桂，3～4 世纪顷的墨字经文（以下暂称《别录》）始载桂于本草正品中。《本经》虽没有形状的记载，但以后唐代的本草书，做了比较详细的考察。在此，想研究一下各有关记载，在尽可能范围内考察唐以前的桂类药和其基原植物。

3.1　桂和牡桂

受《别录》的影响，桂被收载本草正品中，而桂最早载于 3 世纪初的《吴普本草》中。可是，《吴普本草》《别录》都没有记载形状。陶弘景在桂条注曰："以半卷多脂者，单名桂，入药最多。"形状若是半卷的话，理应是树皮。可是，要从中国、韩国细嫩的桂枝上，剥取"半卷多脂"的树皮，是不太现实的，当时的桂一定是比嫩枝粗的枝或细干的皮。从"入药最多"的记载，桂在陶弘景时代，即 6 世纪前后，已经作为一般的桂类药使用了。

牡桂最早见于《本经》，与《别录》一样也没有记述植物及形状。陶弘景首次注牡桂曰"状似桂而扁广"，显然说的是树皮。另，唐政府奉敕编纂的《新修本草》（659 年，以下简称《新修》）及宋代《嘉祐本草》（1061）通过《蜀本草》（938～964）转引的《新修图经》（659），从实际产地，搜集各种有关资料，不仅内容详细，又有很强的可靠性。

《新修》《新修图经》关于牡桂条、桂条的注解大致归纳如下：

a. 梫、木桂、牡桂、桂是同一植物的皮，只不过有质量等方面的差别。

b. 其幼枝的皮肉多、半卷状，味辛美者，称其为肉桂或桂枝。把剥去上皮（木栓层）的叫作桂心，是桂类的上品。

c. 其老枝的皮虽不及幼枝的皮好，但肉厚的叫木桂、牡桂。

d. 牡桂和菌桂是不同的植物，其区别只是叶的长度不一样。牡桂的叶长一尺左右，是菌桂叶的2～3倍。

据上述首先想确定一下牡桂（桂）这一植物。唐代的一尺，用大制换算约30厘米，用小制换算约25厘米。另一方面，中国自产药用樟科植物里，叶最长的是C.obtusifolium，约10～20厘米，其次是C.cassia，约8～17厘米。这两种以外，都是短叶种，牡桂植物属此两种之类。现在市场上见到的多是C.cassia的树皮，这种树皮，在中国一般叫肉桂，在日本叫广南桂皮，相当于《中国药典》的肉桂和《日本药局方》的桂皮。另外，C.obtusifolium的树皮，中国叫山肉桂，日本叫越南桂皮，是肉桂和桂皮的上等品，中国市场上很少见。从而可以推测，唐政府规定的所谓牡桂（桂），大概就是现在的肉桂或桂皮。唐政府把半卷状的幼枝、多肉的树皮，叫肉桂或桂枝（现在的商品名叫桂通），除去木栓层的叫桂心。把老枝肉厚的树皮规定为木桂和牡桂（现在的商品名叫企边桂、板桂），其质量不如幼枝树皮的肉桂（桂枝）。总之，唐代的桂枝，就是现在的肉桂，现在的桂枝是将整个嫩枝作为药材使用，这并不符合唐政府的规定。

但是，唐政府既然清楚牡桂和桂是同一品物，又为什么分条记载？原因在于《别录》中牡桂、菌桂两条，以外又新设桂的条文，因此，陶弘景《集注》虽把牡桂释为"状似桂而扁平"，这是沿用了《别录》的分类，没有将桂和牡桂统一起来。《新修》桂条的注："剩出单桂条，陶为深误也"，也断定了桂和牡桂是同一种物品，只是分类仍依照《别录》《集注》。

而且，直至宋代的《证类本草》也承袭了这种分类，因此造成了后世的混乱。

3.2 菌桂

菌桂，在本草学中始载于《本经》，但并没有形状的记述。《别录》"无骨正圆如竹"的描述，类似于《山海经》郭璞注。顺带提及一下，仁和寺本《新修》所记不是菌桂，而是箘桂。箘有竹的意思，又和菌相通，故所谓菌桂（箘桂）的桂类药，大概是由于形类竹筒状因而得名。其实，陶弘景也认为菌桂和桂是两种完全不同的桂类药，他在《集注》菌桂条注曰："正圆如竹者，惟嫩枝破卷成圆，犹依桂用，非真菌桂也"，"三重者良，则明非今桂矣，必当别是一物。"《新修》菌桂条注曰："大枝小枝皮俱菌，然大枝皮不能重卷，味极淡薄，不入药用。"《新修图经》注曰牡桂叶："长于菌桂叶一二倍。"由此可见，至7世纪，菌桂与桂（牡桂）是两种不同的植物，其小枝的树皮重卷，大枝的树皮不重卷，味淡薄，不做药用。

现在中国自产的桂类药用种类，只有 C.burmanni，其叶长6～10厘米，仅是 C.cassia 和 C.obtusifolium 的 1/2～1/3。中国称其为阴香皮或广东桂皮，大枝和干的皮香味欠佳，小枝的皮有香味。很有可能，7世纪以前的菌桂，就是 C.burmanni 的小枝。现在，饮用红茶等时，在世界上使用的英文名为"cinnamon stick"，是用马来西亚等国产的 C.burmanni 和斯里兰卡等国产的 C.zeylanicum 制成品，把直径数厘米的嫩枝皮剥下，去掉木栓层，干燥之后，变成如同香烟粗细的卷状。其形状的确像竹筒状，和唐代以前文献记载的菌桂完全一样。这种Cinnamon stick 味甘稍辛可食用，这一点，与肉桂等辛甘味烈的药用 C.cassia 不同。也许菌桂也和 Cinnamon stick 一样可以食用。

看一下本草经文，桂条的《别录》和牡桂条的《本经》

《别录》都分别列举了治疗的适应证。但菌桂《本经》仅作为一般营养药记载："主百病，养精神，和颜色，为诸药先聘通使，久服轻身不老，面生光华，媚好常如童子。"《别录》中关于菌桂没有任何记载。就是说，菌桂不是用来治疗的，而是作为增进健康的食品或香料被使用。与此相同的例子在本草中也可见，如：《本经》中的上品秦椒可食用，而下品中的蜀椒可做药用。马王堆以后的医书中，未见与菌桂配伍的处方，大概就是这个原因。

3.3 小结（表1）

表1 现市场品与《新修》规定的桂类药

		C.cassia（一部 C.obtusifolium）：8~22厘米		C.burmanni；6~10厘米
植物	学名:叶长度			
	新修名:叶长度	牡桂（木桂、桂、梫）：约25厘米		菌（箇）桂：8~13厘米
现市场药物	用部	嫩枝全体	树皮	树皮
	名称:局方名	—	桂皮	桂皮
	药典名	桂枝	肉桂	—
	产地名		广南、东兴、（越南）桂皮	爪哇桂皮
	形状名	桂尖叫桂枝尖	桂通、官桂 ／ 企边桂、板桂	Cinnamonstick
	枝干直径	0.3~1厘米的枝	约3厘米的枝干 ／ 约3~10厘米的干	约1~2厘米的枝
新修药物	用部		嫩枝的树皮 ／ 大枝的树皮	小枝的树皮
	名称		肉桂、桂枝 ／ 肉厚的叫木桂	菌（箇）桂
	形状等		多肉、半管状 ／ 少肉、薄味	重卷、竹筒状
	木栓层除去品		桂心 ／ （桂心?）	（桂心?）

（1）唐政府把从汉代到唐代7世纪末的桂和牡桂、梫、木桂都规定为 C.cassia 或 C.obtusifolium 的树皮，即相当于《中国药典》的肉桂及《日本药局方》的桂皮。

（2）其嫩枝的树皮肉多，干燥之后，成半卷状，唐代称其为肉桂、桂枝，相当于现在的桂通等物。削去木栓层的上等品叫桂心。老枝的树皮，质量不良，肉厚的叫木桂、牡桂，相当于现在的企边桂和板桂。

（3）唐政府把7世纪以前的菌桂认定为 C.burmanni 的小枝的树皮，这是重卷的竹筒状制品，大概类似现在的 Cinnamon stick。大枝的树皮不能重卷，气味欠佳，故不能利用。

（4）菌桂是增进健康的食品，与药用桂（牡桂）在使用范围上有明显的区别。

（5）最初作为药物在《新修》中记载的桂枝，就是现在的肉桂（桂皮）。而把嫩枝的全体作为药物的桂枝，在本草书中未见记载。

4　西晋至六朝仲景医方的桂类——桂、桂肉、桂心

流传至今的所谓宋改仲景医书，即是经过北宋校正医书局林亿等人校订出版的书类。分别于1065年、1066年，出版了《伤寒》和《玉函》《金匮》。但是，这些书是否保持着3世纪初仲景医书的原貌，已很难确认。另一方面，在3世纪以后保留着古来原貌的医书中，也可发现载有仲景医方，如果认真研究一下这些医书，或许可以推知各个时代的桂类药。

4.1　《张仲景方》

984年丹波康赖的《医心方》多处引用了隋唐以前的医书，而直接传至现在，因此它的引文比较完整地保留了隋唐以前原样。

《医心方》所引的《仲景方》中，有与桂配伍的桑根白皮汤，还有配伍桂心的半夏汤。这个《仲景方》很可能是898年《日本国见在书目录》中所著录的"仲景方九卷"，也可认为属于《隋书·经籍志》著录的"仲景方15卷"，及《高湛养生论》的逸文（《太平御览》卷722所引）中所说的"王叔和编次张仲景方论、编为三十六卷"的系统。王叔和编集仲景医书，是在282年以前，因此，这个桑根白皮汤和半夏汤二方，也可能传自于3世纪后叶。值得注意的是，二方中配伍的不是桂枝，而是桂和桂心。

4.2 《肘后百一方》

《肘后救卒方》，310 年前后葛洪编撰，500 年陶弘景增补《肘后救卒方》为《肘后百一方》，此书未经北宋校订，后经金代杨用道增补附方于后，即仅杨用道本系统流传至今。其中所载内容，与《医心方》中所引《葛氏方》等大致相同，因此，可以认为，此书比较完整地保留了葛洪、陶弘景的原样。

本书中有张仲景八味肾气丸，还有无名方，但从无名方的药物组成来看，与麻黄汤、小建中汤相同，这些方剂都是与桂配伍。陶弘景时，虽然将葛洪编写的部分和自己增补的部分，用朱墨两色区分开，但现存的版本，二者已无法区别。所以，这里的麻黄汤、小建中汤及八味丸，究竟是葛洪的，还是陶弘景的，已经不得而知。

另外，《肘后百一方》中，能确定出自葛洪的部分计有，如："凡治伤寒方甚多，其有诸麻黄、葛根、桂枝、柴胡、青龙、白虎、四顺、四逆二十余方，并是至要者。"这里所说的桂枝，据前后文来分析，指的是桂枝汤。笔者统计了《肘后百一方》的处方，其中包括仲景三方，桂类药的使用次数：桂 58 次，桂心 20 次，肉桂 4 次，牡桂和桂肉各 1 次。就是说，作为药名的桂枝未见。即使是仲景的处方，使用的也是桂，只不过方名为桂枝（汤）而已。这样看来，葛洪和陶弘景的时代，桂枝这一特殊的词汇被使用于方名，通常不做药名使用。葛洪的《肘后卒急方》编撰于 310 年左右，那时就已经有了桂枝汤的方名，而既不是桂汤，也不是桂心汤，更不是肉桂汤，因此，似乎是在葛洪以前有人创制了桂枝汤这个方名。是王叔和，还是张仲景，或者是伊尹，目前，笔者关于这方面的资料还没有发现。

4.3 《小品方》

《小品方》是于陶弘景之前（454～473）陈延之所著，近年来我们发现了藏于前田家·尊经阁文库的古卷子本《小品方》卷1，几乎未经任何人修改过，书中不避唐太宗李世民（649年没）的讳，因此可以推测，这是649年以前的写本传入了日本。《小品方序文》中列举了18种参照文献，其中值得注意的是"张仲景弁伤寒并方九卷"和"张仲景杂方八卷"。

表2　钞本《小品方》卷1所载方

	配伍药名			计
	桂肉	桂心	非配伍	
金匮方	2	0	3	5
其　他	14	1	7	22
计	16	1	10	27

　　该本卷1的后半，共载27处方，其中16方中配肉桂，1方中配桂心。此27方与《伤寒》方并没什么关系，但与《金匮》方名类似，且同一药物组成的方共有五首。其中厚朴汤和桂支加乌头汤中配有桂肉（表2），分别相当于《金匮》的厚朴七物汤、乌头桂枝汤。桂肉的名称在唐以前的本草书中没有，但是在《肘后百一方》中出现过一次，可知3～5世纪有的医方家使用了这一药名。因为是桂的肉，也许是桂心、肉桂的别称？当然其实都是树皮。再有，桂支加乌头汤，这个"桂支"，至今还未研究，极有可能和桂枝同义。

　　马王堆医书中，长枝作"长支"，《素问》《灵枢》中，四肢作"四支"，如同此例。本卷1的27方中，芍药作"夕药"，茯苓作"伏苓"，与此相当的例子，在《医心方》中也很多。还有一个可能性，就是"皮"和"支"的字形近似，因此"桂皮"讹为"桂支"了。例如，《千金翼方》卷19有大桂皮汤。也有将豉、鼓二字混同使用的例子。可是，到汉代的文献中，还没有桂皮的用例。另外，从音韵学来说，隋唐音，枝、皮二字属支韵，而隋唐以前古音，支、枝在第二部，皮在第六部。所以还是把桂支汤释为桂枝较妥。

　　*2001.4.5 补（明·无名氏本《灵枢》14-6b-3，皮字误记为支字）

　　总之，确实有桂枝汤这一方名，而且，在现存古写本《小品方》卷 1，这样较早的古文献中记载着桂枝汤及药物组成，可方中并不是桂枝而是桂肉。若注意一下主治条文的记述形式的话，还可以发现，与桂心配伍的方剂，条文多用"治……"，而与桂肉配伍的方剂都用"主……"。陈延之记述形式的不统一，证明了他是完全遵循参照文献的原始状态。这样说来，极有可能，陈延之所参照的"张仲景弁伤寒并方九卷"和"张仲景杂方八卷"等，也没有桂枝这一药名。

　　*2001.4.5 补（北齐武平 6 年以前的《龙门药方》记有桂心 1 次，桂 3 次左右）

　　4.4　小结

　　（1）在比较完整地保存着原始数据的 3 世纪后叶～500 年的医书中，仲景医方有七首。其中 4 首用桂，2 首用桂肉，一首用桂心。这一点证明了，随着时代的变迁，桂类药的名称也不断发生变化。

　　（2）成书于 500 年的《肘后百一方》中，桂的配伍最多，其次是桂心、肉桂、牡桂、桂肉。即使汉代出土的医书中，桂也是最常见的，这说明汉代的习俗直至影响到六朝。

　　（3）桂枝汤的方名，至少在 310 年以前就存在了。可是，包括桂枝汤在内，作为药名的桂枝根本没有记载。

　　（4）据以上考察，汉代仲景医方的桂枝汤中大概也没有桂枝。很可能配伍的是树皮，只是称其名为桂而已。

　　5　唐代仲景医方的桂类——桂心、桂枝

　　5.1　唐本《千金方》的仲景医方

　　现在，广为通行的《千金方》（650～658 年左右），是江户时代幕府医学馆覆刻的南宋版的影印本，还有近年南宋版的直接影印本。这个南宋本，是经过北宋校正医书局林亿等人校正的所谓宋改本，于1066年刊行的北宋版系统。因此，我们称现行版本为宋改本《千金方》。另有未经宋改的南宋版近年在日本影印出版，称为未宋改《千金方》。再有，现存唐代传入日本的《千金方》卷1，称其为《真本千金方》。《医心方》中也引用了《真本千金方》和同系统，笔者暂称其引文为唐本《千金方》。

　　以上所述，从《真本千金方》和唐本《千金方》可以追溯唐时代原始面目。但是，《真本千金方》现仅存卷1，没有同仲景医方相对应的处方，因此，详细地调查了《医心方》中所引的唐本《千金本》全文，其结果，所有与桂类药配伍的处方都是桂心，其他名称一个也没有。其中，与《金匮》相对应的有4首，也都是配伍桂心，当然，现存的《金匮》中这4首方都是配桂枝。

　　a.《医心方》卷6治胸痛方第1：胸痹之病……不知杀人方（《金匮·胸痹心痛短气篇》枳实薤白桂枝汤）

　　b.《医心方》卷9治肺病方第13：大建中汤（《金匮·血痹虚劳病篇》：小建中汤）

　　c.《医心方》卷9治淡（痰）饮方第7：青龙汤、木防己汤（《金匮·痰饮咳嗽篇》：大青龙汤、木防己汤）

　　《医心方》所引医书200余种，其中载有大量配伍桂类药的方剂，其名称，除少数称为桂及桂肉外，绝大多数都称为桂心。称桂者，公元300年前后的《张仲景方》和《葛氏方》；称桂肉者，5世纪的《小品方》和6世纪的《如意方》中一部分处方。《医心方》卷1引《医门方》（此书可能成于唐代）的桂枝加附子汤、桂枝麻黄汤（麻黄汤）中，实际是桂心，而不是桂枝。

综上所述，可以证明以下四点：第一，编撰《医心方》时，桂类药名还没有统一成桂心。第二，在医方书中，作为药名，最早称桂，六朝时有称桂肉的，六朝—隋唐桂心成了普遍的称呼。第三，唐以前的医方书记载的桂类药，都是树皮制品，嫩枝全部入药是不可能的。第四，如果唐以前医方书中有使用桂枝的处方，那是极其异常的例子。

从第一、第二点来看，唐本《千金方》的桂心并不是《医心方》作者丹波康赖所作。编撰《千金方》时，或传入日本之前被统一成桂心了。从第二、第三点来看，现在中国、韩国以嫩枝全体入药，是与唐代及以前的传统相忤逆的。从第四点来看，把现存的《伤寒》《玉函》《金匮》作为唐以前的医书，是极其荒唐的。

可是，《伤寒》《玉函》《金匮》的条文和处方本身没有大的异同，仅就《医心方》来说，引用的唐以前医方书中同类条文和对应处方数也是相当可观的。在敦煌莫高窟也发现了《伤寒》《玉函》的别种传本断简，及假托仲景名的《张仲景五藏论》。9世纪以前"张仲景方九卷"传入日本，然而，仅据宋改本《千金方》卷9末的衍文"江南诸师，秘仲景要方不传"一语，就断定仲景医书是被隐匿了几百年的秘笈，这是未得仲景医书传承真谛之过。令人费解的是《伤寒》《玉函》《金匮》三书中大部分是桂枝这一药名，而且，把桂枝解释为嫩枝全体。

5.2 宋改本、未宋改本《千金方》中仲景医方

在研究唐本《千金方》的基础上，还想更进一步研究一下宋改本和未宋改本。宋改本，未宋改本又可能没有像唐本那样，保留着原来的样子，但却较多地记载了仲景医方。

唐本的c方（青龙汤、木防己汤），在宋改本《千金方》卷18痰饮第6有此文。以宋改本来说，木防己汤主治条文的

文字有所增加，与《金匮》的内容大体相同，但配伍的是桂心。青龙汤，宋改本作小青龙汤，药物组成在卷18咳嗽第5的小青龙汤一起记述，也是配伍桂心。唐本的 b 方（大建中汤），在宋改本卷17肺虚实第2有此文，主治条文无大差别，仍然是桂心，可是，方名变成了小建中汤与《金匮》同。

而唐本的 a 方"胸痹之病……不知杀人方"，类似这种不同的变化，在宋改本中可见。此条文载于宋改本卷13胸痹第7，和《金匮》同方名的"枳实薤白桂枝汤"条，条文有所增加。可是与方名相对应，药物组成也称为桂枝了。另一方面，未宋改本在卷13胸痹7中，也有相当于 a 方的条文。其记述和宋改本不一致，反而配桂心，且与唐本的字句、药量、量词都同。由此可见，唐代的《千金方》尽管一律记为桂心，但从 a 方的变化可以推断，在宋改阶段，乃至宋改时所用的底本时期，被改为桂枝了，并仿于《金匮》附加了枳实薤白桂枝汤方名和主治条文。

据宋改本卷9、10伤寒门的处方组成，与《伤寒》《金匮》相对应的有50余方。与桂类配伍的，在伤寒门有29方，其中25方是桂心，4方是桂枝。两者同用桂心的方子：五苓散、麻黄汤、大青龙汤、小青龙汤、茯苓（苓桂术甘）汤、黄芪芍药桂苦酒汤、鳖甲煎丸、白虎加桂汤。用桂枝的方子：桂枝汤、桂枝二麻黄一汤、桂枝加黄芪汤，很显然方名和药名是有关联的，即方名有"桂枝"二字的，配伍中必用桂枝；配伍中用桂心的，方名不加"桂枝"二字。即使有，也只不过像"黄芪芍药桂苦酒汤"、"白虎加桂汤"，仅加一"桂"字而已。

又如前述，《小品方》的"桂支加乌头汤"中的桂肉，《医门方》的"桂枝加附子汤"、"桂枝麻黄汤"中的桂心，这种方名与药名相矛盾的情况在唐以前就已经出现了。而宋改本《千金方》则解决了方名与药名矛盾的这一问题，凡方名有"桂枝"的，方中必配桂枝。a 方在唐本和未宋改本中是桂心，但在宋改本中则成了桂枝。从唐至宋的传写过程中，出现了这些不同点，大概不会是一种无意识的自然现象吧。唐本和宋改本的差别，可以证明，宋改本为了回避矛盾而有意进行了修改。再简单说一下术类名称，在宋改本《千金方》的新校方例中，"如白术一物，古书惟只言术，近代医家咸以术为苍术，今加以白字，庶乎临用无惑矣"。林亿等人这段话，同时表明了《伤寒》《玉函》《金匮》中的白术也是被统一了的。当然，关于桂枝，是否由宋统一修改过，虽值得怀疑，但证据尚不充分。

另外，这个改变，不仅解决了名称的矛盾，或许进而可以弄清楚桂心和桂枝的区别及关系。桂枝作为药物，始见于《新修》，解释为：嫩枝的肉厚的树皮叫桂枝，其除去木栓层的叫桂心。桂枝和桂心没有本质的区别。对于《新修》这一记载，宋改责任者肯定清楚地知道，但为什么，《千金方》卷1 的"七情表"，本来引用的是《集注》的内容，这一点，通过《真本千金方》和敦煌本《集注》可以明白。而宋改《千金方》却根据《新修》的"七情表"，对这一内容进行了大量的修改。可想而知，他们对《新修》的内容，是了如指掌的。而且，尽管同是仲景的发表剂，而宋改本《千金方》仅是桂枝汤中用桂枝。麻黄汤、大青龙汤等，则保留着唐本的桂心。综上所述，宋改本期间，可能还没有考虑到桂心和桂枝两种药物的本质区别。要确定这一点，还有待进一步考证。

5.3 唐政府本《伤寒论》的桂类

唐政府 719 年开元 7 年令，规定了医学生必学之医方书，有《小品方》和《集验方》。其后，760 年医官录用的考试题，10 个问题中，有 2 个出自《张仲景伤寒论》。林亿等在宋改《千金方》的校后序中说："臣尝读唐令，见其制，为医者，皆习张仲景《伤寒》，陈延之《小品》"。可见，开元 7

年令，继之737年开元25年令，《张仲景伤寒论》确实被指定为医生必学之书。当然，这个唐政府本已亡佚了。

其次，王焘的《外台秘要方》（以下简称《外台方》）中，有很多18卷本《仲景伤寒论》的引文，内容大多与《伤寒》《金匮》相对应。王焘是唐朝的官僚，752年所写《外台方》自序曰："余幼多疾，长好医术"，"久知弘文馆图籍方书等"。弘文馆是唐政府的图书馆，故737年指定的《张仲景伤寒论》必然藏于此。这样说来，完成于753年的《外台方》所引用的《仲景伤寒论》18卷，一定是唐政府本，因此，能比较真实地反映唐代的桂类药名。

可是，《外台方》的传本仅存宋改系版本，以《千金方》为例推之，即使是宋版，也不能轻易相信完全保存着唐代的面貌。《医心方》引唐代《外台方》仅7条，可是，没有配伍桂类的药方。在此采用虽经宋改，但是相当谨慎的南宋版《外台方》，研究一下唐政府本的桂类药名。先说现在中国通行的明版《外台方》影印本，此本明刊时脱文、修改很多，甚至连宋改时的旧态也面貌皆非，若据此版，容易造成误考，故绝对不足为据。

表3 《外台方》卷1、2 桂类方

	配药名			计
	桂心	桂枝	肉桂	
仲景《伤寒论》	8	1	0	9
其 他	19	1	1	21
计	27	2	1	30

首先，对宋版《外台方》卷1、2伤寒门做探索性调查，其结果（表3），桂类药配伍方30首，其中9方引自《仲景伤寒论》，21首引自他书。《仲景伤寒论》的9首，除卷1的桂枝汤中用桂枝外，其他8首，如卷1的桂枝附子汤，卷2的桂

枝汤、麻黄汤、葛根汤等都用桂心。引自他书的21首，《小品方》的射干汤中是肉桂，《古今录验方》的橘皮汤中用桂枝，除此之外的19首，包括《范汪方》的桂枝二麻黄一汤、《古今录验方》的大青龙汤，都是桂心。

如上述，伤寒门的桂类方，90%用桂心，这一点，若以《千金方》的研究结果作为佐证的话，恰恰说明了此书仍保留着唐代医方书的样子。另外，方名有"桂枝"的4方，其中3方配桂心，并没有像宋改本《千金方》那样，有意识地统一方名和药名。另一方面，宋版《外台方》主治条文的形式多用"疗……方"，有时方后记有"右……味捣"等字。把这种书写形式与《医心方》相对比，《医心方》多是"治……方"、"凡……物冶"。二者比较之后，证明了王焘编撰《外台方》时，为避唐高宗李治讳，改"治"为疗，改"冶"为捣。像这么明显的避讳，担任宋改的儒臣，不会不知道的，再说，宋代也没有必要沿袭唐代的避讳习惯。尽管宋改时修改原来文字的可能性很强，但王焘的旧文未被擅改。故可以认为，《外台方》并没有像《千金方》那样做过较大的修改。接着，想研究一下《外台方》所引《仲景伤寒论》的内容。

《外台方》全40卷中，能判明为《仲景伤寒论》的条文、处方的引文，分以下三类（表4）。

表4 《外台》仲景医方的桂类

	配药名		计
	桂心	桂枝	
第1类方	18	1	19
第2类方	2	0	2
第3类方	18	0	18
计	38	1	39

第1类是王焘在引文开始明记"仲景伤寒论"字样，次

条记有"又"字。此类引文中，配伍桂类药方 19 首，配桂枝的只是前述《外台方》卷 1 的桂枝汤，其他 18 方都是桂心，其中包括方名中有"桂枝"二字的方，如卷 4 的桂枝汤加黄芪，及卷 7 的抵当乌头桂枝汤、柴胡桂枝汤；卷 4 的黄芪芍药桂心酒汤、桂心生姜枳实汤。可见这类方中，既有方名与药名相矛盾的，又有相统一的。

第 2 类是在其他方书的引文末，王焘记有"伤寒论……同"、"张仲景论……同"等注文。这类条文中配伍桂类药的方，有卷 1 的桃仁承气汤和卷 3 的五苓散，都是与桂心配伍。

第 3 类是在文末用双行小字记有宋改注"此本仲景伤寒论方"等，与桂类药配伍的方剂，从卷 1 至 23 共 18 首，都是配桂心。其中有像《范汪方》的桂枝二麻黄一汤、卷 23《集验方》的桂枝加附子汤，仅方名为桂枝而已。

因为第 1 类和第 2 类有王焘的注，所以一定是唐政府本的佚文。21 方中桂枝只一方，桂心 20 方，方名有"桂枝"、"桂心"的不同。对《外台方》伤寒门进行调查，也有与以上三类同样的现象。故可以归纳为以下三点：第一，没有统一方名和药名的迹象；第二，药名绝大多数是桂心；第三，所引《仲景伤寒论》即唐政府本《伤寒论》的佚文。第一、第二类引文遗留着这种特征。

通过第一点可以推测，关于桂类药名，至少在王焘及宋改时期，没有太大的变化。再从《医心方》所引方分析，自六朝至隋唐，通常用桂心这一药名。第二点证明了，《外台方》虽经宋改，但并不是很大的修改。第三点可以看出，唐政府本《伤寒论》的桂类药名，即使在宋改本《外台方》中也基本上没有什么变化。

唐政府本《伤寒论》桂枝汤中用桂枝，仅此一例，可是，王焘又引用了唐政府本配伍桂心的桂枝汤。研究汉唐医方书的结果，假如桂枝的实体就是桂心，难以确认自古桂枝也作为药名使用。《外台方》成书至宋改，大约经 300 余年，在传写过程中，桂枝汤的方名偶然被误写，渐渐流传于后，而习非为是。

5.4　小结

（1）医方书中桂这一药名最古，六朝时，虽始见桂肉，六朝—隋唐桂心被普遍使用。这种现象与仲景医方相同。

（2）唐和唐以前的医方书，几乎没有配伍桂枝的方剂。如果有的话，那是后世误写的结果，或极有可能是宋时修改的。唐代的仲景医方也同样，故《伤寒》《玉函》《金匮》中的桂枝，的确令人生疑。

（3）唐以前的医方书和唐代的仲景医方中记载的桂类药，都是树皮制品，嫩枝全体入药的可能性几乎没有。

（4）唐代的仲景医方的桂枝汤类，宋改本《千金方》为使方名和药名统一，而改药名为桂枝，或许他们认为桂枝也是树皮制品。

6　宋代初期的桂类——从桂心到桂枝

6.1　淳化本《伤寒论》的存在和特点

北宋初期的淳化三年（992），王怀隐等奉敕编撰了《太平圣惠方》100 卷。其卷 8～14 是和伤寒有关联的杂病部分，仲景医书佚文遗迹多数可见。特别是卷 8，是一种较古的传本，江户后期已有人注意到了这一版本，并利用它进行研究。近年来，根据《圣惠方》完成的年代，这个《伤寒论》被称为淳化本《伤寒论》。正因为这个淳化本出现于唐与宋改之间，所以，对桂类药的考察也很有意义。只是《圣惠方》大部分内容不记出处，卷 8 条文也没有出处。因此，首先研究一下淳化本的由来及特点。

现宋改《伤寒论》序文曰："开宝中（968～975），节度使高继冲（943～973）曾编录进上，其文理舛错，未尝考正，代虽藏之书府，亦阙于雠校"，又曰"先校定张仲景伤寒论十卷"，即现存之《伤寒》。《伤寒》的宋改是在 1065 年，在此稍前的 1047 年宋政府图书馆藏目录《崇文总目》完成了，据《崇文总目》佚文所载与此关联的书有：金匮玉函要略三卷，张仲景撰；张果先生伤寒论一卷；伤寒论十卷张仲景撰、王叔和编；伤寒手鉴二卷田谊卿撰；伤寒证辨集一卷；百中伤寒论三卷陈昌允撰。其中，"金匮玉函要略三卷，张仲景撰"、"伤寒论十卷张仲景撰、王叔和编"，分别是宋改《金匮》《伤寒》的底本是没有问题的。另外，宋改序外称高继冲进上本"代藏之书府"，所以宋政府图书馆中极可能藏有此书。可是能判断高继冲本的记录，在《崇文总目》的佚文中未见，其他确凿的证据也没有，故高继冲本和现在《伤寒》的关系意见难以统一。

因《圣惠方》是奉敕编撰，故能利用宋政府图书馆的藏书，其根据可见于《崇门总目》佚文中著录的"食医心鉴三卷咎殷撰"。本书虽已亡佚，但朝鲜的大医学全书《医方类聚》（1477 年刊）中有很多引文，幕末多纪元坚等人将这些引文编成辑佚本，明治初罗振玉来日时，购回此书，后在中国以活字出版。《医方类聚》中引用"金匮方"共 43 回，其字句和元版《金匮》完全一致，故可以推断，《医方类聚》中的引文修改较少。看一下《圣惠方》卷96、97 食治门，引用了和《食医心鉴》相同的论述和治法、方剂，这一点可以证明，奉敕编撰《圣惠方》时，曾利用了宋政府图书馆的藏书。只是《食医心鉴》的引文省略和修改较多，治方、药名和条文被修改之处也不胜枚举，而桂心却都保持着原样。然而，要断定《圣惠方》卷 8，仅仅根据来自他书的内容，是靠不住，必须充分估计到在转引过程中的节略及修改的可能性。

尚且，基于林亿等序和高继冲本进上不久就开始编纂

《圣惠方》这两点，《圣惠方》卷8便被称为高继冲本。的确，在编纂《圣惠方》卷8时，宋臣们很可能参照了宋政府图书馆的藏书，及藏于馆内的高继冲本。但是查看一下《崇文总目》的佚文，当时的藏书中，除高继冲本以外一定还有现今已亡佚的，来自于仲景医书的各种伤寒医书。这些书，在编纂卷8时曾被利用过的可能性也是存在的。即便《圣惠方》参照了高继冲本，也很难想象如述那样完全照搬。再说，卷8开头引用了《诸病源候论》《千金方》，仅就于此而称其为高继冲本的话，那只不过是一种误解。所谓淳化本，大概由于1978年日本学者提出之后，中国学者也沿用之的结果。

总而言之，《圣惠方》卷8虽然载有所谓淳化本《伤寒论》的内容，但王怀隐等人编纂时，对于所利用的文献进行修改的可能性很大。考虑到了这一点，于是想研究一下桂类药名。

6.2　淳化本《伤寒论》的桂类

淳化本共25篇，分为篇幅较长的序论、脉论及发病日数篇、三阴三阳篇、可不可篇，最后是处方篇。处方篇形式较特殊，不仅设药味、分量，继之调剂法、服用法总括在内。此古本的传来至少可以追溯到唐以前，是仲景医书的一传写形式。

在此分析一下"伤寒三阴三阳应用汤散诸方"篇，此篇包括蒸法出汗在内，共计50首方，这个数字似乎是人为做成的，但所有的汤剂都用煮散的方法，这是宋代特殊的调剂法，以至后来被《和剂局方》所采用。这一点充分地证明，淳化本也按照宋代习惯被统一修改了，因此，本篇的处方和其他记述也不可轻易完全相信。

此50方中，配伍桂枝的方，从第1方桂枝汤始，接着是桂枝附子汤、桂枝芍药汤、桂枝麻黄汤、桂枝人参汤、麻黄汤、术附汤，加上第9小柴胡桂枝汤共计8首。就是说，除第7方麻黄附子汤中没有桂类药之外，其他桂枝配伍剂连续载于本篇前部。除麻黄汤、术附汤外，其他6首方名都有"桂枝"二字。可是，本篇桂枝芍药汤，在目录中被写成桂心芍药汤。而"三阴三阳篇"有桂心芍药汤，但桂枝芍药汤却未收载。此外其他处方都是配伍桂心，从第12方葛根汤，到第43方桃仁承气汤计11方，方名都没有桂类药名，被集中编辑在后半部（表5）。

表5　淳化本《伤寒论》的桂类方

	配药名		计
	桂枝	桂心	
方名有桂枝	6	0	6
方名无桂枝	2	11	13
计	8	11	19

在此方名和配伍的药名的关系已基本清楚了，即桂枝汤等，方名有桂枝或桂心的处方编在前，都是配伍桂枝。此后载方名没有桂类药的处方，而都与桂心相伍。桂枝和桂心作为药物没有区别，为了使方名同配伍的药名相统一，故修改了药名。另外，桂枝芍药汤，在其主治条文和处方篇目录中共是"桂心"芍药汤，故本方当与桂心配伍。再有，处方篇的调剂法多用"捣"，正如前述，是避唐讳的遗迹，因此卷8所利用的文献，确实是由唐人编集的。这样说来，可以推断，处方篇配伍桂枝的方剂，本来配伍的是唐代方书通称的桂心。

这种变化究竟是源于淳化本，还是淳化本所引用的文献，尚不清楚，但处方篇全文已依宋政府的规定被修改了。于是，淳化本时期，或许将有桂类药字样的处方名，及其中的桂类药都统一成桂枝了。无疑宋初时，把桂枝理解为就是仲景医方中的桂心的别名了。

如同唐本《千金方》所载仲景医方的桂心，到宋改本《千金方》都变成了桂枝一样。即使是宋改以前的淳化本，不考察实物和药名的关系，人为地把桂心改成桂枝的例证也有。

医书在传写过程中，在方名和药名上往往会出现矛盾，这样的医书在重新出版时，进行校订、统一也许是理所应当的。同样，宋之后不久出版的，即现在的《伤寒》《玉函》《金匮》中全部变成桂枝这一令人不解的事实，通过淳化本可以看出其变化之端倪。

6.3 小结

（1）淳化本《伤寒论》半数以上的处方配伍桂心，所以即使宋初时，仲景医方使用的是树皮。

（2）可以推定，淳化本的桂枝本来是桂心，改桂心为桂枝是为了解决方名和药名之间的矛盾。

（3）淳化本的桂枝与《新修》相同，作为桂心的异名使用。即便宋初时，嫩枝全体的桂枝几乎是不存在的。

（4）政府在出版前，对差异丛多的医书必然要进行校订，因此，淳化本的桂心统一修改成桂枝，也是意想之中的事。

7 林亿等的校订——统一为桂枝

7.1 《金匮》的特点

至此，讨论了宋改以前，涉及一千年以上桂类药名、药物的变迁。其结果，《伤寒》《玉函》《金匮》的桂枝，很有可能是在宋改阶段被统一的，考察这一变化过程，是该论文最后要论述的问题。宋改的状况，通过宋改本和其底本的对照，比较容易推知。可是，宋改本的底本鲜有传存，只有《千金方》未经宋改的残卷流传至今，但很难说这个残卷与宋改底本是同一体系。仅有一个例外，那就是《金匮》，首先要弄明白《金匮》的特点，然后才能深入研究。

《金匮》宋改序称底本是王洙发现的"仲景金匮玉函要略方三卷"，这与王洙曾参加编修的《崇文书目》所著录的"金匮玉函要略三卷张仲景撰"相同。这不仅是节略本，而且有严重的虫损，故宋改序曰"或有证而无方，或有方而无证"。

因此，林亿等人为完善这个节略本，"又采散在诸家之方，附于逐篇之末"，附方中略记了引用书名。另外，若有方证欠缺时，从他书中引入补充，补入内容的书写格式与原文似乎有别，但传存版本的实态目前并不十分清楚。

因为是新编撰的，故书名也叫《新编金匮要略方论》，省略了底本的"玉函"二字，这样做的目的，大概是为了防止与前已校刊的《金匮玉函经》混同吧。通过以上过程产生的现存的《金匮》只能称作复原本，所以导致了主治条文的记载形式和药量单位的参差不一。

《金匮》附方中大部分方剂的出典书乃至收载佚文的书仍传存，若将附方与原典比较研究的话，宋改的情况也会随之而明的。

7.2 《金匮》附方的改变

《金匮》中明确地记有"附方"二字，或在方名上标记出典的处方共27首，其中详记药物组成的22方，有8方与桂枝配伍，其他的桂类药名未见。以下把这几首方子与原典进行对照研究，当然这种文献性的研究必须依靠善本。

元版《金匮·中风节病篇》的附方中，有古今录验续命汤，《古今录验方》是唐初甄权所作，已经亡佚，但在各书中有很多引文。如，宋版《外台方》卷14也从《古今录验》中引用了相同的续命汤，其与桂心配伍。《外台方》主治条文第2行中间，记有大字"姚云，与大续命汤同"文。可见，编纂《外台方》的王焘引用的是姚僧坦《集验方》（6世纪后半），并加以注文。另外，《金匮》的主治条文末，用双行小字记有与王焘注完全相同的内容，从而可知《金匮》的续命汤条不是直接引自《古今录验方》，而是间接于《外台方》。再有《外台方》文末有"汪云，是仲景方"之文。本文也是大字，同是王焘注，这是他参阅《范汪方》（350顷）所做的注文。

林亿等人根据王焘的注文，断定续命汤条是仲景佚文，于是作为附方编入《金匮》，只是把桂心改成桂枝。

元版《金匮·中风节病篇》附方还有崔氏八味丸，"崔氏"指7世纪后半崔知悌所著《崔氏（纂要）方》10卷，此书未见传本，《外台方》卷18记有"崔氏……张仲景八味丸"，《金匮》也引用了此文。就是说，因《崔氏方》明记了仲景八味丸，即被《金匮》作为附方。但不能肯定，《金匮》这一附方是直接引自《崔氏方》，还是间接引自《外台方》。可是若征于《外台方》，能推断本来的配伍是桂心，而《金匮》中是桂枝。

元版《金匮·血痹虚劳病篇》附方有千金翼炙甘草汤，方名下有林亿等的双行小字注"一云，复脉汤"。《千金翼》也经林亿等人校勘过，所以可以认为这个炙甘草汤直接引自《千金翼》。其实，正如林亿等所注复脉汤之别名，元版《千金翼》卷15相同条文下载的正是复脉汤。方名的差异姑且不提，而《千金翼》的复脉汤中是桂心。

对续命汤和八味丸的考察暂且省略，仅就千金翼炙甘草汤的药量、调剂法而言，与原典的复脉汤不同。为什么？其启示是《千金翼》复脉汤条文后的林亿等注"仲景名炙甘草……见伤寒中"，于是看一看《伤寒》卷4炙甘草汤，其药量、调剂法都与《金匮》一致，《玉函》也与之同。由此可知，千金翼炙甘草汤经以下过程，而成为《金匮》的附方。

林亿等仅将《千金翼》中复脉汤的主治条文引入附方，但进行了部分文字修改。如把为避唐讳的"主虚劳不足……"写成了"治虚劳不足……"等，另一方面，方名、药量、调剂法不遵从《千金翼》，而是与在《金匮》以前已校刊过的《伤寒》《玉函》相同，并将修改的部分，以校勘注的形式记入《金匮》《千金翼》。可是，关于药名、药量、文字的修改尚未言及，也许是因为分歧过多的原因吧。总之，把《金匮》附方的千金翼炙甘草汤和《千金翼》的复脉汤进行比较的话，可以窥见宋改的斧痕。这一点很明显地揭示了，《伤寒》《玉函》《金匮》这些仲景医书中，桂心变为桂枝的统一记载曾经被修改过，无疑当时是把桂心和桂枝看作同一种药物了。

元版《金匮·肺萎肺痈咳嗽上气篇》的附方中有千金桂枝去芍药加皂荚汤。因为《千金方》也经林亿等人校勘过，所以，此方一定是直接引自于《千金方》。于是核对一下宋改《千金方》，在卷17的同条文下载有此方，配伍的是桂枝。本来应该进一步查对一下仍保存唐代原始资料的《真本千金方》，和《医心方》中所引的唐本《千金方》，遗憾的是，这部分内容未被传存或引用，未宋改本《千金方》此卷欠缺。另外，宋版《外台方》卷10，王焘注为"千金……出第十七卷中"的同条文桂枝去芍药加皂荚汤，配伍的却是桂心。已在唐政府本《伤寒论》的考察中研讨过，宋版《外台方》的桂类药名，不论在王焘时，还是宋改阶段都没有太大的变化，据此推之，宋改以前的《千金方》此方配伍的一定是桂心，而宋改本《千金方》和《金匮》都改成了桂枝。

元版《金匮·呕吐哕下利篇》的附方有外台黄芩汤，此方与《伤寒》的黄芩汤同名异方，主治条文也不同。而《玉函》的黄芩人参汤与此方异名同方，但主治条文缺如。《金匮》的此附方当然是直接引用于《外台方》，此方载于宋版《外台方》卷8，与桂心相配。因为有王焘注"仲景伤寒论……出第十六卷中"，很清楚此方出于唐政府本《伤寒论》卷16，并且可以认为，唐政府本《伤寒论》全18卷，前10卷是伤寒部分，卷11以后是杂病部分，故此方被引入《金匮》附方。况且，引用原始资料方面最具有可靠性的《医心方》，在卷14第28载有引自《范汪方》的黄芩汤，其条文和药物组成与此同，也是配伍桂心。就是说，此方在唐代或六朝时都是桂心，但到《金匮》时被改成桂枝了。

元版《金匮·妇人产后病篇》的附方有千金内补当归建中汤，宋改《千金方》卷3有同一条文的此方，配伍的是桂心。未宋改本《千金方》卷3也有同条文，方名为"内补当归汤建中"，配伍药名为"桂"。因此可推知，此方在医方书中最古的药名"桂"，于《千金方》中也有所载，至以后的宋改本《千金方》的底本阶段，或是宋改阶段变成了桂心，进而到《金匮》时变成了桂枝。

元版《金匮·腹满寒疝宿食病篇》的附方有外台柴胡桂枝汤，宋版《外台方》卷7载有此方，配伍桂心，但因二者条文稍异，故难以直接确认双方之间的引用和出典关系。不过根据《外台方》条文始末的王焘注，可知此方引自于唐政府本《伤寒论》卷15，即杂病部分。《外台方》卷7从唐政府本《伤寒论》卷15除柴胡桂枝汤外，还引用了二物大乌头煎、抵当乌头桂枝汤、当归生姜羊肉汤3方，这些处方和条文分别与元版《金匮·腹满寒疝宿食病篇》所载的（大）乌头煎、（抵当）乌头桂枝汤、当归生姜（姜）羊肉汤相对应。《外台方》所载柴胡桂枝汤仅此一首之外，其他也没有异名同方的现象。据上述可以认定，《金匮》附方的外台柴胡桂枝汤，就是宋版《外台方》卷7的柴胡桂枝汤，而原方是桂心，《金匮》做了修改。

元版《金匮·疟病篇》明记"附外台秘要方"而载牡蛎汤、柴胡去半夏加瓜蒌汤、柴胡桂姜汤三方，其中，柴胡桂姜汤配桂枝。前二方分别与宋版《外台方》卷5疟门所引唐政府本《伤寒论》卷15牡蛎汤、柴胡去半夏加瓜蒌汤相对应，可是，柴胡桂姜汤的对应方，《外台方》疟门为何没有？相同药味组成的方，在宋版《外台方》卷1有引自唐政府本《伤寒论》卷 3 的小柴胡汤，及卷 2 引自唐政府本《伤寒论》卷 4 的小柴胡桂姜汤，而都是配伍桂心，只是主治条文异于《金匮》附方柴胡桂姜汤。因此，山田业广曰"今本外台陆无考，脉经、千金亦不载此条，岂林亿等所见有之，而今之外台系脱落也"，也许正如山田氏所说。但是，《金匮》的柴胡桂姜汤配桂枝，而《外台》别条同方配桂心，这一点，难道不是间接地证明了林亿等人的改笔么？

以上，对于《金匮》配有桂枝的 8 首附方，追根溯源，进行比较研究的结果：能证明起先就用桂枝这一药名的处方一个也没有，本来 7 方是桂心，一方是桂或桂心。此结果明确地证明了，这 8 首方子，宋改时转载引入《金匮》，同时改为桂枝。当然并不是只将附方改为桂枝，而从淳化本时起，就以桂心和桂枝同义为由，而一直将二者混用着，所以为了统一《伤寒》《玉函》《金匮》的体例，包括附方在内，一律遵宋改为"桂枝去皮"，这种桂枝是树皮。

7.3 小结

（1）林亿等把配伍桂类的药方转载于《金匮》附方时，不管方名中有无桂枝，药名一律改成桂枝。这个事实也证明了，比照附方处理，对《伤寒》《玉函》《金匮》进行全书修改。仅就三书中所载桂和桂心，即可窥其宋改之一斑。

（2）《伤寒》《玉函》《金匮》的桂枝，是《新修》中肉桂的别名。另外"桂枝去皮"的意思是指唐以前和唐代使用的桂心。

（3）仲景医书、医方的桂枝是树皮制品，而不是嫩枝整体。

8 结论

关于桂类药名和桂类药物的关联及变迁，对至宋改前约 1300 年间的仲景医书等有关文献，进行了研究考察（表 6），其结论如下：

表6　桂类药的记载年表

公元	文献 \ 药名	C.burmanni 的树皮	C.cassia 或 C.obtusifolium 的树皮								
		菌(箘)桂	木(牡)桂	梫	桂	桂肉	肉桂	桂心	桂	枝	
-3C	楚辞·离骚	※			※						
	吕氏春秋	⁞			⁞			※	↑		
-2C	马王堆医书	○			◎			⁞	丨		
-1C	楚辞·招隐士	⁞			⁞			※	丨		
	礼记	⁞			※			⁞	丨		
	灵枢	⁞			◎			⁞	丨		
	神农本草经	※	※					⁞	丨		
	汉书	⁞	⁞					※	非		
	尔雅	⁞	※	※	⁞			⁞	药		
2C	说文	⁞	⁞	※	※			⁞	名		
	武威医书	⁞	⁞	⁞	◎			⁞	丨		
3C	仲景医书	⁞	⁞	⁞	?			⁞	丨		?
	吴普本草	⁞	⁞	⁞	※			⁞	丨		
	郭璞注	※	※	⁞				⁞	丨		
	张仲景方	⁞			○			○	丨		
4C	肘后救卒方	⁞					⁞	⁞	丨	△	↑
	范汪方	⁞						○	⁞	⁞	丨
5C	后汉书	⁞					⁞	※	↓	⁞	丨
	小品方	⁞	⁞			◎		○		△	丨
	本草集注	※	※	⁞	◎	⁞		⁞		丨	丨
6C	肘后百一方	⁞	△	⁞	◎	△	○	◎		丨	方
	如意方			△			△	⁞		丨	名
7C	新修本草	※	※	※	※		※	※	↑	丨	丨
	千金方				△		⁞	◎	⁞	丨	△
8C	唐政府本伤寒论				⁞		◎	药	○	丨	
	外台方				⁞		△	名	△	丨	
9C					⁞			⁞		丨	
10C	淳化本伤寒论				⁞		◎	○	丨	◎	丨
11C	宋改本仲景医书				△		△	◎	↓	◎	↓

　　※名称记载　◎配药多　○配药中　△配药少

（1）汉以前及汉代，称桂和菌桂，特别是桂这个药名较普遍，这些都是树皮，而且多用除去木栓层的树皮，其制品在埋葬于公元前 2 世纪的出土物中发现。以后桂心这一药名也被通用，唐代的桂心保存至今。

（2）唐代前后的桂类药主要是 C.cassia 的树皮，相当现在日本使用的桂皮，以及中国、韩国使用的肉桂。

（3）汉末，仲景整理的医方书中，有桂枝（支）汤这一方名的可能性不能否定。可是以桂枝为药名，而以嫩枝的全体入药的可能性几乎等于零，很可能是以树皮的桂入药。唐代仲景医方中有配伍桂心的，也有"桂心某某汤"的方名。

（4）宋初出版医书时，方名有桂枝二字的仲景方，因桂枝与桂心同义，故出现了配伍桂枝的例子。其原因是自隋唐至宋初，同一种药物的桂、桂肉、肉桂、桂心及桂枝等名被混用，但宋初是以桂心为主。

（5）11 世纪宋政府校订、刊行仲景医书时，统一三书药名时，为了尽量减少桂类药物的矛盾现象，统一采用了"桂枝去皮"的说法，当然其中不免稍有疏漏。同时，把"桂心某某汤"的方名也变成"桂枝某某汤"了。这个桂枝是沿用了唐《新修》的规定，以 C.cassia 为主的树皮，并不是嫩枝的全体。

纵观以上结论，把仲景医方的桂枝解释成嫩枝的全体是错误的，但这仅是古典文献的问题，并不是说嫩枝全体不可入药，实际在临床应用上是很有效的药物。若把嫩枝全体这一药物，规定为别于桂枝的另一种药名的话，这些问题就会迎刃而解了吧！另外，本想论述一下从宋改至今约 950 年间，中国、韩国和日本之所以解释、使用相忤的历史原因，但限于篇幅关系，欲别稿他述。

参考文献及注：（略）。

(3) 香豉

《伤寒论》疗虚烦不得眠，心中懊恼有栀子豉汤。《外台》《千金》多用香豉治伤寒、中毒、房多短气，因知香豉应用甚广。唯制作方法各书不统一，《中药大辞典》淡豆豉制法："取桑叶、青蒿加水煎汤，过滤，取药汤与洗净之黑大豆拌匀，俟汤吸尽，置笼内蒸透，取出略凉，再置容器内上盖煎过之桑叶、青蒿渣，闷至发酵生黄衣为度，取出晒干即得。"此即《本草纲目》豆黄的制法。

《本草纲目》豆豉的制法："用黑大豆二三斗，六月内淘净，水浸一宿，沥干蒸熟，取出摊席上，候微温，蒿覆。每三日一看，候黄衣上遍，不可太过，取出晒簸净，以水拌干湿得所，以汁出指间为准，安瓮中，筑实。桑叶盖后三寸，密封泥，于日中晒七日，取出曝一时，又以水拌入瓮，如此七次，再蒸过，摊去火气，瓮收筑封即成。"

以《中药大辞典》的制法，所得之豉，其味清淡。以时珍之治法，所得之豉，其味臭烈。仲景称香豉，初疑时珍的制法有悖经旨。及读丹波元坚《伤寒论述义》："本草豉条，陶隐居曰，好者出襄阳钱塘，香美而浓。然古者臭香互称，以臭为香，训义反复用之，见郭璞方言注"，茅塞顿开。知仲景所谓香豉，即臭豉，时珍的制法可取。

另汪琥《伤寒辨注》："用豉法，须陈腐极臭者，能使人吐，方中云香豉，恐医工用豉，反取新制而气不臭者，无怪不使人吐也，今验之，极臭者能使人吐。"

汪氏认为香豉即臭豉，与丹波氏同。只是其："极臭者能使人吐"，不敢苟同。我临床一直用臭豉，从未遇到服药后呕吐者。

既然诸家皆以香豉为臭者，不可嫌其制法繁琐而以豆黄代之。

（4）白酒

《金匮要略》有瓜蒌薤白酒汤。《金匮要略讲义》五版教材引《金匮要略语译》说："米酒初熟的，称为白酒。"接着又说："临床运用时，可不拘于米酒，或用高粱酒，或用绍兴酒，或用米醋，皆有温通上焦阳气的功用。"未能确指白酒为何物。

仲景方中所用白酒绝对不是现在俗称之"白酒"，现在的白酒指烧酒，始产于元代。那么，仲景的白酒到底为何物呢？丹波元简《金匮要略辑义》言："白酒，注家无解，似指酒之白者，然灵经筋篇，以白酒和桂云云，且饮美酒，由此观之，白酒非常酒。《千金方》用白截酱，《外台》称截酒，程敬通云：'截音再，酢浆也'，知白酒即是酢浆，今用米醋极验。"据丹波此说，白酒不但不是烧酒，也不是所谓的绍兴酒，是酸味的液体。

又《伤寒论》枳实栀子汤用清浆水。《伤寒类方》说："浆水即米泔水，久贮味酸为佳。"《医方祖剂》说："浆水，乃秫米和曲酿成，如酢而淡。"

日人村井杶《药征续编》白酒条下，所引甚繁，总而言之一句话：白酒即浆水。

总如上述，白酒、白截浆、白截酒、清浆水，皆系味酸之物，如今之米醋。不过，米醋味浓，须加水稀释；清浆水味淡，故仲景七升空煮至四升加以浓缩；白酒似酸度适中者，所以仲景直接应用。可见，《讲义》用酒，有失考证。另，《伤寒论》有半夏苦酒汤，皆知苦酒是醋，为何不知白酒也是醋类呢？

（5）瓜蒂

汗、吐、下是中医祛邪的三大法宝，吐法《伤寒论》仅瓜蒂散一方，可见瓜蒂为催吐要药。瓜蒂，俗称甜瓜蒂，李时珍《本草纲目》言"用青绿色之瓜"。这种瓜幼时味苦，成熟后味极甜，苦味全留于瓜蒂，我们当地有一种也是花绿色，乡人称为"金棒子"，我多用此瓜蒂入药。甜瓜种类不一，只要是幼时苦，熟时变甜的均可应用，不必"金棒子"一种。摘瓜时必须一起将瓜蒂取下，不然将瓜摘去，瓜蒂萎缩，难以寻找。此药一般药店无货，医者须预备。我用过几次，催吐效果很快、很猛。

可是吉益东洞《药征》却说："甜瓜蒂无催吐之效。"这是怎么回事呢？东洞可是仲景学说的实践家，言论多源于临床，为什么他用瓜蒂不效呢？原来他是外国人，不了解我国民间的语言习惯，误以为"甜瓜蒂"是味甜之瓜蒂。不知所谓的"甜瓜蒂"是甜瓜之蒂，正如《本经》所言，味极苦。可见，一字之差，相去甚远。临证时，切勿用味甜的瓜蒂。

20. 经方药物炮制方法初探

诚如徐大椿所言："制药之法，古方甚少。而最详于宋之雷敩，今世所传《雷公炮炙论》是也。后世制药之法，日多一日，其中亦有至无理者，因不可从……古方制药无多，其立方之法配合气性，如桂枝汤中用白芍，亦即有相制之理，故不必每药必制之也。"虽然经方炮制方法不如后世繁琐，但炮制之法也不可全废，今将经方炮制方法分为四项，分述于后。

（1）必须遵从的炮制方法

如白虎汤中之石膏，仲景明言"碎"，此虽物理制法，不可忽视，若将整块石膏入药，其药效难以煎出，当遵原方的炮制方法打碎入药。我县中医院李院长曾告诉我这么一个案例，他用白虎汤治一高热女孩，石膏用了100克，服药尽剂，其热不退，检视药渣，石膏如鸡蛋大三枚。于是再用上方，嘱将石膏打碎，服一剂便热退病安。可见石膏碎与不碎其效迥异。

旋覆代赭石汤方中代赭石，原方未注明打碎，依照白虎汤用石膏的经验，也当打碎应用。曾与一患者，言取药回家，准备煎药，将药往砂锅中一倒，不料，“啪”的一声，将砂锅砸成数块，原来方中 50 克代赭石如鸡蛋大一块，未经打碎。即便砸不坏药锅，恐也难收到应有的效果。

桂枝汤中大枣，仲景注“擘”。曾见不少医生开方后，只嘱大枣数枚为引子，并不说明须掰开。此事虽小，马虎不得。我曾亲自试验，分别以大枣 12 枚，加等量水，煮相同时间，掰开者，所煮之水色黄黏稠，味甘美。而不掰开者，色青而稀，味苦涩。因知，这种炮制方法虽简，但不能省略。

（2）不必拘泥的炮制方法

麻黄汤中之杏仁有“去皮尖”三字，后世方书更有去皮尖及双仁者之说，方中麻黄有“去节，及先煮去沫”的说明。我通过临床多年实践，觉得上述炮制方法及煎煮法，不必拘泥，杏仁带皮打碎即可，麻黄、葛根若用量不超过 50 克，也不必先煎去沫，与诸药同煎即可。

杏仁本草言其有毒，经方以复方治病，并非单味应用，其毒性或可受制于方中他药，不必拘泥单味药之毒性，尤其是中病即止，不是长期服用时。另外，若使用炒熟的光杏仁时，要当心，不法药商多从制杏仁露的厂家，收购已提炼过杏仁露的杏仁，以次充好，这是我主张用带皮杏仁的原因之一。未经提炼的杏仁，富含油质，丰润，嚼之辛香带苦味；而已经提炼的杏仁，干瘪质硬，嚼之如蜡，临床上应仔细分别，以保证疗效。以上所论者，是不必拘泥的炮制方法。

（3）火候轻重有别的炮制方法

《伤寒论》和《金匮要略》中有几种炮制方法很相近，但同中有异，如炮、熬、烧等。

炮：炮多用于附子。《备预百要方》说：“炮者，置药于煻灰中，转转令微拆而用，或以湿纸裹，入煻灰中令热通而用。"近世附子，多盐腌水泡，反复蒸煮，如《本草正义》说的那样："惟此物善腐，市肆中皆盐制之药，既一制于盐之咸，而又再制于水浸，久久炮制，真性几于尽失。"附子温经壮阳，常用于心衰、浮肿等病症，用盐附子，有违现代医学限盐之禁，炮当熘灰中制为佳。

熬：熬即近世之炒。见刘河间《宣明论》："仲景乡语，云炒作熬。"另《说文》："熬也，或作炒。"《方言》卷七："熬，火干也，凡以火而干五谷之类，自山而东，齐楚以往，谓之熬。"据《方言》所载，火干五谷为炒，则为近世炒焦，不能炒黑或成炭。

烧：除枳实、射干、乱发之外，烧多用于石药，如矾石、雄黄、云母等，此处的烧类似于近世之煅，即直接于火上灼烧，是不必放入锅中的。但矾石加热则熔化，必须放入锅中，只是要加热到矾干锅红，自然应归于烧而不能归于熬。

总的来看，炮用熘灰，温度最低；熬隔铁锅，温度适中；烧用明火，温度最高，以此为别。

（4）存疑待考的炮制方法

尚有一种炮制方法，我不能确定，那就是炙。《伤寒论》《金匮要略》中应用最多的是甘草，其他如枳实、厚朴也只是偶然一用此法。查《汉语大字典》，炙释为中药炮制方法之一，把药材与液汁辅料同炒。这是后世的制法，不是经方仲景的炮制方法。太老师张大昌先生，用甘草时多是炒，并解释为"炼甘返苦"。若炙果如张老师所说，就更不能用后世蜜炙的方法炮制甘草了。查炙字尚有烧灼、烘烤、曝晒等义。烧灼、烘烤已近于炒，只有曝晒与炒有别。《伤寒论》四逆散方中枳实破水渍炙干，也与曝晒相吻合，此处的炙理解成曝晒是非常恰当的，只是仲景用炙者只有甘草、枳实、厚朴三药，难道说其他药品，如桂枝、白芍、当归等就不需曝晒吗？因此，对炙的本意，不能确定，只能存疑待考了。

二、取舍观

徐大椿有言："《内经》之后，支分派别，人自为师，不无偏驳。更有怪僻之论，鄙俚之说，纷陈错立，淆惑百端，一或误信，终身不返，非精鉴确识之人不可学也。"仲景之书，自成无己首开注释之先河，不下数百家，对经方的弘扬功不可没。但各个注家因见地、角度的不同，学术观点出入很大，甚至不无相互矛盾者，这给我们学习应用造成了一定的困难。我们学习各家经验，不得不有所抉择，以何为取舍的标准呢？《维摩诘经》有四依四不依之说，虽为他山之石，不妨攻医学之玉，即依经不依论、依法不依人、依了义不依不了义、依智不依识。今分述于后。

（一）依经不依论

依经不依论，强调原文的重要性，若后世注家的见解与原文精神不合，甚至矛盾时，当以原文为准。下举例说明。

1. 名中风、名伤寒的意义不可错会

《伤寒论》第 2 条："太阳病，发热，汗出，恶风，脉缓者，名为中风。"第 3 条："太阳病，或已发热，或未发热，必恶寒，体痛，呕逆，脉阴阳俱紧者，名为伤寒。"

《伤寒论讲义》指中风为中医证名，指外感风邪的表证；伤寒为证名，指伤于寒邪的表证。

方有执注中风："发热者，风邪干于肌肤而郁蒸也，汗出，腠理疏，玄府开，而不固也。此以风邪郁卫，故卫逆而主于恶风，缓即下文阳浮而阴弱之谓。"注伤寒："寒为阴，阴不热，以其著人之阳经，郁而与阳争则热。"

钱天来注中风："缓者，紧之对称，非迟脉之谓也。风为阳邪，非劲急之性，故其脉缓也。"注伤寒："体痛者，寒伤营分也，营者血中精专之气也，血在脉中，随营气而流贯滋养夫一身者也，此因寒邪入于血脉之分，营气涩而不快于流行，故身体骨节皆痛也。"

汪莲石《伤寒论汇注精华》节录陈修园之说："风性迅速，伤太阳之标阳也。风性鼓动，开发肌腠，外不固而汗出也，风善行而数变，由毫毛直入肌肤故名为中。"

可见，古代许多注家，也包括《讲义》，均认为中风是伤于风邪，伤寒是伤于寒邪。我认为这样理解中风、伤寒，有违仲景之初衷。此义在前面经方与时方一节已有论及，因这是一个至关重要的原则问题，所以，今不厌其烦，再次作为专题讨论。

在原文中，仲景明确提出了"名中风"、"名伤寒"，并没有说伤于风、伤于寒，也没有说是中风、是伤寒。通过学习《伤寒论》全书，我们会发现，仲景所说的中风、伤寒，发热、恶寒、头痛、脉浮，是两证共具之症，其中兼自汗出，脉缓者称之为中风；兼无汗，脉紧者称之为伤寒。这显然是以症状兼脉象来说的，也可以理解为症候群说，并不涉及病因，没有说中风一定是伤于风，伤寒一定是伤于寒。甚至整部《伤寒论》没有"风伤卫，寒伤营"的说法，这种说法是后世注家对《伤寒论》的理解和发挥，在当时或许不是全无必要，但将这种病因说当成是仲景的本意，就不恰当了。前文已引用过丹波元简《伤寒论辑义》论述，今不妨再重复一遍："风寒二证，譬如人之呵与吹，呵之风属阳，吹之寒属阴。阳主泄，阴主闭，故人之感邪气，其表虚泄而汗出者名中风；其表实闭而无汗者名伤寒。其实受邪之风寒，不知果何如，只就其表虚表实，有汗无汗，而立其目，以为处疗之方便耳。故不曰此伤寒，此中风也，而下'名为'二字，其意可自知也。"

丹波元坚《伤寒论述义》有《阴阳总述》一篇，虽是论阴阳，其原理可通于中风、伤寒，为了正确理解中风、伤寒的意义，今录于后："原夫其所以为热为寒之理，固不以所受之地位，亦非所感之邪，有寒有热也。盖人不论强弱，必有一罅隙而邪乃乘入之。其既乘入也，随其人阳气之盛衰，化而为病。于是有寒热之分焉。阳盛之人，邪从阳化，以为表热，此发于阳之义也；阴盛之从，邪从阴化，以为表寒，此发于阴之义也。"

关于这一问题，我们还可以从道经释典中找到答案。《道德经》首章即说："道可道，非常道；名可名，非常名……"第二十五章又说："有物混成，先天地生，寂兮，寥兮，独立而不改，周行而不殆，可以为天下母，吾不知其名，字之曰道，强为之名曰大。"在此我们可以不细究此二段的原义，只据此便可以明白先贤古圣对于文字概念的态度。

《金刚经》如法受持分第十三："诸微尘，如来说非微尘，是名微尘。如来说世界，非世界，是名世界。"《六祖坛经》也说："但用名言无实义。"需说明的是这里的名言指概念，不是什么名人格言。但用名言无实义，可以看作是对中风、伤寒的最好的注释。我们完全可以按照《金刚经》的体例，说：仲景说中风，非中风，故名中风；仲景说伤寒，非伤寒，故名伤寒。

行笔至此，想起了业师吉建华先生讲过的一个笑话，说有一位不识字的老太太，咳嗽气喘，两脚浮肿，到县医院诊治，医生通过化验、透视、心电图等检验，诊为肺心病。老太太听到肺心病三个字时，乐得合不上嘴，连称医生高明，说："我这几年家里事多，操不完的心，还是大医院好呀，不用问，家里的事怎么全都知道了！"肺心病就是经常费心引起的病，这是多么理所当然的事！不要笑，别说是一个不识字的老太太，著书立说的学者，未必不犯这样的错误。

我常常问自己这样一个问题，如果仲景中风、伤寒的问题不被后人广泛长期地误解，不知温病派将如何立论？看来物必自腐而后生虫，是绝对的真理。学术的历史，是一个不断纠偏的过程，但最好是做到，纠偏而不过中。

2. 桂枝加葛根汤非关阳明

"太阳病，项背强几几，反汗出恶风者，桂枝加葛根汤主之"。

此条文意很明了，汗出恶风是桂枝汤证，因项背强而加葛根，随主证立方，随变证加味，也是仲景心法。因此《药征》说："葛根主治项背强……"方有执、喻嘉言等，谓此是太阳与阳明合病，大约是受后世归经理论的影响，张洁古有葛根归阳明经的说法。仲景用葛根一为项背强，一为下利。阳明经证有白虎汤，阳明腑证有诸承气汤，哪里有葛根的适应证？《名医别录》葛根主疗伤寒、中风、头痛，解肌发表，出汗开腠理，其主治也不涉《伤寒论》阳明证。

《外台秘要》卷一，列诸家伤寒疗法，其中《肘后》疗伤寒方："葛根四两，切上一味，以水一斗煮取三升，内豉一升，更煮取一升半，分温再服，取汗为差。"

深师疗伤寒一日至三日应汗者做此汤："葛根半斤，乌梅十四枚，葱白一握，豉一升（绵裹），上四味切，以水九升，煮取三升，分为三服，初一服便厚覆取汗，汗出粉之。"

小品方葛根汤："疗伤寒三四日不差，身体热毒方：葛根八两，生姜三两，龙胆、大青各半两，桂心、甘草（炙）、麻黄（去节）、芍药各二两，石膏（碎）、升麻各一两，上十二味，切，以水一斗，先煮葛根、麻黄取八升，掠去沫后内余药，煮取三升，分三服，日三夜一，忌海藻、菘菜、生葱。"

以上三方，前二方葛根发汗解表的作用，显而易见，无关阳明。小品方据证似已涉阳明，只是方中龙胆、大青、黄芩、石膏、升麻均为阳明热盛的清热解毒药，很难将清阳明盛热的功效全归于葛根。

因此，我们根据依经不依论的原则，不接纳桂枝加葛根汤为太阳阳明合病的说法。

3. 脉浮而数不容怀疑

《伤寒论》太阳中篇 52 条："脉浮而数者，可发汗，宜麻黄汤。"王莲石《伤寒论汇注精化华》将 51 条与此并为一条，作："脉浮者，病在表，可发汗，宜麻黄汤。脉浮而数者，可发汗，宜麻黄汤。"

对于此条脉浮而数的理解，某注家说："数者，急也，急即紧也。"这种将数与紧混同的说法，主要是拘泥于前面麻黄汤脉浮而紧而成。日医山田正珍认为从 47～54 条这 7 条是王叔和补入之语，宜删。我认为，以上两种说法，均有可商榷之处，分述于后。

将脉浮而数理解成脉浮而紧，除有意附会太阳伤寒麻黄汤的脉象以外，还有一个原因，就是受后世脉理的影响太深，后世脉理有数主热、紧主寒之说，麻黄汤证既然是"寒伤营"，怎么会有数脉出现呢？认为脉浮而数与"风寒表实"证不符合，所以不遗余力，训数为紧，竟然为了后世脉理，不顾仲景原文。

我认为脉浮而数与太阳麻黄汤证的脉阴阳俱紧并不矛盾。紧指脉之形状，气势，与缓相对；数指脉搏次数，与迟相反，因而紧与数即便是同时兼见也不足怪。从临床实际看，除现代医学的伤寒病以外，体温每升高 1 度，脉搏相应地增加 10 次，也就是说，除了"或未发热"的太阳伤寒证之外，凡"已发热"者，未有不见数脉者，若以脉数为热证，而不敢用麻黄汤，则会大大减少麻黄汤的应用机会。临床上见过许多发热的患者，脉数、无汗而不渴，用麻黄汤发汗，虽不是百分之百地一汗痊愈，但没有一例因服麻黄汤而加剧的现象。因此我觉得脉浮而数，用麻黄汤并没有错，也没必要训数为紧。

在这里，我们应感谢现代医学知识。不然，对脉浮而数仍用麻黄汤，还真的不好解释。

山田正珍将此条判为叔和之语，有失草率。山田氏否认此条为仲景原文的主要根据是有脉无证。纵观《伤寒论》《金匮要略》全文，或因方略证，或因证略方，或详于脉，或详于证，并无定法。正因为太阳上篇第 3 条和太阳中篇第 35 条详细论述了麻黄汤的脉证方药，因而 51 条和 52 条论述从简。已详于前，必略于后，是仲景方法的特色，不能因有脉无证，而否定非仲景原文。山田氏断定非仲景原文的又一根据是"仲景有仲景之语气，叔和有叔和之方法"。这种说法看似有理，实也有不严谨之处。以山田氏之意，《伤寒论》是仲景一手写成的，不思仲景自序有"博采众方"之语，陶弘景、皇甫谧、吴澄等医家均认为仲景之书不全是仲景自撰，乃是广集古圣相传的《汤液经法》而成，果真如此，仲景书怎能有一个特定不变的语气？

再有，我们现在所见到的《伤寒论》，谁又能保证一定就是当初叔和整理的原样。有些内容不符合仲景的精神，我们能看出来就可以了，一定要说是叔和所为，证据不足。我们将仲景说成了医圣，医圣不可能有错误，因而凡是不通顺的地方，只能指责叔和了。岂不知，我们能见到《伤寒论》全仗叔和传经之功，现却因功而遭谤，也实在太冤了！我们还应知道，不要说叔和之时，就在王焘作《外台秘要》时，仲景也是与

《小品》《集验》《古今录验》，以及深师、崔氏、张文仲等并称伤寒名家，不似现在独尊仲景为医圣。孙真人《千金要方》大医习业有："需谙张仲景、王叔和、阮河南、范东阳、张苗、靳邵等诸部经方。"此处更是将王叔和与张仲景并列，平起平坐，因此王叔和没必要将自己的观点附会在一个与自己名气相差不大的医家的著作中。

4. 小建中汤中的饴糖不可代替

小建中汤于《伤寒论》治疗"伤寒二三日，心中悸而烦者"，于《金匮要略》治虚劳，是经方中的名方，应用广泛。方中饴糖为君也没有争议，因本品易霉变，不易保存，所以饴糖现今药房多不备，于是临床医生有的是寻找替代品，有的干脆舍弃不用。这么做，不管是从理论上，还是从实践上来看，都是不恰当的。

至于替代品的应用，据我所见的资料，首见于许叔微的《本事方》，治疗肠风痔漏：赤芍、官桂（去皮）、甘草（炙）以上等分，咬咀，每服二钱，生姜三片，白糖一块，水一盏，同煎至七分，去滓，空心服。

《徐氏医法指南》小建中汤治失血而虚者，本方阿胶代饴糖。

我的师伯、师叔中，有的用冰糖代替，有的用黄米（我们家乡俗称，生长时形似水稻，旱田即可生长，米粒比谷米稍大，色黄，故称黄米）、麦芽代替，因饴糖就是用黄米饭加麦芽粉熬制而成。

《医法指南》治疗失血将饴糖换成阿胶，是因证而变方，本无可厚非，但若治动悸、虚劳，仍应用饴糖为宜。用白糖、冰糖，虽有饴糖的甘味，未必俱足饴糖的营养成分，有失《内经》五谷为养之义。

用黄米、麦芽，可谓用心良苦，但这仍不能同饴糖相比，熬制饴糖时，若米饭温度过高（烫手），则麦芽粉便失去活力，饴糖无法熬成。况且将黄米、麦芽同时加入药中煮沸半小时左右，麦芽早已失去活力。熬制一斤饴糖须 3～4 斤黄米，久经浓缩而成，区区一撮黄米，怎能与饴糖一升相提并论？

需说明的是，本地小卖部均有饴糖（俗称糖稀），价格甚廉，经我详细考查，这种糖稀是用红薯制成，并不是用黄米制作，不可入药。所以，饴糖须自制，以保证质量。小建中汤虽然使用得不多，取得较好疗效时，多是用自制饴糖之时，验案详于后，今将饴糖的制法录于此。

以一碗黄米、四碗水的比例，先将水煮沸，然后下黄米，不住手地搅拌，待饭成，凉至手指伸入饭中，能忍受不太烫时，加入麦芽粉，一般一斤黄米一两麦芽粉，在麦芽粉的作用下，淀粉转化为麦芽糖，原来黏稠的米饭变成了稀饭，以干净棉布过滤，将所得澄清液体，倾入锅中，慢火煎熬，不可搅动，直到浓缩成蜂蜜状，趁热灌入提前备好的干净的输液瓶或罐头瓶中，密封，冷却后自然形成负压，可长时间保存不腐。若用井水熬制的饴糖色深红，若用雪水熬制则色洁白晶莹。现在农村也吃上了自来水，不知熬出的饴糖是什么颜色？

本村有一老妇，现 80 多岁，终生以熬糖稀为业。其言若无麦芽粉，可用小麦生芽，待芽长到一寸左右时，剁碎，用以代麦芽粉，其作用相同。我曾试过，果如其言。她还说，在饴糖将成之际，加入少许白矾，则所熬饴糖黏度大增，因此她所售的糖稀都含有白矾。不知仲景当年所用的饴糖是否也含有白矾？不过于味甘的饴糖中加少许味酸的白矾，具有"酸甘化阴、酸甘除挛"的功效，单一味饴糖已有治腹痛的功效。

5. 妊娠恶阻的治疗

我处有一老中医告诉我治妇女病的要诀说："产前不予热，产后不予凉。"初信以为真。及读《金匮要略》见仲景于产后曾用大承气汤，于恶阻曾用人参干姜半夏丸，因知所谓的要诀，并非确论。细思"产前不予热，产后不予凉"应是平时护理的原则，不应视为治病的法宝。至于疾病，自当观其脉证，随证治之，此是"疾医"的原则，经方之精华。临床当以仲景为法，不应被后世群言所惑。今只讨论妊娠恶阻的治疗。

马宝璋主编的《中医妇科学》将妊娠恶阻分为三型，即气虚型，主方香砂六君子汤；肝热型，主方加味温胆汤；痰滞型，主方青竹茹汤，并进一步指出阴液亏损者用生脉散合增液汤加乌梅、竹茹、芦根。总之对恶阻的治疗，以黄连、黄芩、陈皮、竹茹等清热化痰药和麦冬、玄参、生地等滋阴药为主，这也正与"产前不予热"不谋而合。看来温病学说对医学的影响，不仅仅局限在外感病的范围。我担心仲景治疗妊娠恶阻的经验将被湮没，因而对《金匮要略》有重新学习的必要。

《金匮要略》妊娠病脉证治第二十条："师曰：妇人得平脉，阴脉小弱，其人渴，不能食，无寒热，名妊娠，桂枝汤主之……"

本章第六条："妊娠呕吐不止者，干姜人参半夏丸方之。"

尤在泾《心典》将渴作呕，可从。呕是妊娠恶阻的主要症状，而渴并非早期恶阻的症状，只有剧烈呕吐严重脱水时才会出现渴，那时早已不是桂枝汤所能治了。从应用桂枝汤来反推，当为"其人呕，不能食"。

原文"名妊娠，桂枝汤主之"应作"名妊娠恶阻，桂枝汤主之"。《金匮要略讲义》释本条为"论述妊娠恶阻的证治"，非常正确。我们都知道，仲景是治病的医生，秉承疾医大法，妊娠没有任何不适，断无用桂枝汤之理。

此条注家争议颇多，多集中在对"却一月加吐下者，则绝之"的理解上，细思前"妇人得平脉，阴脉小弱"也与临床中孕妇多见滑脉不相应，因此我认为此条必有讹误脱简，应理解成："**其人呕，不能食，无寒热，名妊娠恶阻，桂枝汤主之**"。

我们对桂枝汤治疗呕吐的作用不需怀疑，桂枝汤本有"干呕"之证。我曾用小建中汤治疗一例尿毒症的妇女，体瘦，贫血，易呕，用小建中汤数月，诸症缓解。其中呕吐缓解得最快，治愈得最彻底。

古今医家用桂枝汤或人参干姜半夏丸治妊娠恶阻者，也大有人在。

魏荔彤《金匮本义》："妊娠呕吐不止者，下实上必虚，上虚胸胃必痰饮凝滞，而作呕吐，且下实气必逆而上冲，亦能动痰饮而为呕吐，方用干姜温脾益胃，半夏开降逆气，人参补中益气，为丸缓以收补益之功，用治虚寒之妊娠家，至善之法也。"

陈修园也说："半夏得人参，不惟不碍胎，且能固胎。"

《医心方》引深僧主："治妇人妊娠恶阻酢心，胸中冷，腹痛不能食，辄吐青黄汁，方用人参、干姜、半夏，凡三物分等，治下，以地黄汁和丸如梧桐子大，一服三丸，日三。"

《新中医》曾载妇科名医罗元恺教授用桂枝汤合小半夏加茯苓汤治疗恶阻的经验，具体在哪一期，已记不清了，我经常用此方治恶阻，效果极佳。验案见后《经方与临床》部分。

6. 青龙汤的命名原则

《伤寒论》大青龙汤、小青龙汤是临床常用的方剂。至于青龙汤的名义，诸家多有论述，似未得其要。今结合陶弘景《辅行诀五脏用药法要》，略述于后。

《伤寒论讲义》释小青龙汤："解表涤饮之剂，但重在涤饮，故喻以小青龙命方。"释大青龙汤："以汗出邪解取效，犹如龙升雨降，郁热顿除，故仲景喻以大青龙而命名。"此说盖本于喻嘉言。

喻氏说："立小青龙一法，散邪之功兼乎涤饮，取义山泽小龙养成头角，乘雷雨而翻江搅海，直奔龙门之义，用以代大青龙，而擅江河行水之力，立法诚大备也。因经叔和编次，漫无统纪，昌于分编之际，特以大青龙为纲，其中麻、桂诸法悉统于青龙项下，拟为龙背、龙腰、龙腹，然后以小青龙汤尾之，或飞或潜，可弥可伏，用大用小曲畅无遗。居然仲景通天手眼，驭龙心法矣。昔有善画龙者，举笔凝思而青天忽生风雨，吾不知仲景制方之时，其为龙乎！其为仲景乎！必有倏然雷雨满盈（大青龙汤），倏然密云不雨（桂枝二越婢一汤），倏然波浪奔腾（小青龙汤），以应其心之化载者，神哉青龙等方，即拟为九天龙经可也。"

喻氏笔走龙蛇，词义浮夸，虽无大过，也难免绮语之嫌，直认经方"青龙"为神话传说中行云致雨之龙，误解经方青龙本意，也不识经方大、小的含义，舞文弄墨，毫无仲景朴实无华的作风。

日人山田正珍《伤寒论集成》有师徒问答一节："门人某问曰：'先生言，青龙以麻黄之青命焉，果然则麻黄汤，何无有青龙之称乎？'余答曰：其方不出一人之手也。仲景氏不云乎，勤求古训，博采众方，可见其所载诸方，多出于众家之手，而非仲景氏一人所自制，故其立名不一规尔。"山田氏论《伤寒论》诸方，非仲景一手自制，甚是。言青龙汤因麻黄色青而命名，有待商榷。以色释名，不仅可解释青龙，也可解释白虎，因方中君药石膏色白，果然成立，只是未能说明何以配以龙虎等名？况且除青龙、白虎之外，尚有真武汤（宋之前名玄武汤，因避讳而改为真武汤）不见方中有黑色之药，因此，以色命名之说，不能通释全部方剂。

为了更好地说明经方青龙汤的命名原则，今节录一段

《辅行诀五脏用药法要》：

弘景曰：外感天行，经方之治，有二旦、四神，大小等汤。昔南阳张机，依此诸方，撰为《伤寒论》一部，疗治明悉，后学咸尊奉之。山林僻居，仓促难防，外感之疾，日数传变，生死往往在三五日间，岂可疏，今亦录之。

小阳旦汤（主治方药略，以下同），即《伤寒论》之桂枝汤。

大阳旦汤，即《伤寒论》的黄芪建中汤加人参。

小阴旦汤，即《伤寒论》黄芩汤加生姜。

大阴旦汤，即《伤寒论》的小柴胡汤加芍药。

小青龙汤，即《伤寒论》的麻黄汤。

大青龙汤，即《伤寒论》的小青龙汤。

小白虎汤，即《伤寒论》的白虎汤。

大白虎汤，即《伤寒论》的竹叶石膏汤，易人参为生姜。

小朱雀汤，即《伤寒论》的黄连阿胶汤。

大朱雀汤，即上方加人参、干姜。

小玄武汤，即《伤寒论》的真武汤，易生姜为干姜。

大玄武汤，即上方加人参、甘草。

弘景曰：阳旦者，升阳之方，以黄芪为主；阴旦者，扶阴之方，以柴胡为主；青龙者，宣发之方，以麻黄为主；白虎者，收重之方，以石膏为主；朱雀者，清滋之方，鸡子黄为主；玄武者，温渗之方，以附子为主。此六方者，乃六合之正精，升降阴阳，交互金木，既济水火，乃神明之剂也。张机撰《伤寒论》，避道家之称，故其方皆非正名，但以某药名之，以推主为识耳。

据陶氏此文，青龙、白虎等名是古经方正统的命名，是道家传统的称呼，与天文学上二十八宿中的青龙、白虎一样，有着悠久的历史，甚至可以说是从无始而来。陶氏以宣发、收重释青龙、白虎等，其义稳妥，可谓诸方应用的指南。远较其他注家望文生义、捕风捉影、以偏概全的解释为优。

对于大、小的定义，仲景也与陶氏有别。从《伤寒论》中大小青龙、大小白虎、大小承气、大小建中来看，仲景似以作用缓和者为小方，作用剧烈者为大方。而陶氏则秉承《汤液经法》《内经》的原义，以四味者为小方（偶尔也有三味、五味者）；以七味者为大方（偶尔也有八味者）。这是经方原始的、传统的命名方式。太老师张大昌先生，作《汤液经法拟补》，发挥相演已久的"七方十剂"为"十方十二剂"，以应十天干、十二地支之数，使方剂学说理论上更加完善，格式上更加规范，也是以四味者为小方，以七味者为大方。

既然《伤寒论》的小青龙汤是《汤液经法》的大青龙汤，那么《伤寒论》中的大青龙汤又应如何理解呢？《伤寒论》中的大青龙汤，我习医之初，简单地理解成麻黄汤倍麻黄加石膏。后发现方中还有生姜、大枣，才认识到，生姜、大枣虽是寻常之物，也不可忽视。这是一首复方，包含了多个方剂，如麻黄汤、麻杏石甘汤、桂枝去芍药汤、越婢汤。应从多角度、多层面去理解，不能如盲人摸象，以偏概全。

（二）依法不依人

"依法不依人"即是尊重仲景大法，不以某人的观点为依据，尤其是当某人的观点与仲景大原则有出入时，更应有所抉择。那么，什么是仲景的大法，或者说大原则呢？我认为岳美中老先生评仲景的话，可谓深得其中三昧，即"言症状而不谈病理，出治方而不谈药性……"真是得其要者，一言而终，这是经方与医经的主要区别点，是经方的特色，是经方的精华所在。我私下把它作为仲景的心法。

《伤寒论》28条是历来争议颇多的一条，原文："服桂枝汤，或下之，仍头项强痛，翕翕发热，无汗，心下满微痛，小便不利者，桂枝去桂加茯苓白术汤主之。"有的主张去桂，有的主张不去桂，有的主张去芍药各执一端，《伤寒论讲义》四版教材，并列上述几种观点，到五版教材时，采用刘渡舟教授的观点，主去桂加茯苓白术。刘老认为此条病机为水气内停而太阳经气不利，头项强痛，翕翕发热非表证，理由一为服桂枝汤不解，二为小便不利。

此处小便不利为辨证的眼目，因小便不利而加苓术，也符合仲景用药习惯。因小便不利，因药用苓术，推导出其病机为"水气内停"，也无可厚非，只是说头项强痛、翕翕发热，是"太阳经气不利，非表证"，不能服人。这种提法主要是和仲景言症状而不谈病理的原则相左。况以服桂枝汤不解，就断为非表证，在《伤寒论》中得不到支持，《伤寒论》有服桂枝汤不解，连服二三剂的用法，也有服桂枝汤反烦，针风池、风府的策略，怎能以服桂枝汤不解就认定是非表证呢？言非表证，无非是为其主张去桂铺路搭桥而已。此证单服桂枝汤不解，是因没兼顾小便不利这一兼证，在桂枝汤的基础上加苓术，于理于事，均无妨碍。何故非要去桂枝？假如此处无去桂二字，谁又会想到此证应去桂枝呢？我们知道，《伤寒论》历经千载，流传至今，版本不一，对于于理不通的地方，最好是存疑，不能强解。成无己注此条，未及去桂之义，单以桂枝汤加苓术进行讲解，说不定成无己所见传本，没有去桂二字。

首先，仲景虽言太阳、阳明等，却没有言太阳经、阳明经。以经络释《伤寒论》始于宋代朱弘，的确有功于临床，但未必就是仲景的本意。其次，腑病及经，除此条外，找不出第二例，所谓孤证不立。从药物功用来分析，桂枝不妨治水气，苓桂术甘汤、五苓散即是证明。从主方兼证来考虑，桂枝汤兼背强时加葛根；兼亡阳时加附子；兼身痛时加人参、芍药；兼痰浊时，加皂角；兼喘者，加杏仁、厚朴。为何不能于兼小便不利时加苓术，非得去桂不可呢？我们到饭馆去，要一碗没有鸡蛋的鸡蛋汤，厨师是做不出来的，说不定会认为我们是无理取闹。去其君药，而仍以原方命名，徐大椿也曾有怀疑。

刘老学验俱丰，为经方泰斗，况其"水气内停，经气不利"之说，言之成理，并有临床验案，今提出不同意见，并非全是因初生牛犊不怕虎，实由依法不依人的原则所致。

（三）依了义不依不了义

了义即是意理完整、没有争议的条文或方证，不了义即是意理不明、争论不清的条文或方药。如"太阳病，头痛，发热，汗出，恶风者桂枝汤主之"之类，文字简练，症状清详，没有异议，应视为了义之说，于此细心体会，以便临床应用。如太阳上篇的 29 条和 30 条，原文如下：

"伤寒脉浮，自汗出，小便数，心烦，微恶寒，脚挛急，反与桂枝汤欲攻其表，此误也，得之便厥，咽中干，烦躁吐逆者，作甘草干姜汤与之，以复其阳，若厥愈足温者，更作芍药甘草汤与之，其脚即伸，若胃气不和，谵语者，少与调胃承气汤。若重发汗，复加烧针者，四逆汤主之。"（29 条）

"问曰：证象阳旦，按法治之而增剧，厥逆咽中干，两胫拘急而谵语，师曰：言夜半手足当温，两脚当伸，后如师言，何以知此？答曰：寸口脉浮而大，浮为风，大为虚，风则生微热，虚则两胫挛，病形象桂枝，因加附子参其间，增桂令汗出，附子温经，亡阳故也，厥逆，咽中干，烦躁，阳明内结，谵语，烦乱，更饮甘草干姜汤，夜半阳气还，两足当热，胫尚微拘急，重与芍药甘草汤，尔乃胫伸。以承气汤微溏，则止其谵语，故知病可愈。"（30条）

以上二条，文字繁琐，义理不纯，以不了义视之，存而不论为是，若强解释，无益于临床，徒增混乱。

《伤寒论》中方药末尾有某某方主之，有宜某某方，有可与某某方等不同，这些区别，前贤已有论及，也就是说，某某方主之者，当视为了义之说，宜某某方，或可与某某方者，应视为不了义之论。

关于对青龙汤命名的解释，陶弘景《辅行诀五脏用药法要》的解释就是了义之说；而喻嘉言、山田正珍的解释即为不了义之说。

《金匮要略》虽也是仲景所作，但因其发现较晚，并且是一个节略本，与《伤寒论》相比，《伤寒论》多了义之说，《金匮要略》多不了义之说。

丹波元简《伤寒论辑义》说："要之《伤寒论》一部，全是性命之书，其所关系大矣。故读此书，宜涤尽胸中成见，于阴阳表里虚实寒热之分，发汗吐下攻补和温之别，而著工夫，欲方临证处疗，亲身试验之际而无疑殆也。其中或有条理抵牾，字句钩棘，不易晓者，勿敢妄为穿凿。大抵施于行事，深切著明者，经义了然，无太难解者，太阳病，头痛发热，汗出恶风，桂枝汤主之之类，岂不至平至易乎？学者就其至平至易处，而细勘研审，辨定真假疑似之区别，而得性命上之神理，是为得矣。其所难释者，诸家费曲说者，纵令钻究其旨，不免隔靴抓痒，如以其不的确明备者，施之于方术，则害于性命，亦不可测。然其所难释者，置诸缺如而可也。"这也是依了义不依不了义的最佳说明。

（四）依智不依识

关于依智不依识这一问题，不仅超出了一般医学的范畴，也非现代心理学所能及。本人学识、修养有限，本应存而不论为是。虽不易正面讨论，但也不妨我们从生活中来体会，何为智，何为识。识许多时候就像一个愤怒的青年，意气风发，很容易冲动；而智则像一位慈母，不管她的孩子怎么样，她都会一如既往地呵护他，包容他。识就像是我们夜间打手电筒，它的光亮在我们的掌控下移动，且亮度有限；而智则是晴天白日下的太阳，光芒无所不至。识在起作用时，会让我们感到不安、压抑，甚至烦恼、恐惧，以至于我们不得不寻找各种各样的刺激来回避它；而智在起作用时，会让我们感到轻松、愉悦，甚至进一步带着我们融入禅定，体会天地同在、万物一毛的不虚。我们在生活中，当像赌徒一样，押大押小举棋不定时，那一定是识在起作用；当我们像母亲发现自己的孩子落水，勇往直前、义无反顾时，那便是智的体现。至于学术方面，识会让我们对待异己时，把对方打倒在地，还要再踹上三脚；智会让我们包容对方的错误和缺点，发现对方的长处，学习对方的优点。

第三章 经方与临床

　　经方历经千年而不衰的主要原因，就是它经得起临床实践的检验。因而读仲景之书，研仲景之论，应在临床上用仲景之方，这样才能实现由理论到实践，再由实践到理论的良性循环。贤如尤在泾，论仲景书虽有条有理，因其临床不用仲景方，而被陆渊雷所轻视。况仲景之方没有偏僻昂贵的药品，药味不多，价格方面患者容易接受。我临床体会在很多情况下，用仲景原方就足以解决问题。今将本人临床上对经方临床应用的实况录出，旨在说明古方完全可以治今病。同时也将应用过程中效果不理想的病案保留，以期读者能吸取我的教训，不再重蹈覆辙，也许比验案更有意义。

　　今略以汗、吐、下、温、清、其他分类论述。

　　略谈脉经[①]

　　将这篇讲稿放在此处，是仿宋本《伤寒论》王叔和将《辨脉》《平脉》置于仲师原文之前的体例。以说明脉对临床有不可或缺的指导意义。即便是现行《伤寒论讲义》删掉了《辨脉》《平脉》以及《伤寒例》，但每篇的"辨某某病脉证并治……"也足以说明脉诊的重要性。当然，临床上不善诊脉者，也可能有不错的疗效。但不善诊脉者，很难做到内心的"虚"与"静"。与其说我偏爱脉诊，倒不如说我喜爱"虚"、"静"。

---

　　① 此部分为新增"珠海首届经方临床学术讲坛讲稿"内容。

1. 缘起

感谢主办方，尤其是刘志龙院长的盛情邀请，给了我这次学习交流的机会！

刘院长我们私下交流，他希望我能谈一些有关诊断方面的问题。说到诊断，我们就会想到四诊——望、闻、问、切。我们的教材倾向于四诊合参。而我个人的观点，四诊是对中医诊法的汇总，具体到每个医生，尤其是师承为主的医生，四诊是有所侧重的，并非是望、闻、问、切四诊并重。引用《三国》里的一句话，"伏龙、凤雏得一而安天下"。精于其中的一个，就可以做到诊治无误。望诊，最典型的案例莫过于扁鹊见蔡桓公和仲景先师诊王仲宣的故事；闻诊，黄元御有个医案，给一王爷的儿子诊病，只听到了患者咳嗽和声音，诊断肺已烂。有一黄煌老师的得意门生，私下告诉我，患者一进诊室，她就能闻到患者身上的异味，往往据此用方，疗效很好，这当属闻诊的范畴；问诊就不用说了；切诊，单论切脉，从《内经》《脉经》开始，更是为历代名医所重。当代脉诊大家或侧重于诊断，或侧重于治疗，都能撑起一片天地。

我们今天不谈四诊并重的诊断，只谈四诊中的切诊。严格地讲，切诊不单指切脉，也包括切肌、腹。我们今天只谈切脉。既然谈脉诊就不能不谈现存最古老的《脉经》。

谈《脉经》之前，先谈两个题外话：

（1）医圣、亚圣的问题

我们尊张仲景为医圣大概是明代开始的，宋代林亿等在整理仲景书时，虽对仲景崇敬有加，但并未使用"医圣"这一词。据我所知，晋代皇甫谧首先使用了亚圣一词，他说，"伊尹以亚圣之才，撰用神农本草以为汤液"。据《辅行诀五脏用药法要》，张仲景方多来源于《汤液经法》，这与仲景自序"勤求古训，博采众方"相一致。既然《汤液经法》的作者伊尹只能被称作亚圣，那后于伊尹的张仲景被称作医圣，似乎不太恰当！我们可以看出，皇甫谧心中的医圣是神农。与神农齐名的还有伏羲、黄帝，并称三皇，也可理解为三圣。

但是，张仲景医圣的称谓也算是由来已久，从仲景对经方的贡献，也当之无愧。如果我们将皇甫谧之前的医圣、亚圣称作古圣的话，张仲景的医圣可算作今圣。伊尹于神农为亚圣，那王叔和于张仲景也可谓亚圣。明清以来，王叔和受到了严重的不公平待遇。人们出于对医圣张仲景的崇敬，把一些不能理解的条文，全简单地归罪于王叔和，理由是他整理了仲景书。也不想一想，若不是王叔和，说不定我们没有福分见到仲景的东西。不感恩戴德就算了，反而不遗余力诋毁王叔和，太不应该了！今天在这里为王叔和打抱不平。同时《脉经》应提高到《四大经典》的高度。

（2）医经七经和四经六书

我记得在 2012 年井冈山经方班上，我提出了一个"经方七经"的概念：《神农本草经》《黄帝内经》（《素问》《灵枢》）、《伤寒杂病论》（《伤寒论》《金匮要略》）、《脉经》《辅行诀》《千金方》（《千金翼方》）、《外台秘要》。到现在三年过去了，我的观点仍没有变。但是，人的精力有限，后三种可暂缓，前四种是必须熟练掌握的。因儒家有个五经四书，所以我把前四种称为"四经六书"（四经：《神农本草经》《黄帝内经》《伤寒杂病论》《脉经》，六书：《神农本草经》《素问》《灵枢》《脉经》《伤寒论》《金匮要略》）。如果不认同这种说法，不熟读四经六书，按照我们老家骂人的话，就是"四六不通"。

2.《脉经》说要

下面我将从五个方面谈一下《脉经》。

二十四脉概念

阴阳脉法

三才脉法

四时五行脉法

综合立体脉法

因时间关系，后四项只做简单地说明，重点讨论二十四脉概念，放在后面，下面先从第二项说起。

阴阳脉法

辨脉阴阳大法第九："脉有阴阳之法，何谓也？然：呼出心与肺，吸入肾与肝，呼吸之间，脾受谷味也，其脉在中。浮者阳也，沉者阴也，故曰阴阳。心肺俱浮，何以别之？然：浮而大散者，心也；浮而短涩者，肺也。肾肝俱沉，何以别之？然：牢而长者，肝也；按之软，举指来实者，肾也。脾者中州，故其脉在中。是阴阳之脉也。脉有阳盛阴虚，阴盛阳虚，何谓也？然：浮之损小，沉之实大，故曰阴盛阳虚。沉之损小，浮之实大，故曰阳盛阴虚。是阴阳虚实之意也。"

这段讲的还是有点多，所谓的阴阳脉法就是只分浮沉虚实。先从最简单的学起，也就是《伤寒论·平脉法》中所说的"太过可怪，不及亦然"。入手先辨阴阳、虚实、太过、不及，不应因其简单而忽略。

三才脉法

也就是寸关尺，浮中沉三分法。寸关尺三分法没有异议，而浮中沉三分法好似与经典中皮脉肉筋骨的五分法不合。我是这样考虑的，五分法就是三分法。浮中沉可以换个名词，也可称天地人。皮属天，骨属地。天地是简单的，所以各占一层，人事是复杂的，所以脉肉筋三层属中。所以我将皮脉肉筋骨也理解成三分法。

四时五行脉法

四时五行脉法，《内经》《脉经》中谈得最多，可谓是苦口婆心，不厌其烦。《脉经·卷三》专门论述。大家要熟记。下面还有一个四时脉推断死期的案例。

综合立体脉法

此种脉法见于《脉经·卷十·手检图》中说："肺者，人之五脏华盖也，上以应天，解理万物，主行精气，法五行、四时，知五味。寸口之中，阴阳交会，中有五部。前、后、左、右，各有所主。上、下、中央，分为九道。"

后世脉学著作，在某一点上的发挥或者超过了《脉经》，但这种由点到线，由线到面，由平面到立体的思路，是后世脉学著作不具备的，经典就是经典！

下面我专门谈一下二十四脉概念。限于时间关系，只谈其种的几个脉象。

弦：《脉经》："举之无有，按之如弓弦状"。后世脉书作"如新张弓弦"可取，举之无有可以不要。而有的书作"如按琴弦"，绝对是错误的！弓弦是牛筋制成，拉满之时的状态的确很像弦脉。而琴弦是钢丝制成，毫无胃气可言，这里的弦可以是生理的弦，也可以是病理的弦。不是讨论死脉的弦，即便是死脉的弦也不至于如琴弦。所以，差之一字，谬之千里。

紧：《脉经》："数如切绳状"。我把它修改为"状如切绳"。说到切绳的绳，我是有感觉的，因我只有两个弟弟，没有姐妹。所以小时候经常帮助母亲做一些针线活。比如母亲织布经布时我递线头。她合绳子时，我拉勾。所以，对切绳的绳不但有感觉，而且有感情。所以，我一直认为：中医的精华在经典，但经典离不开生活。

后世对紧脉的比喻有的说："如转索无常"。索也就是绳。而无常是怎么一回事呢？绳子搓到极致，如果两头用力拽着，还能保持直线，若突然松手，则扭曲毫无规律。这种脉象临床上是可以见到的，有点像刘绍武老师所说的"聚关脉"，其实，可以聚于关，也可以聚于寸或尺。这样的紧就有两层意思：一是静态的，将绳搓到极致拉直的状态；二是动态的，突然松手时的状态。

涩：《脉经》："涩脉，细而迟，往来难且散，或一止复来。"我对《脉经》里对涩脉的描述是不满意的。为了说明一种脉而引用了细、迟、散三种脉，不可取。佛经曾言："一切众生皆因比喻而得解脱"。就像前面的弦和紧都是用比喻来说明，我很赞同这种方法。后世对涩脉有："如轻刀刮竹"的比喻。我认为可取。

不过，我发现不少医家对"如轻刀刮竹"有误解。一种是说刮竹是刀上下往来速度不一为涩，一种是说刀过竹子关节时有阻碍停顿是涩。这两种说法犯了同样的错误，就是将刮竹理解成削竹。古人用字严谨，刮是刀与竹垂直，而削是有角度的。在这里，还要注意"轻"字，是刀锋和竹子似接触未接触的状态，用力按到竹子上，就体会不到涩象了。真正理解了刮竹，不需要刮很长，也不须过竹节，轻轻一划，涩的感觉就出现了。当你真正理解了涩之后，就会发现没有任何文字比"如轻刀刮竹"更形象了。有句话怎么说来着，"纸上得来终觉浅，绝知此事要躬行"，不知道何谓涩脉，回去轻刀刮竹吧！

促：《脉经》"促脉，来去数，时一止复来。"促脉在《伤寒论》中出现了四次："伤寒脉促，手足厥逆，可灸之。""太阳病下之后，脉促胸满者，桂枝去芍药汤主之。""太阳病，桂枝证，医反下之，利遂不止，脉促者，表未解也，喘而汗出者，葛根黄芩黄连汤主之。""太阳病下之，其脉促，不结胸者，此为欲解也。"从这四条来看"促脉"，我觉得胡希恕前辈的说法，"以寸脉独浮为促"是有道理的。而我根据临床实践，补充为寸浮过寸（桡动脉搏动超过腕横纹），类似《脉经》中说的"溢脉"。病机无非是外感风寒或虚阳外越。这就为表未解，去芍药提供了脉理医理的依据。从《伤寒论》条文来看，《脉经》对促脉的定义，值得商榷。

3. 脉诊的意义

判断预后和指导治疗。

（1）判断预后

两个医案：

案例 1

患者，女，82 岁。既往情况：常易发生下肢紫斑数年，2007 年在当地县医院确诊为血小板减少性紫癜，并住院两次，曾输过血小板。病情稍稳定即回家。其亲戚是医院药房的工作人员，言此病院方已尽力，没必要再住院了。

2008 年 12 月 3 日，因乏力，心悸，不能进食，鼻常流血不止，两天的时间，就用完一卷卫生纸。其子请我出诊，表示愿意试服中药。出诊症见：面黄，稍有浮肿，眼睑无血色，舌淡，有紫斑，咳嗽少痰，夜不能眠，大便黑，脉弦细数而硬，两寸尤甚。

据证用黄连阿胶汤加味：黄连 10 克，黄芩 10 克，白芍 10 克，生地 30 克，桑叶 20 克，三七粉 10 克（冲服），阿胶 10 克（烊化），紫菀 10 克，冬花 6 克，寸冬 10 克，鸡子黄二枚，嘱加水 1200 毫升，煎取 400 毫升，将阿胶烊化，再兑入鸡子黄，分两次温服，并用汤药送服三七粉。

服药四剂，诸症如故，患者嫌三七粉难吃，就不再用三七，余药不变。有时取药不及时则间隔一两天，至 12 月 19 日共服药 10 剂，鼻血停止，夜能安睡，咳减，饮食近常人，脉数稍减，硬度比过去稍软，眼睑红润，近正常人。

后记：病人因症状减轻，就不愿继续服药，因其脉仍弦数，我便对家属说："时在冬天，脉尚弦数，若不继续调理，明年入夏就会有危险，就没有机会治疗了。"果于 2009 年 5 月

8日去世，刚过立夏三天。冬见夏脉，至夏必亡，《内经》四季脉法果真如此灵验，还是巧合？

案例2

患者，男，1940（庚辰）年8月5日出生。某领导的父亲。于2014（甲午）年7月23日某三甲医院ICU病房会诊。参加会诊的有本院四位主任和两位外院的同道。胸腔积液有癌细胞，CT未能确诊，并发中风，神智异常，下肢阴囊浮肿，脉浮芤、数、结代，但心电监护确未发现心律异常。

我断为死症，活不过9月23日。理由有三：①年高多器官损伤；②脉浮、芤、结、代；③寒湿的体质遇上寒湿的运气。

果然于2014年8月1日下午6点去世（甲午年辛未月甲辰日癸酉时）。

案：我当时只据五运六气。出生于庚辰，辰年太阳寒水司天，太阴湿土在泉，是个寒湿体质。2014年甲午年，土运太过，7月23日～9月23日，主、客气均是太阴湿土，据此断其活不过9月23日。事后发现在这两个月中前一个月是辛未月，未属土，死于甲辰日，辰也属土。死于下午6点，是最近因要用这个医案，托朋友打听的，难免不准，当日6点是癸酉时，既然是土年、土月、土日，死于下一时辰甲戌（7～9点）更符合运气理论。从此发现这六十花甲子也蛮有意思，对《脉经》中有关甲日死，乙日死等说法，不再嗤之以鼻了。

（2）指导治疗

①针脉相应

我沈刚师父的一则医案："在加州时，我到一个朋友的诊所去考察，正好遇到一位西人到诊所就医。病人提出要按摩治疗他的肩背疼痛，通过询问得知，此病人曾经到其他针灸诊所治疗20次，没有一点好转。所以病人认为针灸不能解决他的问题。在朋友的要求下，我用脉诊为该病人诊断，发现他左关独弦紧，乃嘱针灸师独取阳陵。30 分钟后，病人已经基本感觉不到疼痛，他惊奇不已，非常高兴。随后我又嘱朋友隔日治疗一次，经 3 次完全治愈。"

这就是针脉相应的典型案例。摘自师父的博客。

我过去临床中遇到两尺无脉的喜欢针太溪。后读《脉经》发现尺脉绝者针足太阳经。我就改成了针昆仑，效果更好。这使我联想到了《千金方》的补肾首方为什么是小建中汤。

②方脉相应

《脉经》大量的篇幅论述了方脉相应的思想，大家回去读，我这里不重复。

谈一点我用柴胡桂枝干姜汤的脉证经验，供大家参考。两关不等是应用此方的脉证。

王雨三前辈在《治病法轨》中的经验：上盛下虚，六味地黄汤加味；下盛上虚，补中益气汤，简洁实用，经得起临床验证，希望大家重视。

2015 年 5 月 1 日

一、汗 法

1. 桂枝汤

（1）患者，女，30 岁。1994 年 8 月 14 日就诊，发热数天不退，体温 38.5℃，恶寒恶风，自汗出，脉浮数而无力。自言吸气时凉气冲脑，甚苦恼。桂枝汤：肉桂 20 克，白芍 20克，甘草 15 克，生姜 20 克，大枣 12 枚（擘），加水 1500 毫升，煎取 500 毫升，分 3 次温服，每次服药后，过半小时喝热稀饭半碗。1 剂知，2 剂愈。

讨论： 关于桂枝汤、麻黄汤，注家有"只宜冬月北人正伤寒"之说，此乃无稽之谈。南怀瑾先生、刘力红博士均认为南人夏月多伤寒。从临床实际来看，后说为胜。此患者三伏天用桂枝汤速效，更证明前说之非。况经方应用原则，有是证，则用是方，岂拘南北冬夏！

（2）患者，女，28 岁。产后 3 日，发热，体温 40.5℃，经他医输液治疗 1 天，热不减，到乡卫生院陈述病情，建议继续输液，酒精洗浴，加服中药，热仍不退。2003 年 3 月 17 日凌晨，延我诊治，体温 40℃，面黄稍浮虚，查其所服药渣，有大量金银花、石膏，问："渴不？"答："嘴干不想喝。"头痛，多汗，不烦不躁，唯觉心悸，舌淡，苔白，脉浮数无力。将手久按其胸腹不觉太热，脐上腹主动脉跳动明显。桂枝汤加味：肉桂 20 克，白芍 20 克，甘草 15 克，生姜 20 克，大枣 12 枚（掰），黄芪 30 克，煅龙骨 15 克，煅牡蛎 15 克，山药 20 克，加水 1800 毫升，煎取 600 毫升，于 12 小时内分数次温服。次日，体温 38.2℃，汗出减少，再服 1 剂，体温正常，心悸减，微有汗。减上方剂量，续服 3 剂，可下床做饭。

讨论： 乡卫生院之所以将桂枝证误认为实热证，除未见病人、四诊不全外，是把体温计上的 40.5℃，当作了白虎汤的"大热"。仲景当时绝对没有体温计，其所谓大热，与恶风、恶寒同例，应理解为恶热。临床实际，恶热的程度并不完全与体温成正比，因此，不能把西医的高热、特高热与仲景的大热简单地画等号。发热、汗出为桂枝汤、白虎汤共有之症，只要不先入为主，四诊合参，是不难辨别的。从前，自以为桂枝汤证的"翕翕发热"，体温不会太高，不过"体虚感冒"之小病。经过此案，改变了我对桂枝汤的认识，益信"纸上来者终觉浅，绝知此事要躬行"。至于所加四味药，加黄芪是受《辅行决五脏用药法要》的启发，陶弘景言："阳旦者，升阳之方，以黄芪为主……"加龙骨、牡蛎因腹中动悸，《药征》："龙骨主治脐下动，牡蛎主治胸腹动"，况二药能加强桂枝汤的敛汗作用。加山药，取其味甘滋补，代饴糖，师小建中汤意。今将当时的思考如实供出，正确与否，交读者评判。

（3）患者，女，48岁。月经3～5月一潮，心烦，不时周身发热，头部汗出，体温正常。曾在医院化验、做B超，未见异常，给更年安治疗，不效。1996年10月22日就诊，舌淡而胖，苔薄白，脉沉软，按其腹柔软。桂枝汤，剂量煎服法同例（1），3剂诸症略减，10日，基本痊愈。改归脾丸调理。

讨论：《伤寒论》"病人脏无他病，时发热自汗出者，桂枝汤主之"，这里的"脏无他病"可理解为"无器质性病变"。对号入座，无须多言。

（4）患者，女，28岁。头胎为一女孩，妊娠恶阻极重，以至虚弱、体瘦，1.6米身材，体重不足90斤。1999年10月15日，其夫来索方，妊娠40天，呕吐不能饮食。随处桂枝汤加味：肉桂10克，白芍10克，甘草6克，生姜3片，大枣4枚（掰），半夏10克，云苓10克，太子参10克，加水1200毫升，煎取400毫升，室温下频频少量饮服，每日1剂。2日呕止，饮食如常，停药。过1月，呕吐又作，仍用前方3剂呕吐未再发，如期顺产一男孩，母子康泰。

讨论：此为桂枝汤、小半夏加茯苓汤、人参干姜半夏丸合方，对于因脾胃虚寒、冲气上逆所致的恶阻，疗效确切。冲脉起于胞中，循足少阴上行，妊娠呕吐冲脉上逆所致。吉益东洞言"桂枝主治冲逆"，刘渡舟教授论桂枝有三气之功："降逆气、温中气、驱邪气"，均可谓知桂枝者矣。后以此方治妊娠恶阻多例，没有重录的必要。

（5）患者，女，20岁，学生，我的亲戚。2003年秋，为其祖母诊治时，言双手出汗如洗，余无不适，诊其脉，沉而弱，桂枝汤头煎分 2 次温服，次煎洗手，6 日愈，半年后相遇，未复发。

（6）患者，女，62 岁。2006 年 7 月 24 日就诊，言："大热天两耳进凉风，有点儿疼"，身材中等，体胖，面白，满面汗珠，目昏涩，舌淡，脉浮细而紧。去年入秋经常感冒。桂枝汤合麻黄附子细辛汤加黄芪：肉桂 10 克，白芍 10 克，甘草 6 克，麻黄 10 克，细辛 6 克，附子 10 克，生姜 3 片，大枣 3 枚，黄芪 20 克，煎两次混和后分温再服，每日 1 剂。2 日病无进退，4 日两耳恶风大减，疼痛消失，脉紧稍去。本想去麻黄，患者觉得特别舒服，坚持不让改方，干脆"恭敬不如从命"吧。

讨论：汗出、恶风，是桂枝汤的两大主症，按照原文理解，应是全身症状。在以上的案例中，一为局部汗出，一为局部恶风，同样用桂枝汤取得很好的疗效。

2. 桂枝加葛根汤

（1）患者，男，7 岁，广宗县葫芦乡大辛庄人。于 1992 年 12 月 3 日，发热，体温 39℃，经他医肌注消炎退热针剂两次，汗出热不退，又到某乡医院输液 3 天，热仍不退，于 12 月 6 日就诊我室，体温 38.5℃，恶风、恶寒，用手摸其腹背有汗，不渴，脉浮数，自称"脊梁上如背着石碑"，引得大家哄堂大笑。因乌龟背上才有石碑，所以我们家乡和人开玩笑时，往往说"你背上有石碑吗？"小孩子不知这些，如此形容背部的感觉，是很形象的。笑过之后，我开了桂枝加葛根汤：肉桂 15 克，白芍 15 克，甘草 10 克（炒），葛根 30 克，生姜 15 克，大枣 6 枚（掰），加水 1200 毫升，煮取 400 毫升，于 1 日内服完，不拘次数，连服 2 剂，体温正常，背也不沉了。

讨论：桂枝汤以及桂枝加葛根汤，均以自汗为主要的适应证，初认为自汗必须通过问诊而来，临证既久，发觉有时患者汗出不明显时，往往不能通过问诊获得正确的答案，尤其是小孩子，问诊更不好用，我遇到发热的患者，多是摸其腹背，干燥者视为无汗，潮湿者视为有汗、自汗。对于自汗不明显者，这一方法很实用。

（2）患者，女，25 岁，本村人。1992 年 4 月 26 日，头胎顺产一女婴，刚满月，洗头洗脚后，又当风而眠，自感身冷，诸肢节疼痛，头项强硬，自汗，少腹胀痛拒按，舌暗，无苔，脉数，体温 38℃。处方桂枝加葛根汤：肉桂 20 克，白芍 20 克，甘草 15 克（炒），葛根 30 克，生姜 20 克，大枣 12 枚（掰），加水 1500 毫升，煮取 500 毫升，分 3 次温服。服后汗出连绵，体温渐退至正常。仍然腹痛并波及上腹部，其间曾请人按摩，下黑血若干，痛仍不止，以枳实芍药散改汤剂：枳实 20 克（炒），白芍 15 克，赤芍 15 克，麦芽 30 克，水煎服，分 3 次于 1 日内服完，腹痛愈，阴道又下污血甚多。未再用药，休息数日，如常人参加劳动。

讨论：　此患者发热恶寒为外感，产后腹痛为内伤。今先以桂枝加葛根汤治其外感，后以枳实芍药散治其内伤，两日诸症痊愈，经方的疗效于此可见一斑。枳实芍药散用大麦粥，此处用煎剂，所以重用麦芽。因大麦一时难寻，麦芽即大麦发的芽，故用其代替。枳实、芍药这两味药，经方中常联用，不可轻视，如四逆散、大柴胡汤、排脓散及排脓汤均以此二味为底。另，现今枳实、枳壳分作两味药，而仲景之时可能没有分得这样详细，按孙真人《千金要方》有"枳实去瓤"等语，应为现在的枳壳，因枳实很小，哪有瓤可去？不过我临床凡用枳实之处，均是用现在的小枳实，疗效还不错。

（3）患者，女，25 岁，本村人。产后 2 日即发高热，曾在乡医院住院 10 天，静点青霉素、氨苄青霉素、头孢唑啉等。于产后 20 天时，下利清谷，每日十余次，因大便时外出感寒，头痛发热，体温 38.9℃，项强，背恶风寒，自汗出，心腹微满痛，脉浮数。时在 1991 年 8 月 16 日。处桂枝加葛根汤：肉桂 30 克，白芍 30 克，甘草 20 克（炒），葛根 30 克，生姜 20克，大枣 12 枚（掰），加水 1500 毫升，煎至 500 毫升，分 3次温服。

8 月 17 日复诊，汗出连绵，下利愈，仍发热，心下微满痛，口渴加重，每日喝水 8 壶（每壶约 1500 毫升），小便一满盆（与所饮量等），体温最高时 39℃，最低时 37.8℃，不烦躁，脉浮数。改五苓散为汤：泽泻 30 克，云苓 20 克，白术 20克，猪苓 20 克，肉桂 15 克，水煎服。同时输液，加氨苄青霉素。

8 月 18 日 3 诊，热降，体温最高 37.5℃，饮水减至每日 5壶，小便量约相等，时胃脘隐痛，下腹轻微压痛，上方加白芍20 克，甘草 10 克（炒），以治腹痛。

8 月 19 日 4 诊，体温 37.2℃，头不痛，恶寒已，饮水减至每日 3 壶，仍守上方治疗。

8 月 20 日 5 诊，体温 36.7℃，饮水、小便如常人，食量增加，下腹轻微压痛，左太阳穴恶风，脉沉细而缓，停西药，改黄芪当归建中汤加益母草、焦山楂。继服 5 天，停药。

讨论： 此患者有点类似《伤寒论》28 条，比 28 条多下利、消渴两症。用桂枝加葛根汤，下利速愈，因消渴、发热、脉浮、心下满痛，用五苓散改汤剂，疗效还算可以。服桂枝加葛根汤热不退，须与白虎汤证相鉴别，结合本患者，我觉得有以下三点区别：首先，白虎汤证脉滑或洪大有力兼恶热，此患者脉浮恶风；其次，白虎汤证，多伴烦躁，此患者虽高热，但安静，不烦躁；白虎汤证的消渴，饮水多，小便量明显少于饮水量，此患者饮一溲一。

另外，此患者复诊时输液并加用氨苄青霉素，并非我的本意，患者刚用完抗生素，哪来那么多炎症？此患者不过是外感兼水饮，单用中药我还是有信心的。因患者的姐姐就是死于产后发热，所以全家都十分紧张，为了能让患者继续用中药治疗，我也只能违心地输液。虽然我不认为此患者是输液和氨苄治好的，但若不将所用的西药写出来，显得我的医案也太不真实，也有违我医案实录的承诺。

这是我早年应用五苓散的一则医案，后经多年体会，像五苓、四逆、当归芍药诸散剂，直接用散，效果优于用汤剂，且服用方便，患者乐意接受。既然这里提到了五苓散，干脆就将五苓散的几则医案录于下面。

3. 五苓散

（1）我的某师伯，跟太老师学习哲学、佛学，兼知医。1996年夏天中午3点钟，师伯突然来到我家，说伯母发热数日，曾服小柴胡汤热不退，反增呕吐，让我前去诊治。我据服小柴胡汤不效，呕吐明显，时在三伏天，湿气较重，估计应是五苓散证，就带了一包事先制好的五苓散，我们一起骑自行车到广宗，测体温37.8℃，口渴想喝水，但水入则吐出，恶寒，头痛，舌淡，无苔，脉浮数无力，腹软，小便不利，果然是五苓散证，嘱每次服3克，米汤送下，每日3次。

后据师伯说，服后呕吐即止，体温渐退，后又增其分量，共服4天，诸症痊愈。因是他自加分量，具体服用了几克，我不得而知。

（2）患者，女，本村人［其公公年80，患心梗，照顾得无微不至（详见第12页"经方的渊源"案例3）］。诊疗余暇，言其双腿浮肿数月，曾在县医院查尿常规，一切正常，月经、二便、舌脉无异常。于是给五苓散，每次3克，每日2次，米汤或白开水送下，服药1个月，浮肿消退，停药未复发。

（3）患者，男，8岁，我的表弟。患小儿急性肾炎，面目浮肿，两眼只剩一条线，腹满，小便不利，腹部叩诊，发现有少量移动性浊音，时发呕吐，脉浮数。以越婢汤合五苓散：麻黄15克，石膏30克，甘草6克，生姜10克，大枣6枚（掰），苍术10克，泽泻15克，肉桂6克，云苓15克，猪苓6克，水煎服，每日1剂，并肌注青霉素。10天，诸症痊愈。至今大学毕业，参加工作，此病未复发。

（4）患者，女，40岁，威县人。1999年8月14日就诊，低热1个月，化验检查无异常，体温38℃，呕逆，头痛，自觉两胁撑胀，心下痞满，小便不利，下肢轻度浮肿，舌质正常，苔厚腻，脉缓。以小柴胡汤合五苓散：柴胡15克，半夏15克，黄芩10克，太子参10克，甘草6克（炒），泽泻15克，苍术10克，云苓15克，肉桂6克，猪苓6克，水煎服，每日1剂。5剂体温正常，呕吐止，舌苔变薄，再服5剂，痊愈。

（5）患者，男，58岁，广宗县李怀乡徐家庄人。呕吐不食，饮食无味，胃部胀满，按之微痛，舌质暗，苔白厚腻，脉弦滑。胃苓汤加味：川朴15克，苍术15克，陈皮10克，甘草6克（炒），泽泻15克，云苓15克，猪苓10克，肉桂6克，槟榔6克，草果6克，水煎服，每日1剂。3剂呕吐止，饮食知味，白苔尽退，脉沉缓。改六君子汤善后。

（6）患者，女，72岁，广宗县李怀乡李磨村人。曾患脑梗塞两次，经治疗肢体恢复，痴呆渐重，以至不认识自己的子女，形丰体胖，面大如盆。于2004年2月1日晚，再发右侧肢体不遂，舌体胖大，质暗，苔白厚，脉沉紧。饮水每日3000～4000毫升，小便量等。在输液的同时加中药：黄芪50克，肉桂20克，泽泻30克，苍术20克，云苓30克，猪苓15克，防己15克，加水1500毫升，煎取500毫升，分3次温服。服药2剂，小便正常，神志清楚，能配合输液。以此方治消渴，我是有把握的，没想到多时的痴呆，竟然也出现了明显的好转，是我和家属都没有想到的。这是药物的作用，还是巧合，我不能确定。

讨论： 五苓散以消渴、水入则吐、脉浮为其主证，发热、小便不利、精神异常是其兼证。大塚敬节《中国内科医鉴》论糖尿病的治疗，阳证多用白虎汤，阴证多用肾气丸，言五苓散应用的机会很少。我认为五苓散并不是糖尿病的禁用方药，只要有相应的脉证，是可以应用的。我乡有一老医，祖传数代，专治"鼓证"和"消证"，也就是肝腹水和糖尿病。曾有山东某医院院长，患糖尿病，慕名前来求治。其方秘而不传，概用丸散，不用汤剂，忌口甚严。从其所购饮片来分析，多黄连、黄芩、黄芪、云苓、白术、泽泻、猪苓等，苓连已有泻心汤的意思，三黄丸治消渴，孙真人《千金方》有记载。黄芪、云苓、白术、泽泻、猪苓也有五苓散的意思。

《千金要方》："五苓散主时行热病，但狂言烦躁不安，精彩言语不与人相主当者"。初读不知孙真人所论是何病。后阅历渐广，知道以发热为主的流行性出血热，若并发肾功能衰竭，多有烦躁不安等精神症状。重症肝炎也有发热的症状，一旦出现肝昏迷，也多有上述精神症状。据此，五苓散还真的不应轻视。我在基层，像这种大病少有机会参与，因而不能对《千金要方》中的记载进行试验，希望有机会处治这两种病的同道，要想到五苓散。

4. 麻黄汤

（1）患儿，11个月，家住城关镇东街。鼻塞2个月，于1989年12月30日加重，无咳喘、寒热等症，这时天气寒冷，考虑为外寒袭肺、肺气郁闭所致，劝其家长试服中药。其父面有难色，说："草药那么苦，小孩子怎能喝下去？"我说："这剂药只有四味，且有甘草，味道不苦，小孩子服药不同于大人，一次大半碗，煎成放炉火旁，使其温凉适中，每次一二勺，频频喂服，不会有多大的困难。"家长表示愿意试服，于是开麻黄汤1剂：麻黄10克，肉桂6克，杏仁6克，甘草5克，加水500毫升，煎取150毫升，如上法喂服。

一天半的时间，服完1剂，患儿鼻息豁然畅通，家长异常兴奋，要求多服几剂，以巩固疗效。我说："经方中病即止，不需多服。"1周后相遇，言鼻塞未复发。此是我首次用麻黄汤，虽事隔多年，记忆犹新。

（2）患儿，4岁，家住李怀乡陈家庄，1999年4月15日就诊，此时本地正流行小儿支气管肺炎，多在医院输液1周才能缓解。此患儿咳嗽、发热2天，曾在本村口服、肌注消炎退热药不愈而转我室，体温38.5℃，气喘无汗，不渴，脉紧而数。单用麻黄汤：麻黄15克，肉桂10克，杏仁10克，甘草10克，加水800毫升，煎取300毫升分温3服，每日1剂。共服2剂，诸症悉愈。

（3）患者，男，32岁，本村人。1999年冬在邢台打工时，患感冒，回家在我室就诊，体温38℃，头痛，鼻塞，无汗，全身酸痛，给麻黄汤：麻黄30克，肉桂20克，杏仁20克，甘草15克，加水1200毫升，煎取500毫升，分3次温服，1剂，汗出，热退，诸症消失。未再用药，嘱其避风、多休息。

（4）患儿，2周岁，本村人。去年曾患肺炎，经肌注、静点青霉素10天。今（1993年3月7日）又发热，体温38.5℃，微喘无汗，听诊左肺可闻及湿啰音兼哮鸣音，给麻黄汤：麻黄10克，肉桂6克，杏仁6克，甘草5克，加水500毫升，煎取150毫升，1日服完，不拘次数。

3月8日复诊，进门时见将头俯于其父肩上昏昏似睡，体温 39℃，面垢无光，咳喘加重，改麻黄附子细辛汤：麻黄 10 克，附子 6 克，川乌 6 克，细辛 5 克，加水 500 毫升，煎取 150 毫升，1 日服完。

3 月 9 日 3 诊，精神焕发，咳喘大减，体温正常，肺部啰音几乎消失，继服上方 1 剂，痊愈。

（5）我的三弟，时年 33 岁。2003 年春发热，体温 38.5℃，无汗，恶寒，周身酸疼，不渴，脉紧而数，给麻黄汤 1 剂：麻黄 30 克，肉桂 20 克，杏仁 15 克，甘草 15 克，加水 1500 毫升，煎取 500 毫升，分 3 次温服，早晨开始服，至下午 7 点服完，汗不出，热不退，反升至 39.2℃，夫妻双双恳求尽快退热，肌注安痛定 4 毫升、柴胡注射液 2 毫升，不久汗出热退，观察数日，一切正常。

讨论：在我所接触的中医里，不知道张仲景《伤寒论》的，几乎没有；而用过麻黄汤的，也几乎没有。可见经方理论与实践的差距，是多么遥远。

案（2）为小儿肺炎，临床习惯，一见发热、咳喘，不是输液，就是麻杏石甘汤。当知，发热、咳喘为麻黄汤和麻杏石甘汤共有之症，麻黄汤证兼无汗、恶寒、身痛、脉紧，麻杏石甘汤证兼汗出、烦渴、脉洪，怎能一见小儿肺炎就麻杏石甘汤？小儿肺炎见麻黄汤证时，用麻黄汤往往可一剂知二剂已，误用麻杏石甘汤或打针输液，多需一周或更长的时间才能痊愈。虽说条条道路通罗马，但最近的只有一条。现代医学，对于某一病症，尚有首选药、次选药之说，即便是麻黄汤与麻杏石甘汤一时难以分别，也应首选麻黄汤。服麻黄汤不外两种转归，一种如案（1）、案（2）、案（3），汗出而愈，自然是皆大欢喜；也有汗出之后，变为麻杏石甘汤、白虎汤、承气汤、真武汤等证者，"观其脉证，知犯何逆，随证治之"就是了。

案（4）因"但欲寐"，认定为少阴证，我临床上，遇少阴重证，往往附子与川乌同用，以补当前附子因炮制太过，力量不足。

案（5）我认为并不是药不对证，实际上是药不胜病，我三弟形丰体壮，体重180斤。本应击鼓再进，为了"不失人情"，只好恭敬不如从命。临床体会，像这样的发热，首选麻黄汤（或其他相应方剂），热不退时再用西药，往往比一开始就用西药退热，愈后良好，无并发症和后遗症。我这样说，不会有人以为是在偏袒中药吧。

5. 葛根汤

（1）患者，男，58岁，本村人。1993年3月13日，不慎风寒，感冒发热，服西药汗出热不退，迁延八九天，证见：体温37.5℃，头痛头晕，口苦，欲呕吐，舌尖红，脉弦，用小柴胡汤1剂，服后汗不出，热不退，体温38℃，腹泻每日3～4次，无里急后重，脉浮紧而数。给葛根汤：葛根30克，麻黄20克，肉桂20克，白芍20克，甘草10克（炒），生姜20克，大枣12枚（掰），加水1500毫升，煎取500毫升，分3次温服。1剂汗出热退，腹泻停止，未再用药，体温未复升。

讨论：此案可以看出几个问题。首先，头痛、口苦、发热，脉弦虽似小柴胡汤证，用小柴胡汤不效，显然是认证不确，并不是小柴胡汤的过错。每见有的医家用仲景方不效时，不思己之认证不确，却责怪经方不灵，实在不应该！此患者虽有小柴胡汤的兼证，但不具备小柴胡汤的主证——胸胁痞满。吉益东洞认为，经方一方有一方之主证，的确是经验之谈，不具主证，但据兼证而用方，怎能百发百中。其次，这是我早年的医案，那时脉法欠精，想用小柴胡汤，就把患者的脉说成弦，想用葛根汤，就把患者的脉说成是浮紧而数，带有很多主观的因素。现在体会，紧脉多细而硬，弦脉多长而直，还是不一样的。从病理上分析，紧多为寒凝血脉，弦多为邪已伤正，胃气受损。

（2）患者，男，45岁，本村人。头项强硬，背沉恶风寒，无热，咳嗽，脉浮。给葛根汤：葛根50克，麻黄30克，肉桂20克，白芍30克，甘草5克（炒），生姜20克，大枣12枚（掰），加水1500毫升，煎取500毫升，分3服。服药两次后，烦躁异常，体温38.5℃，嘱继服余药，并喝热稀饭一碗，温覆取汗，果汗出热退，诸症顿失。未再用药，嘱休息数日。

（3）患者，男，42岁，本村人。本地多流行性感冒，其家已有两人发病。1998年12月11日，体温39℃，恶寒，口苦，头痛，咳嗽，舌红，无苔，脉浮而数。给葛根汤合栀子豉汤：葛根30克，肉桂20克，麻黄20克，白芍20克，甘草10克（炒），生姜20克，大枣12枚，山栀子15克，豆豉15克，加水1500毫升，煎取500毫升，分3次温服，尽剂体温正常，诸症消失，未再用药，嘱休息数日。

讨论：葛根加栀子豉汤治流感，为太老师张大昌先生的经验，在1959年的时候就已用于临床，在内部发行的《经法述义》里原有《自拟栀豉葛根各半汤治疫气》一段，所载只有葛根、白芍、栀子、豆豉、甘草五味药。须说明的是，《经法述义》在整理时，由于时间仓促，转抄数遍始成书，难免有误。我根据"栀豉葛根各半汤"命名，结合《伤寒论》桂枝麻黄各半汤的原则，认为栀豉葛根各半汤不应仅五味药。况且一时又找不到张先生的亲笔原件，在经我整理《张大昌医论医案集》时，经师伯同意，就删掉了这一节。现在我将《经法述义》中的这一节录于此，并进一步阐述一下我的观点。原文："疫气者，西人谓之病毒，感此气者发为瘟疫。诸如黄疸、哕逆、泄利、斑疹等，皆有感此邪而成者。此类病现代医学尚无特效药物。国医治外感，首推《伤寒论》，而历代医家，诸如喻嘉言之辈，皆疑《伤寒论》中脱失此类病。明吴又可不详《伤寒论》之妙，谓此病为瘟疫，系邪自口鼻传入，远潜膜原，分传表里，乃借辟瘴疠之法，做达原饮治之。不知达原饮药性芳燥，大伤阴气，每致助邪为虐，致邪气入里而阳明证出，又不得不用承气辈矣。其不学之甚，乃至如此。或谓智者千虑，必有一失也。然粗浅容众，深奥一人知，盲从者众，亦人之常情也。唯日人浅田粟园氏用仲景葛根汤，治此类病有所体验，谓此病用麻黄、桂枝、青龙等方不宜者，可用之，仿佛有所见矣。君不见儿科之斑疹等证，皆可以葛根升麻为底药乎？若果系邪气入里，又何忘却，汗吐下后，身大热不退之栀子豉汤耶！抑不见陶氏弘景治恶毒痢用栀、豉、薤白乎？据此，余在1959年时，曾拟定一方，由葛根、白芍、栀子、豆豉、甘草，共五味药组成，名曰栀豉葛根各半汤，治瘟疫之兼有表里证候者，无汗者可加麻黄，有汗者加桂枝，腹痛者加枳实，便结加大黄，自以为学习仲景之得焉。"

按《伤寒论》有桂枝麻黄各半汤、桂枝二越婢一汤、柴胡桂枝汤等复方，均是两方药物一味不舍，只是药量的变化，太老师明言学习仲景之得，可见他的栀豉葛根各半汤的命名也应与仲景的命名相一致，所以我认为栀豉葛根各半汤也应是两方相合，取各自的半量。不应只有五味药，既言"瘟疫之兼有表里证候"，于理不应舍麻黄、桂枝而不用。我临床上经常使用九味的栀豉葛根各半汤，从未用过五味的栀豉葛根各半汤。孰是孰非，希望大家进一步验证。

（4）患者，男，50岁，本村人。1998年12月13日，发热，恶寒，腰酸背沉，体温39.2℃，头痛，口苦，口臭，大便秘结，舌尖红，苔黄厚，脉滑数，劝其首先中药治疗，患者接受。给葛根汤合三黄泻心汤：葛根30克，肉桂10克，麻黄10克，白芍20克，甘草10克，生姜20克，大枣6枚（掰），大黄10克（后下），黄连10克，黄芩15克，加水1500毫升，煮取 500 毫升，分温 3 服。尽剂汗出热退，大便通畅，黄苔退净，1 剂而愈。

讨论： 此方表里同治，于理不通。吉益东洞曾创葛根加大黄汤治疗麻疹，就遭到陆渊雷的非议。我想以常理而论，陆氏为胜，以事实而论，东洞为优。麻黄、大黄同用，曾见于《千金要方》的黑散，刘河间的防风通圣散也是麻黄、大黄同用。只要临床上行得通，不能简单地以理废事。临床上葛根汤使用的机会很多，此方是桂枝、麻黄二方的合方再加葛根，毕竟典型的麻黄汤证、桂枝汤证不多见。葛根的适应证相对麻、桂两方，比较宽，据证或用原方，或合栀豉、三黄、石膏等，疗效确切。

（5）患者，女，36 岁，本村人。1994 年 10 月 15 日就诊，自言感冒十余日，服药不得汗，周身酸楚，体温 36.5℃，咳嗽，脉浮。给葛根汤：葛根 30 克，肉桂 20 克，麻黄 20 克，白芍 20 克，甘草 10 克（炒），生姜 20 克，大枣 12 枚，水煎分 3 次温服。服药两次后，体温上升至 39℃，恶寒，无汗，微喘，停前药，改麻黄汤：麻黄 15 克，肉桂 15 克，杏仁 10 克（打碎），甘草 10 克（炒），水煎分两次温服。尽剂汗出热不退，咳吐黄色脓痰，偶有铁锈色，胸痛，右肺叩浊，听诊有湿啰音。于 16 日到乡卫生院检查，血白细胞 20×10^9/L，胸透右肺有阴影，诊为大叶性肺炎。先服桔梗白散 2 克，热汤送下，继点滴青霉素、氟美松等，1 小时后大泻数次，呕吐 1 次。到傍晚时，体温正常，咳痰、胸痛消失。因没有症状，患者只用青霉素两日，就终止了治疗。在我的再三劝说下，1 周以后，到卫生院复查，白细胞 8×10^9/L，胸透无异常。

讨论： 此患者未服中药之前，十余日表现为不发热的"感冒"，服葛根汤三分之二，变为麻黄汤证，服麻黄汤得汗后，大叶性肺炎的症状始明显，在明确诊断的前提下，及时用了白散，虽意在泻下，不料也收到了催吐的效果，汗吐下三法齐了，难怪疗程缩短，愈后良好。所以，我不但不认为当初用葛根汤、麻黄汤有什么不对（更不认为大叶性肺炎是辛温药所引起），反而觉得是麻、葛使真凶原形毕露，能取得这样的疗效，也与当初的用药是分不开的。是让疾病隐藏在身体中好呢？还是及时发现它，并彻底治愈好呢？我相信只要是理智正常的人，都不会有异议的。

6. 大青龙汤

（1）患者，女，35 岁，小学校长。2004 年 12 月 7 日早晨，体温 38.5℃，谵语，昏昏欲睡，呼之不应。肌注羚羊角、安痛定、氟美松，热不退，中午再次肌注头孢唑啉 1 克，安痛定 4 毫升，氟美松 2 毫克，至傍晚，仍体温 37.8℃，头痛，无汗，恶寒，周身疼痛，下肢为甚，烦躁，脉数而紧。给大青龙汤：麻黄 30 克，肉桂 15 克，白芍 15 克，杏仁 15 克，甘草 10 克（炒），石膏 30 克，加水 1500 毫升，煎取 500 毫升，分 3 次温服，当晚服 2 次，汗出热退，次日早晨服 1 次。12 月 8 日，复诊，体温 36.5℃，头痛恶寒已除，仍下肢酸沉，动则有汗，微渴，脉沉滑。继用葛根汤加石膏，尽剂诸症悉除。

讨论：至 2004 年 12 月 7 日之前，因我的粗心大意，一直把大青龙汤当成是麻黄汤倍麻黄加石膏，所以都未用姜、枣。后见网上一则用大青龙汤出事的医案，说用大青龙汤未用姜、枣，忙翻《伤寒论》，才知我也犯了同样的错误。初诊时，患者谵语、神昏、呼之不应，是癔病，在基层很常见，视而不见、置之不理是最好的处理方法。切不可将谵语误认为是大承气汤证，也不能将呼之不应（但欲寐）看成是少阴证。为什么连续肌注两次，才用大青龙汤，是因患者工作繁忙，除非万不得已，不愿煎服中药。

（2）患者，男，50 岁，本村人。2004 年 3 月 14 日，言感冒 20 天，服任何西药都不得汗，体温正常，周身不适，咽干，微渴，舌红，苔白，脉紧。于是给大青龙汤 1 剂：麻黄 50 克，肉桂 30 克，杏仁 15 克，甘草 20 克（炒），石膏 50 克，嘱煎取 1 碗，分 3 次温服，自此再无音讯，想必得汗而愈。

（3）患者，男，56 岁，本村人。1993 年 2 月 22 日，头痛发热，体温 39℃，恶寒，无汗，烦躁不得眠，舌尖红，苔白，脉浮数，用大青龙汤 1 剂，汗出病愈，未再用药。需说明的是这个患者也未用姜、枣。1994 年 4 月 12 日，操劳过度，再次发热，体温 39℃，恶寒，烦躁，脚轻，舌淡，苔白，脉浮无力。当时已注意到脉象不是大青龙汤的脉象，鉴于去年用大青龙汤得效的经验，就再次开了大青龙汤：麻黄 30 克，肉桂 20 克，杏仁 15 克，甘草 15 克（炒），石膏 30 克，加水 1200 毫升，煎取 400 毫升，分 3 次温服。尽剂汗不出，热不退，烦躁加剧，感觉脚如踏棉，脉更加浮数无力，按其腹，全腹软而空，改真武汤：制附子 20 克，云苓 30 克，苍术 20 克，白芍 30 克，生姜 30 克，加水 1200 毫升，煎取 400 毫升，分 3 次温服，尽剂，汗出，热减，烦躁顿失，继服 1 剂，痊愈。

讨论：　去年脉证相符，用大青龙汤一剂得效，今脉象有变，未引起重视，再用大青龙汤，不但汗不出，热不退，且烦躁加重，幸未引起汗出亡阳、筋惕肉瞤的变证。本案患者脚轻、脚如踏棉的感觉，如真武汤证振振欲擗地的描述（第 22 页"经方与医经"案例 1 曾经论及，可参考）。过去读书时，自以为真武汤所治是心衰、浮肿等危重病症，没想到真武汤在外感发热的治疗上，有应用的机会，自从有了这次经验之后，再读《伤寒论》原文，才发现真武汤原本就是为太阳病发汗不解而设，只是原文是汗出不解，本案是汗不出不解，如果本案再加上身瞤动，简直就是仲景当年的翻版。丹波元简《伤寒论辑义》于少阴篇真武汤之下，引《王氏简易方》的说法：

"此药（指真武汤）不唯阴证伤寒可服，若虚劳人憎寒壮热，咳嗽下利，皆宜服之，因易名固阳汤"。可见用真武汤治高热，并非我的首创，早已有前贤实践过了。

7. 小柴胡汤

（1）患者，男，28岁，本村人，未婚，农民。1991年3月15日，发热曾经他医肌注解热镇痛西药热不退，体温40.5℃，头痛，面赤，不呕不渴，二便无异常，苔白，脉弦数。给小柴胡汤：北柴胡50克，黄芩30克，半夏20克，甘草15克（炒），党参30克，生姜30克，大枣12枚（掰），加水2000毫升，煎取1000毫升，去渣再煎至600毫升，分3次温服。服后汗出不断，热势渐退，次日体温36.7℃，未再用药，1周后随访，热未复升。

（2）患者，女，35岁，本村农民。1992年12月15日，黄疸，呕逆，胁痛，经县医院检验肝功能：黄疸指数、转氨酶、麝浊、麝絮均不正常，表面抗原阳性。以茵陈蒿汤加味：茵陈60克（先煮），大黄15克，山栀子15克，淡豆豉15克，枳实15克，生姜30克，水煎服，每日1剂。服药2剂，呕吐止，胁痛减，黄疸渐退。此时又因感冒，头痛，发热，体温38.5℃，时有恶寒。用小柴胡汤加茵陈：柴胡20克，半夏15克，黄芩15克，甘草10克，太子参15克，生姜15克，大枣4枚（掰），茵陈20克，水煎服每日1剂。服药5剂，体温正常，黄疸全消，食欲增加，唯左胁有轻度压痛，给桂枝、枳实、五味子各10克，水煎服，每日1剂。服药10天，无任何不适，于1993年1月14日复查肝功，除表面抗原阳性外，余皆正常。

（3）患者，男，30岁。与妻子吵架后，头痛头晕，自觉如酒醉状，面赤（平日即如此），心烦，舌红，脉弦，体温正常。给小柴胡汤加山栀子：柴胡25克，黄芩15克，半夏15

克，太子参 15 克，甘草 10 克，生姜 15 克，大枣 6 枚（掰），栀子 10 克，加水 1500 毫升，煎取 750 毫升，去渣再煎至 500 毫升，分 3 次温服。次日，其母来取药，说病去大半，上方继服 1 剂。此案本是想用小柴胡汤合栀子豉汤，因当时豆豉不备，故单用栀子。

（4）患者，女，30 岁，李怀乡陈家庄人。1998 年我在为其婆婆诊治之际，说头痛一个月有余，想请我顺便诊脉。其人头痛以两侧前额为重，无发热、呕吐、浊涕，饮食二便正常，舌尖红，苔白，脉稍弦数。姑且给小柴胡汤敷衍：柴胡 10 克，黄芩 6 克，半夏 6 克，甘草 3 克，太子参 6 克，生姜 10 克，大枣 3 枚，水煎服，每日 1 剂，服药 3 剂。头痛豁然痊愈，甚为高兴。数月之后没有复发。

（5）患者，女，41 岁，广宗镇东街人。1999 年 2 月 17 日就诊，每日清晨呕吐，背沉，时发寒战，已经月余，遍治无效，自言因生气而得病，两肋如生翅膀，给小柴胡汤原方，每日 1 剂，分 3 次温服，共服 3 剂，呕吐背沉等症消失，寒战未作，两肋舒适，以前一直无汗，现活动则有微汗。

讨论： 我视小柴胡汤为太阳病发汗方，前已有专论，此不再重复。关于小柴胡汤有几个问题须说明一下。首先，小柴胡汤适应证很多，以胸胁痞满为主证，仲景"但见一证便是，不必悉具"的本意，是在具备主证的前提下，但见一证便是，不能过分夸大这句话。如本案（5）因有两肋如生翅的主证，所以用小柴胡原方，诸症豁然痊愈，可见吉益东洞之说不误。胸胁痞满是仲景的语言，临床上有自觉证和他觉证之分。自觉证是患者的感觉，医生检查并无阳性体征，如本案（5）；他觉证是医生可见肝脾的肿大，或压痛，患者的感觉不明显，这都属胸胁痞满的范畴，用小柴胡汤有很好的疗效。

其次，虽说小柴胡汤的主证为胸胁痞满，但并不是没有胸胁痞满就不能用小柴胡汤，如案（1），不但无胸胁痞满，甚至也没有口苦、咽干、呕吐等症，当时之所以用小柴胡汤，是用的排除的方法。高热为主，年富力强，以阴阳来分，显然不是太阴之理中汤加桂、少阴之真武汤证及厥阴之乌梅丸证，也不具备阳明白虎汤的烦渴，更不具备承气汤证的谵语便结，只有在太阳病的范围内寻找了。没有桂枝汤证的自汗、恶风、脉浮缓，没有麻黄汤证的身痛、喘、脉紧，也没有葛根汤证的背沉，只剩下小柴胡汤了。这是我当时的思路，现在如实地写出来，正确与否，由大家评判。

略谈葛根汤①

《伤寒论·太阳病·中篇》一开始就是葛根汤，"太阳病，项背强几几（shu shu）（这个几几有的念 ji ji，有的念 jin jin），无汗恶风，葛根汤主之"。葛根汤从宋本《伤寒论》的次序来论，在麻黄汤之前，但我认为应先讲完麻黄汤再讲葛根汤才通顺，因葛根汤完全可以看成是麻桂的合方，先分别讲完桂枝汤和麻黄汤，再谈葛根汤就容易理解了。

"太阳病，头痛发热，身疼腰痛，骨节疼痛，无汗而喘者，麻黄汤主之"，除了这个条文，我们还应该结合太阳病提纲来理解这个麻黄汤。桂枝汤是脉浮缓、恶风、自汗，麻黄汤相对是脉浮紧、无汗、身痛。虽然桂枝汤也能出现身痛，但麻黄汤的身痛是骨节疼痛，应该要比桂枝汤身痛的程度要重。

麻黄汤证典型的是太阳伤寒证，太阳伤寒的正方应该是麻黄汤。麻黄汤还有一个典型的症状是喘，而且是不出汗的喘。临床上我们有时候运用麻黄汤没有只针对这个喘，咳嗽也会用。但是在原方里这是治喘的一个正方，包括这个小青龙汤，针对的都是这个喘。所以麻黄汤是以喘为主，不是咳为主，如

---

① 此部分为新增"深圳中医经方协会微信群讲稿"内容。

果细分的话还是有点差别的。咳的话，多半是太阴不开，喘的话就是阳明不降了。所以治咳和治喘古人有宣肺和肃肺的区别。

麻黄汤的这个条文大家都比较熟悉，下面讲个医案吧。

曹颖甫《经方实验录》有个治他夫人的医案。他说"若华之母"，其实就是他的夫人。曹颖甫在这个医案用了三次麻黄汤都没有发出汗。原案里有目赤口角生疮，一般认为是兼有热证，说曹颖甫先生认证不对。

其实我不这么认为，用经方就是要抓主证，临床上跟教材不同，并不是风寒就没有一点热象。她脉浮紧无汗，这就是主证。她为什么没有出汗呢？你会发现他的麻黄汤用法没有按照原方的比例。

大家知道麻黄汤的比例，麻三桂二甘草一，是 3：2：1 的比例，杏仁 72 枚的量在麻黄桂枝之间，重量大概是 20 到 30 多克。曹颖甫先生在为他夫人治疗的时候，麻黄、桂枝是等量的，所以发汗效果不好可能与此有关。

这个医案里连服 3 剂麻黄汤不发汗，最后碰到章次公，麻黄用到了 5 钱，加量了才出的汗。出汗之后，后来又变成了调胃承气汤证，治了一个月才治好。

这个医案很精彩，前面的麻黄汤没有按照比例开，是有点瑕疵，但后来的转换转的很漂亮。为啥要转？他当时出现了口渴、烦渴、脉洪大，为啥不用白虎汤而直接用调胃承气汤呢？

大家如果仔细看他的医案的话，还有一个蒸蒸发热的症状。这个蒸蒸发热，《伤寒论》里面原文，调胃承气汤主之，所以在这个时候曹颖甫用得很精当。

这个医案我和很多朋友交流过，很多人认为曹颖甫治疗的不对。因为我们很多人都认为经方是一剂知、两剂已的。其实如果真的遇到普通感冒，用经方确实可以一剂知、两剂已，但是有的时候遇到大病就不一定了。

你仔细想一想曹颖甫夫人的这个情况：高热，最后出现了汗出热不退的症状，也许是西医说的肠伤寒。如果是这个肠伤寒的话，正常要烧2～3周，最后肠出血是要死人的。所以曹先生这么治疗，有这个效果，应该还是不错的。如果我们把它当成风寒感冒的话，这个治疗一个月，那就很过分了。所以是怎么看的问题。

其实我很怕初学经方的朋友说"一剂知，两剂已"这句话。如果你总告诉大家我是一剂知，两剂已，那就会把自己搞得很被动。小病的话可以，大病的话就是对证也不可能一下子治愈，哪里有那么简单。

另外，关于这个桂枝，我多说一点。可以说从1995年到最近，凡是经方里面用到桂的地方，我基本用的都是肉桂，临床效果也不错。不过现在受我师父的影响，我是分开来用的，开太阳的时候用桂枝，开太阴为主的时候用肉桂。这个跟大家说明一下。

我们讲完麻黄汤，前面的老师也讲过了桂枝汤、麻黄桂枝各半汤，现在再讲葛根汤就比较顺了。这个葛根汤原方葛根是四两，比麻黄略多一点。

我有一个朋友徐汝奇老师，他喜欢用葛根汤，而且葛根的量特别大，用到100～200克，我觉得没有必要那么大，因为四两如按照一两等于15克算也就60克，按照一两为10克算也就40克，没必要用到200～300克那么大。

葛根汤的煮法是先煮麻黄、葛根，减2升，去沫之后再煮别的药物。我们临床大部分都没有这么煮，我也没有这么煮过。其实如果麻黄小于30克，葛根小于60克的话，它的沫是不会太多的，就可以不去沫，直接煮就可以。

如果你量大，麻黄用量超过30克，葛根用量甚至

100～200克的话，那煎起来沫就比较多了，如果那样，还是去沫比较好，不然的话会溢锅的。过去基层是烧柴火，甚至用煤气炉的，火比较旺的，我们现在改成用电煲的话，它的温度没有这么高，耗水也没有这么多，可能就不会出现沫多这个情况。

这个葛根汤的项背强几几（shu shu），有的念强 ji ji，是葛根汤的一个特异症状。葛根汤是桂枝汤的基础加的，它不是麻黄汤加了葛根，而是桂枝汤加了麻黄、葛根，是这么来的。古代一些医家弄错了，理解成麻黄汤加葛根，那是不对的。

关于葛根这个药，本经说它"甘平，主治消渴大热，起阴气"。我觉得我们还是要从《本经》上来理解伤寒里的药，对于后世的药理的讲法可以作为参考，不能作为唯一、作为究竟。像吴雄志先生提到葛根汤，强调它里面含有雌激素，这个我们不否认，而且早年黄煌老师有个学生用葛根汤治疗痤疮，无意中发现葛根汤对痛经很好，后来他还把葛根汤治疗痛经做一个课题来研究。如果解释痛经，用雌激素来解释就非常的恰当，但是你要用雌激素来解释所有的症状就解释不通。比如说抽风、项背强几几、脑出血、中风这些不一定用雌激素能解释，而用"起阴气、主消渴"来解释会更全面一些。

关于这个"起阴气"怎么来理解呢？卢之颐和邹澍有一个共同的解释，他们结合内经运气学说"阳明之上，燥气治之，中见太阴"来解释。怎么理解呢？阳明是以燥邪为主，它中见太阴，这个太阴是生理太阴而不是病理的太阴，这个生理性太阴是阴精，或者叫阴液。这样就跟这个起阴气合上了，他们都是从这个角度来理解葛根的，"阳明之上，燥气治之，中见太阴"，它是养阴护阴的药，古人叫起阴气。

我们还要把葛根的"主消渴"跟瓜蒌根相鉴别。瓜蒌根也"主消渴"，它们的区别是啥？邹澍有个解释是说"虽然它们都是根，但是葛根是散而为谷，瓜蒌是聚而为瓜，一个以散为主，一个以聚为主"，这是它们的不同。从味来讲，瓜蒌根苦味很重，不亚于黄连，所以是酸苦入阴的，而葛根味甘是辛甘化阳的。邹澍先生是从这两个角度来区别的。

再一个，这个葛根主消渴、治阳明经热还应该跟石膏相鉴别。石膏也主消渴，但是清热力量更大一点。而且一个是金石，一个是草木，草木生发之气厚，金石肃杀之气重，所以石膏的清热力量要比葛根大一点，这是石膏和葛根的区别。石膏是作为阳明经的正药，葛根虽说也入阳明经，但还兼太阳，有走表的作用，不是纯阳明的药。

关于葛根汤的应用，举两个案例。

1. 大家知道，葛根汤在《伤寒》里治疗颈背强几几，在《金匮》里它是治疗刚痉、无汗，有点像破伤风之类抽搐的病。在《外台》《千金》里面它还治疗中风，也就是脑出血、脑血管疾病，里面有一个方子是葛根用了八两，也是在麻桂剂上加减得来的，具体方名我也记不太清了，大家可以查一下。徐汝奇老师就是用葛根汤来治疗脑血管病，大剂量的运用，我们现在这个提取出来的葛根素也是治疗脑血管病的。葛根汤治疗高血压效果也不错，这也是徐老师的经验。当年我跟他学习，回去以后进了 100 公斤葛根，当时的用量是 30～60 克。我的老岳父八十岁，当时血压高，没什么特殊的症状，我给他用葛根汤的原方加怀牛膝，用了一个月后血压就正常了，而且观察半年到一年都没有再升高。所以葛根汤对有些高血压效果是很好的。

2. 我还用葛根汤合桂枝茯苓丸治了一个比较特殊的病——继发性癫痫。这是一个小伙子，30 岁左右还没结婚，因为三年前车祸做了脑部手术，当时啥事都没有，但过了三年突然抽风抽得很厉害，把舌头都咬烂了，而且是半个月发一次，连发了几次。在医院做检查也没有什么阳性体征。当时我问他的情况，一个是喜欢冷饮，一个是比较喜欢熬夜。当时的脉象也有太阳的迹象，寸浮过寸这种太阳脉的迹象。当时他的前胸后背有很多紫疙瘩，不是粉刺，是小包，前胸后背有很多。

我给他开的是葛根汤合桂枝茯苓丸，又加了两味药：血余炭和露蜂房，本经里这两个是治抽风的药。他用这个方子用了一到两个月，抽搐没有发作过，而且前胸后背那些紫疙瘩全部都下去了。这就是歪打正着，本来是治抽风，没想治紫疙瘩，但紫疙瘩也消得很彻底。这个病人一两年后又复发过一次，我还是继续给他治疗，到现在再没发过，治的算是比较理想的。

下一条："太阳阳明合病者，必自下利，葛根汤主之。"在这里，葛根汤是治疗腹泻下利的。关于这个太阳阳明合病，太阳阳明怎么合的呢？大家知道，陆渊雷在《伤寒论今释》中讲过这个问题，他说张仲景提的"合病"、"并病"反而很简单，有的症状很复杂反而不说是合病并病，为啥呢？他不理解。

根据我初步研究，也不太成熟，我认为"合病"、"并病"的称呼，张仲景不是从方证的角度来谈的，不是说症状复杂，有太阳病有阳明病就叫合病。"合病"、"并病"是从病位来看的，就是通过方证以外的方法，发现两经同时发病的，叫合病；一经发病没好彻底，另一经跟着发病的，这是并病。不是从方证、症状上来说合病并病的，这是我初步的研究，给大家分享一下。

像这一条，太阳阳明合病，就一个下利，症状并没有那么复杂，而且治疗用葛根汤，说葛根就是属阳明也有点牵强。所以"合病"、"并病"的概念，张仲景不是从方证和症状的角度来谈的，是从病位的角度来谈的，这样就好理解了。

关于葛根汤治下利，喻嘉言有医案。但是我们徐汝奇老师，他超量用，葛根用到 100~200 克时，反而这个方子可以导致患者的腹泻。讲到这条正好说一下，如果葛根用量特别大，100 克以上的话反而导致腹泻。

下一条："太阳阳明合病，不下利但呕者，葛根加半夏汤主之。"呕加半夏是仲圣的加药原则，本来没什么问题，而不下利是有问题的，若没有下利，但呕吐，何必用葛根汤呢？我认为是在上条下利的基础上兼有呕症，故加半夏。陈逊斋先生《伤寒论改正并注》将此条修改为："太阳阳明合病，不但下利，呕者，葛根加半夏汤主之。"有见地，可参考。

下一条，"太阳病，桂枝证，医反下之，利遂不止，脉促者表未解也，喘而汗出者，葛根芩连汤主之。"首先，这里的脉促有两种解释，按《脉经》的解释，"脉促"是数中一止，跳得比较快而有间歇。但我发现胡希恕老前辈不是这么理解的，他理解是"寸脉浮叫促脉"。如果以寸脉浮为促脉的话，这个表未解就好解释了。

其实我在临床观察，不但是寸脉浮，而且是寸浮过寸，叫脉促。寸浮过寸，超过我们的腕横纹往上，很多颈椎病、中风、鼻炎、咽炎、头痛、失眠等等，都会出现这个脉。

如果葛根汤治下利是偏于风寒，逆流挽舟，以解表来止利的话，这个葛根芩连汤就是我们现在的肠炎，肠道感染，这个方子是治疗肠炎痢疾的一个效果不错的方子。至于它治不治喘，我的观点是不治喘。

关于葛根，我再阐述一下粉葛和柴葛的区别。我的朋友徐汝奇老师认为柴葛的效果比较好，主张用柴葛不用粉葛。我查了一些文献，也认为柴葛的有效成分大于粉葛。所以很多人主张用柴葛代替粉葛，粉葛只作为煲汤用、作为药食，治病就用柴葛，这是很多医家的观点。但是我师父沈谦益公，他不是这样理解的，他是从性状去理解粉葛和柴葛。柴葛比较硬，不能透膜，粉葛比较松散，容易透膜。

膜的概念，在古人讲是关窍。借助现代医学的观念，血脑屏障也是膜，用柴葛是不容易透过血脑屏障的，用粉葛才能通达膜里膜外。比如我们治疗肠道疾病、消渴，用柴葛是对的，但我们如果想让他走表，入脑，甚至走皮表，就要用粉葛。如果你只用柴葛只能走膜内，到不了膜外。我们可以借助西医血脑屏障的概念理解一下，不一定完全对，但是有这个意思。

补充一下麻黄汤。太极武术讲四正四隅，四正是防守的，四隅是攻击、打人的。用到医学上也是这样。我们的子午卯酉是四正，辰戌丑未是四隅，四正以扶正补养为主，四隅以驱邪为主。一般我们认为，黄连阿胶汤、真武汤养血阴、扶肾阳，有滋补作用；但是麻黄和石膏就是驱邪的。过去我也和大家一样，认为麻黄汤是发表的，白虎汤是清热的，没有考虑其滋补和扶正的作用。但现在从四正四隅的角度去考虑，四正是扶正为主，不是驱邪为主。

麻黄汤扶正一下不好理解，我们先说白虎汤。白虎汤主要是石膏，大家知道在《金匮要略·劳复篇》中有竹叶石膏汤，虚羸少气，用了石膏。虚羸是很虚弱，这个时候用石膏，所以这个石膏的扶正作用可以找到依据。

关于麻黄汤，就是发汗驱邪，有没有扶正的作用？我认为是有的。怎么理解麻黄汤发汗后的强壮作用？徐大椿讲过"富强之国可以正威武也"，就是我们体质壮的话，把边疆清扫干净，这有什么不好，这是大快人心的事。可能是我们对药的理解有偏差，古人既然把它定到卯方正位，一定有它的道理。

一味药有多种特性，不是一个。对于麻黄，大青龙是发表的，大家可以理解，但它和其他药配伍的时候不全是发表的。

有几个证据：《千金》里治疗脾极、漏汗不止，这是个虚证，但用越婢汤，用了六两麻黄。日本医家还有个越婢汤加术附，治疗脚弱脚气的，温补用的。还有一个饱受争议的方子——麻黄升麻汤，它出现在厥阴篇，也重用麻黄，但并不是《伤寒论·太阳病篇》里的麻黄用法。所以我们对麻黄的理解，不能仅认为就是发表的，否则就是片面的。

今天晚上就讲这么多吧，谢谢大家！

2016 年 5 月

伤寒论第 63—74 条条文讲解①

书院的各位老师，各位同道：

大家晚上好！

本来今天我讲课，应该找其他人来主持一下，后来想一想还是自己给自己主持算了。别说主持了，人家徐大椿自己还给自己写墓碑呢。我们自己给自己主持一下就不算啥。徐大椿的墓碑大家应该知道吧，他自己写的，原文的对联怎么说的呢，我想一下，叫作：满山芳草仙人药，一径清风处士坟。自己给自己写墓碑这个比较少的，自己为自己主持还是很正常的。

现在时间差不多到了，我们开始正文吧，讲《伤寒论·太阳病·中篇》的第 63—74 这几条。

第 63 条："发汗后，不可更行桂枝汤。汗出而喘，无大热者，可与麻黄杏仁甘草石膏汤。"

这里的发汗啊，应该指的是辛温发汗，像麻黄汤、大青龙汤之类的，不包括桂枝汤、小柴胡汤之类的发汗。发汗以后，这里有个问题，说"不可更行桂枝汤"。发汗以后，"无大热"，他虽然说无大热，但我觉得热还是有的，只是应该不太高，仍然是在持续地发热，只是兼有喘而汗出的症状。

---

① 此部分为新增"深圳中医经方协会微信群讲稿"内容。

关于"无大热，汗出而喘"，各位注家有争议，有的人认为是指内热而表没有热。我是这么理解的，是内热逼迫津液外出，或者讲肺热，因为喘嘛，这是肺里有痰热。

清代的柯韵伯是经方大家，但这个人比较自负，经常乱改经文，或者直接否定条文，比如麻黄升麻汤就直接否定不是张仲景的，桂枝二越婢一汤他直接否定不能用，主张用柴胡桂枝汤合方。关于这一条，柯韵伯的观点是把"无大热"的"无"字删掉，他认为是"汗出而喘，大热者，可与麻黄杏仁甘草石膏汤"。

他把"无"字删除了，其实这个做法是不当的，我们首先说这个"无大热"并不是单单出现在这一处，《金匮要略》的越婢汤条文也是有"无大热"这个说法的，所以直接删掉还是太莽撞了，可以有不同的解释。我个人理解"无大热"为体温不太高，但是他有内热，或者说肺热。

我的朋友方志山老师对《伤寒论》很有研究，他对"无大热"的解释结合了西医的观点，认为石膏在这里有两个作用：它可以退高热，也可以保津养阴。方老师的解释结合了西医的观点，认为高浓度的石膏喝进去以后会使胃肠道处于一个高渗的状态，所谓高渗状态，就是往里面吸水，所以可以有保津的作用，认为这里面的无大热其实不是热，是一种津亏的状态。讲津亏的话，是和整个《伤寒论》的中篇是相符的，大家知道太阳病中篇都是汗吐下以后伤津、亡阴的一个状态，所以他这么解释也是有道理的。

再结合石膏在《本经》的主治论述也支持这个观点。《本经》上对石膏是这么说的，"味辛，微寒，主中风寒热，心下逆气惊喘，口干，舌焦，不能息，腹中坚痛，除邪鬼，产乳，金创。"这里我想说明两点：首先是"中风寒热"，这个"寒热"的主证在热，不在寒，我们通常用白虎汤退高热，是这种用法，这是中风寒热；"口干，舌焦"显然就是津液不足了，也主治口干舌焦，津液不足，所以说是两个作用。既可以退热，又可以生津，这样理解的话，方老师的观点从《伤寒论》《本经》来讲都是比较精到的。

这个麻杏石甘汤我们不但要知道它的药物组成，也要知道它的用量。我们知道麻黄汤里的麻黄是三两，大青龙和越婢汤里面的麻黄用六两，在麻杏石甘汤里面麻黄是四两，他是这种比例。我们先不管一两是多少，他在每个方子中用多少量这个要清楚，这个基本功应该是要有的。杏仁的量也是一样，麻杏石甘汤的杏仁是五十枚，麻黄汤的杏仁七十枚，大青龙汤的杏仁是四十枚。麻杏石甘汤跟麻黄汤相比，杏仁用量少，而麻黄反而用的多，所以从这个角度讲，麻黄汤发散的作用并不比麻杏石甘汤强。大家仔细推敲一下，每个方子不同的用量，就能明白它的作用。

在麻杏石甘汤里石膏是半斤，大家知道石膏在伤寒里有不同的计量单位。有的时候是用半斤一斤，像这里是用半斤，白虎汤中用的就是一斤；有时候是说"如鸡子大"，最大的一个方，像木防己汤中石膏是"如鸡子大十二枚"。麻杏石甘汤这里的石膏半斤就是八两，跟小柴胡汤中柴胡的量是一样的。石膏比较重，作为原方来用的石膏半斤，用量应该是 50～100克，这个量不能太小。

提到麻杏石甘汤、麻黄汤，还有一个在《金匮要略》上治疗湿温日晡潮热的麻杏苡甘汤。这三个方子就是石膏、桂枝、薏苡仁的区别，其他三味都是相同的。它们分别主治不同的病，这个大家都要细心鉴别。所以我们搞伤寒啊，有个最普遍的方法就是类方和类证，把类似的方子放在一起，把相同的症状放在一起研究。麻杏石甘汤的"大热"还是"无大热"，这不是关键，主证是"汗出而喘"。是不是发汗后也不关键，没有发汗，原发性形成的汗出而喘，形成了热喘也照样可以用。我们临床上的一些支气管哮喘、麻疹并发肺炎用得还是比较多的。

第64条，"发汗过多，其人叉手自冒心，心下悸欲得按者，桂枝甘草汤主之。"

"发汗过多"是个前提，是个诱因，症状呢是"叉手自冒心"，就是两个手抱着按到心窝的位置。"叉手自冒心"的"心"并不是我们解剖的心的位置，应该没有那么往上，是在心窝（胃脘部）的位置。后面也说到"心下悸，欲得按"，说明张仲景用词还是有解剖概念的，还是很清晰。关于这个"悸"呢，"心中悸"有小建中汤、炙甘草汤，还有"脐下悸"下面我会讲到，用茯苓桂枝甘草大枣汤等等，所以他的部位还是有解剖概念的。

他的这个方剂比较精简，就两味药。其实现在医保政策有个奇怪的现象，说开药啊开五味药以下不能走医保，这说明制定政策的人不懂中医，有单方、小方、正方。当然，现在很多医生开五味药以下的很少，所以这个政策也是根据当下的用药习惯制定的。

这个桂枝甘草汤，我过去没有太注重它的比例，只知道就是这两味药。后面有个桂枝甘草龙骨牡蛎汤，就是加了龙骨、牡蛎这两味药，但是桂枝甘草的比例是不同的。在桂枝甘草汤里面是桂枝四两、甘草二两，桂枝、甘草比例是2：1，在桂枝甘草龙骨牡蛎汤中是桂枝一两、甘草二两，它是反过来了，桂枝、甘草比例是1：2。所以我们读经方要读得这么细，临床上才好用。临床上不一定完全死板的按照这个比例来用，但是起码你要知道原方的比例是啥，你有辩证的理由是可以变的，但不是我们想当然的桂枝甘草汤随便开，随便配比。

关于这个桂枝甘草汤，我们从病机讲是心阳虚，心阳虚在后面还有一条，"未持脉时，病人手叉自冒心，师因教试令咳而不咳者，此必两耳聋无闻也，所以然者，以重发汗虚故如此。"

也可以首选桂枝甘草汤治疗。这个耳聋不全是少阳证，不是一见到耳聋就是少阳证小柴胡汤证。

第65条："发汗后，其人脐下悸者，欲作奔豚，茯苓桂枝甘草大枣汤主之。"

大家看见了，这里说的是"脐下悸"。前面是"心下悸"，心下是胃的位置，在脐上剑突下；"脐下悸"它的位置在小腹。这条条文症状比较简练，除了脐下悸还有明显的上冲之势，所以说"欲作奔豚"，只是没有奔豚发作冲到胸咽"欲死"那么严重而已。

茯苓桂枝甘草大枣汤这个方子重用茯苓，用茯苓半斤，应该是兼有小便不利；桂枝甘草的比例跟桂枝甘草汤一样，桂四甘二；大枣十五枚。

大枣的用量在《伤寒论》里面也有很大的差异，大家知道在小柴胡汤、桂枝汤里，大枣是用十二枚，十枣汤里面大枣是十枚。这个十与十二的区别很简单，一个是天干，一个是地支。大枣在《本经》里面有一个主治是"通十二经"，所以用十二枚就是"通十二经"的意思；那十枣汤里用十就是天干的意思，一个地支一个天干，一个阴一个阳。这是我个人的想法，仅供参考。

大枣还有其他的用量，像当归四逆汤中大枣是二十五枚，这个数字是怎么来的呢？它是一、三、五、七、九**阳数之和**；到炙甘草汤里大枣是三十枚，这个是二、四、六、八、十**阴数之和**。当然这些东西仅作参考，作为初学者的话，我们知道在不同方剂里面大枣用多少枚就可以了。

这个茯苓桂枝甘草大枣汤里还有个"甘澜水"。按注家的说法，甘澜水就是用勺子不停地搅、不停地扬，把它变成熟水。甘澜水的意义，注家解释的也很多，我一个比较简单的解释就是生和熟的问题。刚打来的水不动它叫生水，反复扬之后这叫熟水。

这个有什么区别呢？我看过一个资料，大家知道过去记时是漏下百刻。弄一个仪器往下滴水，滴一百刻水正好是一天。但这个水用了几遍之后不换生水的话，它越滴越快，就不准了。所以要定时更换水，就是新旧的问题。从这个角度讲，这个水就是生熟的问题。这个地方用桂枝茯苓又是镇水的，所以用熟水可以让它速行，利水利得比较快。从这个角度来考虑，生则缓，熟则速，水往下流，生水流得慢，熟水流得快。

第 66 条："发汗后，腹胀满者，厚朴半夏甘草人参汤主之。"厚朴半夏甘草人参汤这个方子，厚朴是半斤，人参是一两，8：1 的比例，大家一定要知道这个方子的比例。郝万山老师好像也讲过"用这个方子比例不对的话效果不好"。方里生姜半斤，生姜量也是比较大的，半夏半升是个常规量，人参一两，这里用得比较少。

马新童老师也比较擅用这个方子，他用这个方子治过一个久治不愈的腹胀，效果不错。从这里看，腹胀满重用厚朴，说明厚朴是除满的一个要药。所以到后面的栀子厚朴汤里，"心烦腹满"，也是栀子厚朴相配。

它为啥除满呢？厚朴是树皮，树皮有流通之性或者从内走外之性。再一个，厚朴这个树皮特别厚，而且不分层，有这么个特点，它是横开的，而且它颜色是红色的，味苦性温，有心色心味，所以它是畅心经的。大家知道，内经讲"心布于表"，心气是从里往外走的。

后边承气汤里也有厚朴。我们不要因为承气汤是往下泄的，就认为承气汤里所有药都是往下走的，起码这个厚朴是横开，横着往外走的。大黄、芒硝是往下走的，枳实是介于内外之中的。

第 67 条："伤寒，若吐若下后，心下逆满，气上冲胸，起则头眩，脉沉紧，发汗则动经，身为振振摇者，茯苓桂枝白术甘草汤主之。"

茯苓桂枝白术甘草汤简称"苓桂术甘汤"。这里的病史是经过吐下，我们现在用吐下的方法比较少。它的主证："心下逆满，气上冲胸，起则头眩，脉沉紧"，脉紧也主水饮，古人讲"脉得诸沉主水"，当然也可以主寒。

这个"身为振振摇"和真武汤的"欲擗地"有相同的意思，只是程度略轻一点。所以有的注家认为"身为振振摇"这些症状不是苓桂术甘汤能治的，应该用真武汤。徐大椿也对比了苓桂术甘汤和真武汤，他认为有轻重之别，苓桂术甘汤病证轻，真武汤阳虚水泛更严重。

我是把它们的药物做了个对比，相同的是茯苓、白术，先不管了，不同的是苓桂术甘汤里是桂枝、甘草，真武汤里有附子、芍药和生姜。桂枝、甘草护心阳为主，所以他病在上焦；熟附子是温肾阳的，偏下焦，而芍药也是除腹满，生姜是散水气。所以从部位来讲，一个偏上一个偏下。

说到苓桂术甘汤，日本汉方医家有个经验方"连珠饮"，就是苓桂术甘汤合四物汤。这个方子我临床用得比较多，尤其遇到老年人，既有痰饮眩晕，又兼有血虚的情况，这个方子比较平稳。陈宝田教授喜欢合方，他有个"镇眩汤"，就是在连珠饮的基础上加了龙骨牡蛎。

这个苓桂术甘汤是张仲景讲的"病痰饮者，以温药和之"的代表方。在《金匮要略》上有个条文是"苓桂术甘汤主之，肾气丸亦主之"，它跟金匮肾气丸也有相似的作用，用连珠饮的话跟肾气丸就更相似了。

第68条："发汗，病不解，反恶寒者，虚故也，芍药甘草附子汤主之。"

这一条的"反恶寒"，我觉得"反"字不太恰当，这个发汗后病不解，用了发汗应该是外感太阳病，病不解，恶寒是正常的，怎么是反恶寒？所以这个"反"字不太恰当。

再一个，这一条症状不明，没有主证。只因为"发汗，病不解"就直接上芍药甘草附子汤，这临床都不能这样用吧？起码从前面芍药甘草汤的证推测，它应该有脚挛急，或腹部挛急，再兼有明显的恶寒或疼痛，这时候芍药甘草附子汤才能用。

所以后边王叔和有个注说"疑非仲景方"，他怀疑这个方不是张仲景的，有一定道理。

第69条："发汗，若下之，病乃不解，烦躁者，茯苓四逆汤主之。"

茯苓四逆汤这个方子跟真武汤、附子汤要鉴别一下，它们药物很相近。这里是治疗发汗吐下后，病不解，出现明显的烦躁。大家知道，在太阳病出现烦躁是非常危重的表现。吉益南涯主张用茯苓四逆汤治疗大青龙汤发汗以后的筋惕肉瞤。

我的师叔赵俊欣有个经验，治疗重度的焦虑抑郁，用茯苓四逆汤合上二陈汤。总体来说，他是从阳虚角度来论治的。这个经验和大家分享，茯苓四逆汤合二陈汤治疗重度焦虑、抑郁、失眠、烦躁和眩晕还是很有效的。

第70条："发汗后，恶寒者，虚故也。不恶寒，但热者，实也。当和胃气，与调胃承气汤。"

这个调胃承气汤条文是今天的重点，因为我们过去只重视大承气汤、小承气汤，认为调胃承气汤力量最小，不重视它。其实，《伤寒论》里调胃承气汤的条文也不少。除了这条，还有腹胀满者也用调胃承气汤。还有一个典型条文，在阳明篇，

"蒸蒸发热者属胃也，调胃承气汤主之"，用的是"主之"。

说到"蒸蒸发热"，我的书《经方杂谈》里讲过一个"蒸蒸发热"的医案，我当时没有认出来，事后才发现。"蒸蒸发热"是什么状态呢？就像开了锅的蒸汽一样，你一掀患者的被子，像掀锅盖，蒸汽冲得就上来了。当然这个是外面温度比较低，如果像我们现在室温在 30 度，蒸汽就不明显，在北方，冬天这个是很明显的。严格地说，"蒸蒸发热"我 30 年来就见了一例，从西医的诊断就是西医的肠伤寒，属于传染病。所以我就想，如果当时认出来，用调胃承气汤就能截断这个病，以后就不会出现肠出血等严重的并发症了。

大家知道，曹颖甫的《经方实验录》里有一个治疗他夫人的医案：先用麻黄汤，后来出现蒸蒸发热，他用调胃承气汤。前面用麻黄汤不够精到，他没有按原方的比例用，但后来出现蒸蒸发热，改用调胃承气汤，说明曹老先生对伤寒的条文把握得比较精到，比较娴熟。我们学习应该这样，如果有调胃承气汤出现，就把《伤寒》和《金匮》中所含有的调胃承气汤条文搁在一起来学，这样才能学好。

接下来我们来讲五苓散。

第 71 条："太阳病，发汗后，大汗出，胃中干，烦躁不得眠，欲得饮水者，少少与饮之，令胃气和则愈。若脉浮，小便不利，微热消渴者，五苓散主之。"（它的小注：即猪苓散是）

这一条首先说"大汗出，胃中干，烦躁不得眠，欲得饮水者，少少与饮之，令胃气和则愈"，单纯的发汗后，胃中干，慢慢喝点水能好。如果出现烦躁不得眠，我觉得有点重，还是应该治疗的，不应该单单喝水能好，这是我个人观点。用啥呢？因为他有烦躁不得眠，可以吃点栀子豉汤，针对胃干、汗出，可以用白虎加人参汤、竹叶石膏汤等等。

后面的"若脉浮"，是接前面这个"太阳病，发汗后，大汗出"。起码应该是到这，然后再加上"脉浮，小便不利，微热消渴"，用五苓散。

所以这条可以分两部分看，前面出现"烦躁不得眠，渴欲饮水"的时候，可以用我们前面提到的方子；假如是"脉浮，小便不利"，又有"消渴、发热"，这时候可以考虑五苓散。

首先说明，五苓散我们用汤也有效，但是用散效果更好。在我的《经方杂谈》里有几个用五苓散的医案，大家可以参考，因时间关系，今天我就不再重复。

第73条："伤寒，汗出而渴者五苓散主之，不渴者茯苓甘草汤主之。"

首先伤寒，汗出而渴，用五苓散应该是没问题的。它汗出口渴，说明水液分布不均。若不渴者是茯苓甘草汤。这个茯苓甘草汤的证也应该补充点，不然方证不明晰。大家看到没有，这个方其实是桂枝去芍药汤加茯苓，当然也是去了大枣。所以它应该是有"脉促，胸满，心烦，小便不利"的时候，用这个汤才比较合适。如果仅凭"不渴"就用这个方，就有点泛了，方证不明晰。

第74条："中风发热，六七日不解而烦，有表里证，渴欲饮水，水入则吐者，名曰水逆，五苓散主之。"

"水入则吐"，我在基层见过，那还是很常见的。从西医讲，现在很多发热或者脱水的患者，脱水后很渴，喝水后反而吐。这种吐，用一般的止吐药，是止不住的。从现代医学处理，补充点液体，也能缓解。但从经方角度讲，这就是五苓散的适应证。

大家知道，"食入则吐"，张仲景有两个方子：一个大黄甘草汤，另一个干姜黄芩黄连人参汤。食入则吐，是食物一进口就吐，跟食道癌、幽门梗阻等食后一天才吐有所不同，那叫

胃反。所以古人对一些症状的描述还是很精确的。

五苓散，一定要用肉桂。用桂枝，如果用的是桂枝嫩尖还好一点，但现在用的桂枝严格讲不能称为桂枝，可以称为"桂木"，很粗，有效成分很少。用肉桂的话，味道也比较好，我临床用五苓散从来没用过桂枝，都是用肉桂。

另外五苓散的比例，大家看一下，也是很重要的。用散的比例很有意思，茯苓、猪苓、白术都是十八铢，桂枝半两（即十二铢），泽泻一两六铢，用量最大。一两是 24 铢，一两六铢合起来是 30 铢，所以比例是 30：18：12，大家一定要记住。

当然如果往下再研究，大家可能会问，**为什么 30 铢要写成一两六铢呢？**这个从术数讲，一和六正好是水数，天一生水，地六成之，都是水数。如果写成 30 铢，就没有这个概念了。到底是不是这样呢，不敢肯定，但起码可以这样理解。

所以我对这个五苓散这种比例，是两种解释。一种是这种从术数方面的理解，很有意思；另一种是张仲景讲的"勤求古训，博采众方"。张仲景的很多方子，都不是他创造的，是他继承别人的。别人怎么说的，他就怎么继承过来，所以有时候也不必深究。但起码我们要知道方中各药的比例，不是各等分，要按原方的比例去用。

五苓散要跟猪苓汤进行鉴别。两者虽然都有很多利水药，但猪苓汤，从现代医学讲，它是治疗泌尿系感染的，如尿血、尿痛等，因为它里面有滑石、阿胶。而五苓散呢，是治疗全身水液代谢障碍的，它的应用证更广。

《千金》对五苓散有一个特殊的记载，原文比较多，我记不全，但其中一个主证是治疗"精神言语不与人相当"。它这个词用得很有意思，它既不说谵语，也不说郑声，他说"精神言语不与人相当"，有点精神失常的意思。这个为什么运用

五苓散治疗呢？如果不用西医知识的话，很难解释。因为
《伤寒》、《金匮》的五苓散也没有提治疗过精神方面的证。后
来我就想，既然五苓散是治疗水液代谢障碍，五苓散治疗的精
神障碍，从西医讲，是尿毒症后期、肝硬化后期都会出现的。

记不清是去年还是前年了，去珠海参加一个经方班的时
候，熊继柏老师讲课，讲到一个肝昏迷的治疗。一个肝昏迷患
者，在医院已经判了死刑，出院后，病者的夫人带他找熊继柏
老师治疗，熊老师问他：这是谁呀？他说是他爸。其实熊老师
指的是他的爱人。这个病人就到这种程度，他跟完全的昏迷不
同，跟精神病的不识人也不同。他能听懂你的话，但回答又不
沾边。按《千金》的描述，就是"精神言语不与人相当"。熊
继柏老师用了一个温病的方子，也是化湿的，即湿邪蒙闭心
窍。当时我就想：从《千金》的描述看，这不就是典型的五
苓散证吗？

时间也差不多了，今天就给大家讲这么多。有不同的意
见，欢迎大家提出。谢谢大家！

2016 年 8 月

二、吐 法

汗吐下为中医祛邪的三大法宝，吐法虽占三分之一，在
《伤寒论》和《金匮要略》中只有瓜蒂散一方。今将我应用瓜
蒂散的医案录出，仅供参考。

（1）患者，男，32 岁，本村人。1997 年春，家中盖房加
之农忙，于 1997 年 5 月 15 日，突发癫痫，四肢强直，牙关紧
闭，痰涎壅盛，声如牛马，经针刺人中、涌泉缓解。其妻说：
"这是第三次发作了，每隔半月发作一次。"见其形丰体壮，

痰多，本想用瓜蒂散催吐，转而思之，此时病人已苏醒，往返取药，再煎豆豉，至少需要半小时，恐失战机。虽预备瓜蒂散1.5克，豆豉10克，嘱其妻，下次发作时，急煎豆豉，待其苏醒，送服瓜蒂散。果半月后再次发作，如法及时服下瓜蒂散，10分钟后，未及探吐，呕吐大作，先为黏痰，后为饮食，共吐3~4次。从此癫痫未发，半年后，在我的再三建议下，去石家庄某医院做CT，诊为脑囊虫。经治疗，至今未复发。

讨论：此患者未服瓜蒂散前，每半月发作一次；服药后，半年未发作。虽病因不明，据痰涎壅盛而用瓜蒂散，却收良效。现在虽是西医普及、科学昌明之时，"观其脉证，随证治之"的经验也不可轻废。此药一般药店不备，需夏秋季节亲自到田间采摘，正所谓"工欲善其事，必先利其器"。

（2）患者，男，69岁，威县康寺固人。高血压病史数年。右肩膀剧痛，夜间尤甚，更医数人，遍服中、西药无效。于1998年10月5日请我诊治，见其体丰，面赤，舌红无苔，脉弦紧，血压180/100mmHg，用铁弹丸（方见《和剂局方》）9克，每日3次，治疗1周无效。后改用黄连温胆汤合茯苓指迷丸，治疗1周仍无寸效。

于1998年10月22日3诊，苔腻，痰多难咯，时时欲呕，脉弦滑而两寸为甚。用瓜蒂散1克，豆豉10克煎汤送服，次日清晨服下，呕吐3次，肩痛稍减，未用任何药物，嘱3天后再服1次。

不料，这次服后一次未吐，却大泻数次，呈喷射状。他的老伴说："都泻到厕所墙上去了。"从此肩痛消失。1999年春，在威县人民医院确诊为肺癌。

讨论：当初的肩痛，很可能为肺癌所引起的，难怪百治无效，于山穷水尽之时，没想到瓜蒂散获得了意外的疗效。

吐法用得好能收意外的效果，我有一次经历，虽未用瓜蒂散，却也同样起到了催吐的作用，今录于此。1989年冬我在广宗县中医院跟业师学习时，在中医院的第二门诊部收治了一位70多岁的哮喘患者，男性，有慢支、肺气肿病史十几年，呈哮喘持续状态，静点激素、抗生素、平喘药两日，症状有增无减，痰黏难咯，口头交待病危，家属表示理解，要求继续治疗。当天晚上9点，险象环生，痰声漉漉，呼吸不均，仍在输液，我恐其发生窒息，便和衣而睡，并预备好50毫克注射器，接上大号导尿管，如果发生窒息，就用它吸痰（当时没有吸痰器这些装备）。大约12点钟时，我听到急促的脚步声，没等家属发声，就已经起来了，奔到病房一看，果然窒息了，没有了呼吸，面、唇发紫，我赶紧帮他吸痰，痰没吸出多少，可由于对喉部的刺激，引发了患者呕吐，全是黏痰，覆盖了患者整个面部，过了一会儿，又呕吐一次，这次是黑水，就像喝剩下的茶叶末，我以为是应激性溃疡，就告诉家属，病人恐支持不了多久了，让她们做准备，拔掉输液器，就回去睡了。到早晨6点时，家属叫我，"病人还是那样，你再去看一看吧。"见患者既没痰了，也不喘了，神志清楚，脉象虽弱，但较以前缓和了许多，一点也不像病危的样子，又照原先的方案输上了液，3天后痊愈出院。事隔数年，他的老伴在街上见了我，还激动地说："是你救了我们那口子一命！"

当时并不知道转机原因。事后分析，应该是那两次呕吐，使病情发生了转机，若不是碰巧了，我们是不会在这种情况下，想到使用吐法的。正是这次经历，奠定了我日后使用瓜蒂散的信心。

三、下　法

1. 自服巴豆的经过

说到下法，我觉得还是从我自己开始吧。1996 年秋，欲配《千金要方》中的紫丸，对方中巴豆的性能不熟悉，于是决定亲自吞服。早饭之后，大约 10 点钟，捡肥大饱满的巴豆 1 粒，剥去壳，囫囵吞下，未用汤水送服。觉咽及食道热如火烤，过一刻钟，热感消失，无其他不适，至下午 1 点午饭前，无吐泻现象，心想："方书言巴豆性烈如牛，也不过如此。"

午饭过后，刚放下饭碗，即觉腹中雷鸣，急忙奔厕所，大泻 1 次，稀如米汤，无腹痛。过半小时，又腹泻 1 次，将刚吃过的米饭都泻了出来，未及消化吸收，米粒清晰可辨，两次约失水 2000~3000 毫升。此事不便告诉家人，恐她们担心、责怪，仍如平时做一些不轻不重的体力劳动。约 3 点钟，呕吐 1 次，约 1000 毫升，不难受，全身微有汗，心定气平。晚饭时，未吃馒头，仅喝稀饭两碗，放至室温时才喝下，恐得热再泻。

至晚上 9 点，觉身心异常清爽。身轻欲离地，心情愉快，难以形容，一直持续到次日早饭后。

通过亲身经历，得知巴豆遇热则行、遇冷则止是事实。但是，言其"性大热"，恐系根据"得热则行"的现象，推理想象的结果，不足凭。因我服后，不但无丝毫烦热，反倍觉清凉。不能将巴豆视为热药，仅用于"寒实结胸"。另外，下药所致的失水，与疾病导致的失水不同，所以，应大胆用下法。眼下，西医西药广泛普及，中医仅理气活血、清热解毒的常法，将"斩将夺关"之良将，埋没深山，可惜，可叹！

2. 大柴胡汤

（1）患者，男，55 岁，本村人。高血压病史 2 年，1998年 10 月 5 日就诊，因家庭纠纷，心情不畅而头痛，头晕，两胁撑胀，口苦，小便短赤，大便秘结，3 日未行，不欲饮食，血压 180/105mmHg，脉弦滑。给大柴胡汤：柴胡 40 克，半夏 20 克，黄芩 15 克，白芍 30 克，枳实（炒）15 克，大黄 20 克，生姜 20 克，加水 1600 毫升，煎取 800 毫升，去渣再煎至 500 毫升，分 3 次温服。服药 1 剂，大便通畅，3 剂诸症悉平，血压 135/80mmHg，改四逆散，每服 3 克，每日 2 次，以巩固疗效。

（2）患者，男，52 岁，广宗县交通局工作，嗜酒。2003年 12 月 5 日，感冒后咳嗽，咯痰，体温 37℃，胸满，舌红，苔黄腻，脉滑数，血压 190/100mmHg，大便每日一行，腹诊两胁压痛，腹满有抵抗。给大柴胡汤加味：柴胡 40 克，半夏 30 克，黄芩 30 克，白芍 30 克，枳实 15 克（炒），大黄 15 克，生姜 30 克，瓜蒌 50 克，海蛤壳 50 克（煅），如前法煎取 500毫升，分 3 次温服。2 剂，诸症略减，唯痰黏难出，上方继服，加服礞石滚痰丸 1.5 克，每日清晨服 1 次。服 2 日，大便每日 2～3 次，咳止，痰净，血压 150/85mmHg，腹软，脉沉缓，时有微咳，改黛蛤散，每服 3 克，每日 2 次，10 天咳嗽痊愈，血压正常，嘱其少饮酒，至今（2008 年 11 月 2 日）血压仍在正常范围。需说明的是，我配的礞石滚痰丸按吉益东洞法，以甘遂代沉香，泻下之力比原方更强。

讨论： 大柴胡汤证介于小柴胡汤和承气、陷胸之间，比小柴胡汤证急而重，比承气、陷胸证缓，如胸胁的感觉，小柴胡汤是痞满或痞硬，大柴胡汤证则有明显的疼痛。大柴胡汤不管患者有无大便秘结之症，均不应舍弃大黄。大黄的泻下之力，与剂量关系不大，与煎煮时间的长短有关。大黄牡丹皮汤用大黄四两（24～40 克）且 1 次顿服，因与诸药同煮，所以泻下的作用不明显；而三黄泻心汤是沸水泡服，每味仅用 2 克，则可使每天大便 5～6 次。如用大黄通便则后下，或泡服，若用来清热活血，则与诸药同煎。

3. 抵当汤

（1）患者，男，21 岁，2001 年春在石家庄蹬三轮车，因经济拮据，曾在其宿舍上吊自杀，幸及时被发现，就诊于某精神病院，给抗精神病西药回家治疗。用药 5 天，不食不睡，烦躁不识人，并殴打其母。于 2001 年 5 月 14 日延我诊治，见面赤油光，精神恍惚，骂不绝口，需四人按压于炕上，舌红，苔厚而焦黄，脉紧而数，已十余天未大便。抵当汤合三黄泻心汤：水蛭 30 克，虻虫 6 克，桃仁 20 克，大黄 30 克，黄连 15 克，黄芩 20 克，加水 1500 毫升，煎取 500 毫升，分 3 次温服。服药 1 剂，大小便通利，神志清楚，能配合治疗。3 剂如常人，大便日 3 行，昼夜思睡，减西药用量，改温胆汤。半月以后，一切正常。因经济原因，自停中药，每晚服舒乐安定 2 片。第二年夏天，发热 39.5℃，鼻出鲜血量大，烦躁颇甚，父母恐其旧病复发，继续要求中药治疗，给三黄泻心汤合黄连阿胶汤 10 日，不需服舒乐安定，夜能安睡。现已结婚，生活工作如常人。

（2）患者，女，35 岁。2004 年 5 月 24 日出诊，发热 39.2℃，面色黑，身体瘦，少腹胀痛，按之石硬，食少脉细，月经数月未见。头胎生一女，今已 10 岁，办二胎准生证多年，未能再孕。先肌注安痛定等以退热，继服后方：大黄 15 克，桃仁 15 克，水蛭 10 克，虻虫 3 克，白芍 10 克，生地 15 克，干漆 5 克（烧），土元 10 克，太子参 15 克，干姜 6 克，白术 15 克，鸡内金 10 克，2 剂，热退胀痛除，腹稍软，4 剂，饮食正常，月经来潮停药，半年后得知已妊娠 2 个月。

讨论： 抵当汤合白虎汤可治白血病并发脾破裂（详见第9页"经方的渊源"案例1），抵当汤可治癃闭（详见第23页"经方与医经"案例2）。按照《伤寒论》原文，蓄血证为下血、发狂、少腹急结、小便自利等症。吴又可说："抵当汤证甚少。"陆渊雷《伤寒论今释》每一方之下所引日人治验甚多，抵当汤的治验，寥寥无几，可见日人也不善用抵当汤。的确，诸症具备的抵当汤证不多见，仲景有"单见一证便是，不必悉具"的观点。我认为，抵当汤以狂为主证，以少腹急结为腹证，至于下血、小便自利，则不必拘泥。若能在方证对应、辨证论治的前提下，将癃闭、精神分裂、闭经及不孕作为该方的应用指征，还能说抵当汤证甚少吗？另，大家可能因抵当之名，就认为此方甚猛烈，据我体会，此方很平稳，泻下之力不大，与大承气汤、大陷胸汤、三物白散不同。那为何以抵当名命呢？太老师张大昌先生有一说，认为抵当可能是蛭蟥，因音近而致误。蛭蟥是水蛭的别名，也就是水蛭汤。果真如此，此方应改名水蛭汤，就不会使人望名生畏。

4. 大陷胸汤

验案：患者，女，35岁，本村人，1990年春就诊。素有胃痛病史多年，由于农忙，饮食不周，旧病复发，疼痛难忍，波及整个上腹部，拒按，摇动有振水声，哗哗地响，形亏体弱，舌淡苔薄白，脉细。予大陷胸汤：大黄30克，加水600毫升，煎取400毫升将芒硝20克溶化，入甘遂末4.5克，温服200毫升，大泻数次，病若失，余药未服。5年后随访，胃痛未再发，多年宿疾，一泻竟除。

讨论： 我虽有大陷胸汤证为急性腹膜炎的说法，但并不是说大陷胸汤只能用于腹膜炎。曾与一兽医交谈，他说："牛马多结槽，但分食结、水结，食结又分前结、后结，前结将消导药用大注射器直接注入胃中，后结将胳膊由肛门伸入肠中去掏"。只是对水结未说治法。心想：前结，保和丸四磨汤证；后结，大承气汤证；水结，轻者，五苓散；重者，大陷胸汤。不料，当初的想法，在这位患者身上得到了验证。

误案：患者，女，30 岁，本村人。1998 年 10 月 11 日，满腹疼痛，以脐周为甚，拒按，时有隆起如拳，上下移动，舌质正常，苔白，脉沉紧。曾经他医口服、肌注止痛药，数日不能缓解，延我诊治。辨为大陷胸汤证，方药同上。分 2 次温服，于 1 日内服完。次日再诊，不吐不泻，疼痛加剧，建议转诊检查，在县医院住院 1 周，未能确诊，腹痛缓解而出院。

讨论：事后思考，本是大建中汤证，《金匮要略》："心胸中大寒痛，呕不能食，腹中寒，上冲皮起，出见有头足，上下痛而不可触近，大建中汤主之。"此患者除无呕吐，乃典型的大建中汤证，以脉紧、拒按误认为是实证，幸而迷途知返，未造成严重后果。可知，临床实际，不似初学八纲辨证时，寒、热、虚、实，清晰易辨。孙真人说：医者应胆大、心细，诚经验之谈。

5. 十枣汤

（1）患者，女，65 岁，素有慢性肝病，近日咳喘加重，伴面目、下肢浮肿而住院。初诊为冠心病，住院 10 天，病症不减。于 1998 年 10 月 25 日摄胸片：右侧大量积液，左肺上部有一个 1 元硬币样阴影。疑为肺癌，并抽去黄色液体 1500 毫升，回家静养。每周须放水 1 次，不然喘憋难忍。先后放水 3 次，均为深黄色。家属不忍坐视，向我索方，刻诊：颜面、下肢浮肿，严重贫血，不能进食，半卧位，频咳微喘，舌红，脉细数无力。遵《三因方》的经验，将十枣汤改为丸，芫花、甘遂、大戟重量比 1：2：3，微细末枣肉和丸，每丸干重约 0.3 克。每次 3 粒，清晨服，隔一二日服 1 次。半月之内共服药 4 次，服药后，大便每日 2～3 次，小便量多，咳喘减，浮肿消失，未再抽水。胸水得以缓解，医患信心倍增，加服理中汤合生脉饮。十枣丸每周 1 次，每次 3 粒，服丸药之日停汤剂，饮食渐加。患者"久病成良医"，自己将十枣丸改为每日 1 次，汤丸并进，大便正常，小便量多，也无不良反应。1999 年 1 月 26 日，我亲自用三轮车拉患者到中医院再拍胸片，左侧阴影消失，右侧胸水减半。《内经》有言"毒药攻邪，衰其大半而止"，况且，此时患者已毫无咳喘的症状，停十枣丸。不料，由于搬动当晚气喘大作，呼多吸少，汗出如雨，脉浮细欲绝，邪气虽平正气将绝，大剂参附理中汤，昼夜连服，并用艾炷灸膏肓穴，如此两昼夜，喘息渐平，转危为安。间断服理中丸，可从事家务。2 年后去世，胸水没有复发。

此患者没有文化，性格憨厚，虽病情严重，无丝毫压力，这是有利的一面；症状缓解则不愿继续服药，这是不利的一面。若患者能遵医嘱，再巩固一段，情况或许会更好。

（2）患者，男，5 岁，其母亲是我的同学。咳嗽近 2 个月，于 2002 年 6 月 20 日，经邢台市人民医院确诊为百日咳，服药无效。症见咳嗽频作，每次连咳数十声，以至面色青紫，呕吐少量黏液方止，昼轻夜重，食欲不佳，舌淡，苔白而薄，脉数急，大便两日一行，嘱停止一切药物，每日清晨服十枣丸 2 粒，3 日后，电话告之，咳嗽基本痊愈，每日腹泻 3～5 次，改隔日服 1 次，每次服 1 粒，即无腹泻，咳嗽也未复发。共服药 2 周，停药未复发。

（3）患者，男，40 岁，本村人。1 周前在某建筑公司砌墙时，不慎感冒，未介意。从此咳嗽逐日加重，化验、胸透无异常。咳时胸腹俱痛，痛苦万分，舌红，苔白而滑，脉紧。让其试服十枣丸 4 粒，腹泻 3 次，咳嗽立止。未再用药，半月后随访，未复发。

（4）患者，女，50 岁，本村人。10 年前患结核性胸膜炎，未按医嘱服药，屡有复发。现咳嗽、咯痰、气喘，不能平卧，下肢浮肿，叩诊右胸呈浊音，听诊右侧呼吸音消失，左侧干湿性啰音，心界扩大，肝肋下两横指，于 2002 年 9 月 15 日，在当地医院摄片，右侧胸膜肥厚，疑有占位性病变，建议去上级医院复查，未从。经他医输液治疗 7 天，不外强心、利尿、抗感染，诸症不减，自觉身热，舌红无苔，心烦，口舌生疮，脉细数。处理：十枣丸 2 粒，隔日 1 服，同时煎服黄连阿胶汤合生脉饮。五天共服十枣丸 3 次，咳喘、浮肿、心烦等症消失，心界缩小，肝回缩。此患者服十枣丸后胃内烧灼，嚼服 3 片盖胃平即缓解。至今健在，反而比过去更强壮。

（5）患者，男，45 岁，本村人。晚期胃癌，在邯郸某医院做手术时，发现已向腹膜、脊柱转移，至术后 2 个月时，已不能进食十余日，身体消瘦，眼睑无血色，下肢浮肿，腹胀咳喘，叩诊右胸浊音，中量积液，腹部有移动性浊音，肌注速尿数次无效。试用十枣丸，每日 1 粒，清晨服，5 天后，小便量多，咳喘减，胸水如故，腹水大减，下肢浮肿消失。劝其加服汤剂，患者、家属均绝望，未服。1 个月后，死于呼吸、循环衰竭。

（6）患者，男，55 岁，本村农民。患左侧带状疱疹 20 天，就诊于"土医"，单用外涂药（大约是雄黄一味）。初如葡萄，从前心至脊背，宽如手掌，连合成片，无疼痛。至大部分结痂时，疼痛加剧，晨起时最重，阵发性扯痛，难以忍受。舌胖，苔白滑微黄，脉弦紧。以十枣丸 4 粒，每日黎明时服，服药 5 天，大便微溏，扯痛偶发而轻微，改每周服药 2 次，20 日痊愈。

讨论： 十枣汤原方三药各等分为末，需指出的是，古方丸散言等分者，多指容积，不是指重量。今芫花、甘遂、大戟重量比为 1∶2∶3，正是谨遵原方等分之意。"咳唾引痛"为十枣汤的主证，百日咳有咳唾而无引痛；带状疱疹有引痛而无咳唾，均用十枣丸获效，正是对仲景"但见一证便是，不必悉具"的有力注释。"咳唾引痛"不仅见于胸腔积液，但胸腔积液多属十枣汤证。案（1）肺癌的诊断，或许不确切，但从始至终，未用任何西药，治愈顽固性胸水的经验无疑是十分宝贵的。案（3）一般咳嗽，用十枣丸剧药，似有大材小用之嫌，《神农本草经》芫花主治咳逆上气，虽是峻药，小量应用，于咳嗽无表证者，疗效确切，患者乐意接受，经常有妇女抱着小孩向我要治咳药丸（十枣丸），只有外感初起时，我才向她们解释，这时不宜用。十枣丸适用于咳而痰稀者，礞石滚痰丸适用于咳而痰黏稠者。这几则医案曾以"十枣汤的临床运用"为题，发表于《中国社区医师》2003年第8期，可参考。

6. 大黄牡丹皮汤

（1）患者，男，60岁。1991年10月5日，因右下腹疼痛，并连及腹股沟压痛，在乡卫生院诊为阑尾炎，静点青霉素1周，不愈。到县医院复查，仍诊为阑尾炎，改用氨苄青霉素、甲硝唑治疗3天，症状仍无进退。于1991年10月15日，请我诊治。见右下腹及腹股沟压痛，淋巴结无肿大，无腹膜刺激征，大便数日未行，苔白，脉紧。

处理：用白面兑水和成泥，以压痛点为中心，做直径10～20厘米面圈，先以大蒜3枚捣为泥，填敷圈内，约30分钟，患者自觉火热刺痛，难以忍受时，除去蒜泥，再以大黄、芒硝各等分为末（30～50克），米醋调成糊状，填入圈内，直到疼痛消失。内服大黄牡丹汤：大黄30克，牡丹皮20克，桃仁15克，芒硝10克（溶化），甜瓜子20克（炒焦，打碎）。加水1200毫升，煎取400毫升，将芒硝溶化，分3次温服。

次日复诊，解下大便盈盆，自觉腹痛消失，稍有压痛，单用内服剂，药味同上，减芒硝用量，嘱多加水，延长煎煮时间，服法同上。3天痊愈。

讨论：我曾用上述方法治疗急性阑尾炎数十例，疗效确切。因患者就诊时，曾应用抗生素10天，所以单用中药治疗。若是初诊的患者，往往同时应用抗生素，多于当天自觉症状消失，5~7天痊愈。

大黄牡丹汤原方，大黄4两，顿服，当是仲景用大黄最多的方剂。大黄4两，我临床多按20~30克计算，将顿服改为分3次服，既安全又有效。据临床体会，大黄的泻下作用，不完全取决于用量，而在于煎煮的时间长短，大承气汤证大便不通，故大黄后下，此方取其清热活血之力，意不在通便，所以大黄与诸药同煮。此患者初诊时，数日未大便，故急煎。便通之后，仍用原量，适当延长煮药时间，则不至于大泻下。

方中瓜子，《金匮要略讲义》五版教材说"栝蒌子或冬瓜子亦可"，我临床一直用甜瓜子，原因是小时候曾见祖母养鸡，因为没有圈养，常有被人打断腿的时候，她用布条将小鸡的断腿绑定，并经常咀甜瓜子喂鸡，用不了几天，断腿就恢复正常，因知甜瓜子有很好的活血化瘀作用。

大黄牡丹汤方后注"如无脓，当下血"，没有说明是大便下血，还是小便下血。据我所见，服大黄牡丹汤后，患者小便深黄或红色，没有见过服此药大便下血者。

（2）患者，男，45岁，本村人，未婚。2004年春，因右下腹剧烈疼痛，伴呕吐，诊为急性阑尾炎，仍用上法内外兼治，并静点青霉素，次日疼痛完全消失，也没有压痛，阑尾炎不应当1天就好得这么彻底，为明确诊断，让其去县医院进一步检查，经B超诊断为肾结石。因已无症状，就未用药治疗，1年后随访，未复发。

讨论：把肾结石当成阑尾炎，从诊断的角度说是误诊，但肾结石用上述内服外敷的方法治疗，不存在误治的情况。我喜欢用西医的病名，是因为比较规范，但临床用药以脉证为主，是不受西医病名拘束的。虽说大黄牡丹皮汤能治阑尾炎，但并不是所有的阑尾炎都要用大黄牡丹皮汤。同样是阑尾炎，有时用当归芍药散，有时用小建中汤。

四、温　法

1. 理中汤（丸）

（1）患者，女，39岁，本村人。于1996年秋就诊。体瘦，胃疼，食少乏力，舌淡苔薄白，脉沉细无力，按之心下痞硬。给理中丸，每次6克，日服3次。6天，乏力胃疼消失，饮食略增，效不更方，共服一月有余，体力大增，饮食倍增，脉象也缓和有力。后记：此患者十余年中，常因劳累过度，旧病复发，仍用上方治疗，效果依然。

（2）患者，男，68岁，本村的亲戚。1997年中秋节后就诊，有慢性肝病10年，现腹胀，夜晚尤甚，每日只有早饭可勉强进餐，中午、晚上基本上不能吃饭。体瘦，面色暗黑，乏力。肝未触及，脾大，肋下二横指，无移动性浊音。给理中汤加味：太子参20克，干姜15克，苍术20克，甘草15克，枳实（炒）10克，白芍10克，炒麦芽30克，鸡内金10克，加水1500毫升，煎取500毫升，分3次温服。服药5剂，腹胀略减，中午可进食。20日，三餐如常人。腹胀消失，体重增加。想其孤身一人，煎药不方便，据太老师经验，以理中汤为主，加菟丝子、补骨脂、绿矾等，配制为丸，方中绿矾本应烧制，由于我的粗心大意，误用生矾，患者服后呕吐大作，中断治疗。

（3）患者，男，32 岁，塘疃乡南寺郭村人。1999 年夏，先就诊于堤村妙俭法师，法师将其介绍给周连森师伯，师伯以为是积聚实证，命我配制含有巴豆的药丸。患者是哑巴，其父代诉，腹痛、腹胀。按其腹从心下至脐，广泛痞硬，舌淡，脉沉而缓。再问，大便每日数次，自以为是太阴虚寒证，谎称遵师伯方配制，实际上是自制的理中丸，每丸 9 克，每日 3 次。10 天后，胀满稍减，不尽人意。我对其父说："若欲速效，当服汤剂。"其父同意。理中汤加味：太子参 20 克，甘草 15 克（炒），干姜 20 克，苍术 20 克，枳实 10 克（炒），白芍 10 克，加水 1200 毫升，煎取 400 毫升，分 3 次温服，每日 1 剂。服药 5 剂，腹满大减，大便每日 1～2 次。服药期间，曾让人按摩，按摩师说："从前肚子梆硬，这会儿软和了。"继服 10 剂，痊愈。

（4）患者，女，45 岁，本村人。于 2000 年春，因四肢无力，不能起坐，吞咽困难，在邢台市人民医院诊为肌炎，住院 1 个月，症状缓解出院，常服强的松、硫唑嘌呤。于当年秋，再度出现四肢无力，面大如盆，色灰暗而青，舌有多条裂纹，脉细欲无。我据《辅行决五脏用药法要》"脾虚则四肢不用"的理论，以理中丸为主，补益脾胃，理中丸 9 克，每日 3 次；以当归芍药散为辅，以对治强的松引起的钠潴留，当归芍药散 3 克，每日 2 次。嘱在适当的情况下，渐减西药用量。1 年后，停硫唑嘌呤，强的松至 5 毫克，每日 1 次，面目浮肿消失。停当归芍药散，单用理中丸。3 年后，至 2003 年秋，四肢有力，可下地参加劳动，面色红润，舌裂减少，脉沉缓兼滑。停理中丸，间日服强的松 1 片。

讨论：　附子理中汤可治疗心梗（详见第 12 页"经方的渊源"案例 3）。《易经》说"至哉坤元，万物资生"，五行之中，以土为贵。在《伤寒论》和《金匮要略》中，仲景重视胃气的思想，显而易见。据《辅行诀五脏用药法要》，人参、甘草味甘，干姜味辛，辛甘化苦，术味苦，在这里做化味用，观五个小泻汤，均是三味成方，即使没有术这味药，人参与姜（生姜或干姜）也能化生出苦味来，因此，完全可以把参、姜、草看作理中汤。如果这一说法，大家不反对，试看仲景诸方，桂枝加芍药生姜各一两人参三两新加汤、小柴胡汤、半夏泻心汤、旋覆代赭石汤、茯苓四逆汤、乌梅丸、古今录验续命汤，均寓理中汤之意。理中汤，不单单是太阴病主方，它的足迹遍布六经。

2. 真武汤

（1）患者，女，65岁，我的亲戚。2001年秋就诊，每日服卡托普利3次，每次50毫克（2片），血压仍高达190/120mmHg，头晕，脚轻，嗜睡，右膝关节疼痛，舌淡，苔白润，脉沉紧。真武汤合麻黄附子细辛汤：附子20克，川乌15克，云苓30克，苍术20克，白芍20克，生姜30克，麻黄15克，细辛10克，加水1500毫升，煎至500毫升，分3次温服。卡托普利25毫克，每日3次。3剂嗜睡消失，头晕减轻，血压160/100mmHg，减西药用量，继服上方，10日膝关节疼痛痊愈，自觉两脚有力，血压150/85mmHg，停中药，卡托普利12.5毫克，每日1次。

讨论：正在服用降压药的患者，接受中药治疗，不宜骤然停药。不然，即便方药无误，也难以控制反跳现象，可根据血压的情况，渐减西药用量，以至完全脱离西药。此患者虽中、西药并用，中药的作用显而易见。关于方中用药，川乌与附子同用，以加强附子之力，术用苍术，均是个人的临床经验，希望大家临床验证。

（2）患者，女，80岁，本村人。有咳喘病史多年，遇冬则重，往往整个冬天不起床，在被窝里度日。1999年冬请我出诊，已十余天未进食，终日昏睡，呼之能应，舌红，苔黄厚腻，面垢无光，脉沉细而数，少腹软如绵，四肢冰冷。从舌红、苔黄腻来看，似湿热内蕴之证，但据但欲寐，腹软而空，四肢冷，决定用真武汤：制附子15克，川乌15克，白芍30克，云苓30克，苍术20克，生姜30克，加水1500毫升，煎取500毫升，放至室温，少量频频饮服。10小时许，服完1剂，精神稍振，舌质反淡，黄色厚腻的舌苔尽退。仍用上方，改1剂分3次温服，共服5剂，精神复常，饮食正常，仍有少量痰涎，改六君子汤。

讨论： 此时不管舌红、苔黄厚腻、脉细数等假象，断然投真武汤，是由于以前的经验教训。事情是这样的。1998年冬天，本村一老妇，年83岁，咳嗽，气喘，痰黏难咯，舌红，咽干，脉细数无力，下肢轻度浮肿，腹软如绵，四肢微冷。患者寒热虚实交错，一时举棋不定，欲用竹叶石膏汤，担心肢冷，腹空；欲用真武汤，担心舌红咽干。最后决定先用竹叶石膏汤清热滋阴化痰，待喘咳稍减，再用真武汤回阳。煎竹叶石膏汤1剂，分数次温服，至晚10点服完1剂，次日6点，天尚未亮，其子来诉病情，咳喘减，痰少，没精神。急煎真武汤1剂，嘱分3次温服。谁知药刚煎成，未及服下，便气绝身亡。当然，年过80，又不得正规治疗，迁延数日，可视为命终而亡，非关医药之事。但我心中却不断地思考，难以自已，当初既已发觉有阳虚的迹象，先用真武汤回阳，或者将竹叶石膏汤与真武汤同时应用，情况会是什么样？所以今年再见到类似的病例，就尝试了真武汤，服药1剂，假热的现象便消失，是我没想到的。此时若误用清凉之剂，后果是不敢想象的。

（3）患者，男，50岁，1999年10月25日，发热，体温39℃，自服西药退热剂，不效。无头痛、恶寒、口渴等症，唯感乏力，数日前从事重体力劳动，有汗出当风的病史，舌质暗，苔白薄，脉沉缓。乏力即身重，不是太阳大青龙汤证，便是少阴真武汤证，试用真武汤：附子15克，云苓30克，白术30克，白芍30克，生姜30克，加水1500毫升，煎取500毫升，分3次温服。服药2次，体温上升至39.5℃，烦渴引饮，烦躁不安，舌红，脉滑数。知误用温热，嘱停服余药。本当以白虎汤、调胃承气汤治疗，患者欲去广宗检查，我认为若能明确诊断，更有利于治疗，就表示支持。不料患者只做了次透视，说是"胃上口发炎"，没有住院，在一家个体诊所输液治疗。1周的时间，体温始正常，回家仍请我诊治，我一见患者，大吃一惊！平素形丰体壮，1周不见，人瘦了一大圈，眼窝深陷，精神恍惚，时发谵语，从发病以来，一直未大便，腹满拒按，舌红，油光无苔，脉浮细似无。就告诉家属说："体温虽正常了，病不但没轻，反而更重了，最好立即住院，随时有生命危险！"家属不以为然，可能有经济困难的实际情况，仍请求我处方，我再次谢绝，时已傍晚。次日，天未亮，病情恶化，住进县医院，不久即死亡。

讨论：　此是我临床以来唯一一次误用真武汤的病例。但是病人的死亡，恐怕不能全归罪于三分之二的真武汤。起初发热只伴有乏力，用真武汤后，变成典型的阳明热证，观其脉证，随证治之，致平致易。此时患者要求到上级医院诊治，也很有必要，可惜，既未能明确诊断，又未能正确治疗，高热的患者，一周未大便，竟只知输液，不知通便，且不知轻重，单以热退为病愈。我不是指责人家的过失，为我误用真武汤粉饰，见庸医如此误人性命，实在情难自抑。

3. 小建中汤

（1）患者，女，32岁，1998年8月13日就诊，发热数日，经他医肌注退热针剂数次，体温仍39℃，无头痛、恶寒、咳喘、呕吐等症。唯觉心慌、无力，舌淡红，无苔，脉数，腹直肌拘挛。给小建中汤加黄芪：肉桂 20 克，白芍 30 克，炒甘草 15 克，生姜 30 克，大枣 12 枚，黄芪 30 克，饴糖（自己熬制）150 毫升，加水 1500 毫升，煎取 500 毫升，溶入饴糖，分 3 次温服。次日，我因事外出，不知服药后效果如何。1 个月后意外相遇，言服药后汗出热退，未再用药，至今康泰。

讨论：《伤寒论》"伤寒二三日，心中悸而烦者，小建中汤主之"，本案正是对此条的有力注解。方证相应时，完全可以对号入座。至于此患者发热的机理和此方的方意，贤如仲景，尚且回避，我们也不必在此花费过多的精力，大概与李东垣所论"甘温除大热"相近。

（2）患者，男，2 周岁，本村人。自 2002 年春开始发热，咳痰，在乡卫生院透视，诊为肺门感染，白细胞计数 15×10^9/L，静点菌必治等 7 天，治愈。自此每隔一周左右，体温开始上升，由 37℃，经 3～5 天，渐升至 39.5℃，须静点菌必治、氟美松、清开灵 7～10 天，才能正常。如此反复半年，耗资数千元。于 2002 年 11 月 5 日就诊我室，体温 38.5℃，微喘，少痰，食欲不振，体瘦，面色㿠白，发稀萎黄。所用方药见前《经方与时方》一节。

讨论：最终以小建中汤收全功，足见患儿长期发热，是脾胃阳虚所致。用小柴胡汤合达原饮能缓解一时，不知何故。临床实际，即使症状暂时缓解，也不足以说明辨证无误，当观其远期疗效。

（3）患者，女，58 岁，葫芦乡张伏城人，数年前曾做子宫摘除术，术后经常两乳胀痛，心烦失眠，食少便溏，屡治不效。近来心悸加重，心电图见室性早搏三联律，面色灰暗，舌红无苔，脉浮而弱并结代。于 2003 年 8 月 11 日首诊，小建中汤加味：肉桂 10 克，白芍 10 克，炒甘草 6 克，生姜 15 克，大枣 6 枚，饴糖 50 毫升，黄芪 15 克，当归 10 克，太子参 15

克，柏子仁 12 克，每日 1 剂。5 剂心悸大减，1 个月后，心悸消失，大便每日 1 次，面色红润，自我感觉病愈，心电图仍频发室早。

讨论：治脉结代，仲景有炙甘草汤，汤本求真补充大柴胡汤合桃仁承气汤。汤本氏方是实证兼蓄血，炙甘草汤虽说是气阴两虚，但方中生地、火麻仁均与大便溏泻不对症，故直接用小建中汤加味。

（4）患者，女，80 岁，李怀乡徐家庄人。2004 年 10 月 5 日就诊，曾在县医院化验血常规，白细胞 $50 \times 10^9/L$，血色素 70g/L，疑为白血病，因年高体弱，未做任何处理。今心悸气短，不能进食，身体消瘦，面色㿠白，脉沉细。当归黄芪建中汤：黄芪 15 克，当归 10 克，肉桂 10 克，白芍 10 克，太子参 10 克，甘草 10 克（炒），焦三仙各 10 克，饴糖 50 毫升（药成后兑入），每日 1 剂。5 剂心悸止，气喘减，不动则不喘。食欲增强，面目轻度浮肿，上方加云苓 30 克，杏仁 10 克，共服 20 剂，自觉病愈，停药。

（5）患者，女，50 岁，广宗县塘町乡杨家庄人。贫血数年，近两个月诊断为尿毒症，在邢台人民医院住院透析 1 个月，出院后经师叔治疗 1 个月，以金匮肾气丸加减，并用大黄灌肠，体质日差一日，头晕，呕吐，食欲不振，不能坐立，面色晦暗，舌淡，脉弦，腹直肌拘挛明显。曾肌注促红细胞生成素。2005 年 8 月 6 日检验结果：血色素 76g/L，血小板 $880 \times 10^9/L$，尿素氮 31.5，肌酐 495.0。2005 年 8 月 9 日请我诊治，嘱停止灌肠，中药以当归黄芪建中汤：肉桂 30 克，甘草 20 克（炒），白芍 60 克，黄芪 30 克，当归 15 克，太子参 20 克，生姜 30 克，大枣 12 枚（掰），饴糖 150 毫升（药成兑入），加水 1500 毫升，煎取 500 毫升，兑入饴糖，分 3 次温服。服药 5 剂，自觉身轻，食欲增加，上方继服。

8月25日化验，尿素氮25.5，肌酐342，尿酸222。体重增加，可下地活动。面目轻度浮肿，指甲尖红润，脉细软，尺部弱，上方加生地30克，竹叶6克。

讨论： 此患者至2008年春去世，未用任何西药，也没有透析，始终以建中汤为主，随证加减。虽终不免于一死，使用建中汤后，不但患者自我感觉良好，化验值也一度有所好转，值得今后进一步验证。此患者，按其症状，应属中医虚劳，除了建中汤，我想不到更好的方药。

4. 吴茱萸汤

（1）患者，女，35岁。1992年1月26日就诊，头痛，鼻塞，流浊涕，疑为鼻窦炎，给甲硝唑、增效联磺片、布洛芬，服后头痛未愈，又加呕逆，考虑磺胺过敏，停西药，改吴茱萸汤：吴茱萸10克，太子参15克，生姜15克，大枣4枚，水煎服，3剂诸症痊愈。

（2）患者，女，45岁，有高血压病史数年，间断服西药控制血压。1994年10月14日，测血压180/95mmHg，证见头痛，恶心呕吐，舌质正常，无苔，脉沉紧。给吴茱萸汤：吴茱萸15克，太子参30克，生姜30克，大枣12枚（掰），加水1000毫升，煎取300毫升，分3次温服，1剂头痛止，2剂呕吐愈，能进饮食，共服3剂，血压150/80mmHg，半年后测血压，仍140/80mmHg。

（3）患者，女，50岁，本村人。胸满不食，甚则呕吐，时吐清涎，心烦嘈杂1个月。于1995年11月24日在广宗县医院做上消化道造影，诊为胃炎、胃内积水，服西药时轻时重，来我室就诊，舌淡，脉沉细，按其腹，胃脘痞硬，给小剂量吴茱萸汤：吴茱萸6克，太子参10克，生姜15克，大枣4枚，水煎服。服药1剂，诸症痊愈，劝其继续服药，不从。隔数日复发，复用上方仍然有效。服药1周，数年间未复发。

（4）患者，男，16岁，学生。患鼻窦炎，经西医穿刺冲洗两次，并服疏风清热中药20天，仍头痛，前额为甚，伴浊涕，又经他医输液1周，以青霉素为主，仍不愈，体温37.5℃，形体单薄，面色㿠白，舌淡苔白滑，食欲不振，脉沉细而数。嘱停用一切西药，以吴茱萸汤加味：吴茱萸10克，太子参15克，生姜20克，半夏15克，大枣6枚，苍耳子10克，桔梗15克，甘草10克，水煎服。3日，头痛止，体温36.2℃，1周浊涕消失，饮食增加，脉象和缓，停药。

讨论：高血压、鼻窦炎属中医眩晕、头痛的范畴，按教科书多属实热证。临床上这两种病属虚寒者，并不罕见，尤其是长期应用抗生素不愈者。吴茱萸汤以头痛、干呕、吐涎沫、胸满、苔白滑为适应征，以胃寒气逆为病机，可用于多种疾病。师伯曾用吴茱萸汤治疗一妇女，头晕、干呕、胸满两个月，数剂即愈，不久到石家庄某医院被确诊为肺癌。当初虽不知其为肺癌，遵仲景法，有是证则用是方，能迅速缓解症状，减轻患者的痛苦，足见经方的可贵。假如当时就诊断为肺癌，我们是光考虑肺癌呢，还是仍按头痛、干呕、胸满等证走方证相应的治法呢？我认为当今不了解现代医学知识的中医，不能算是好中医；但了解现代医学知识，却不被西医病名所干扰的中医更难得！

5. 白通加猪胆汁汤

患者，女，48岁，本村农民。有咳喘病史30年，明显桶状胸，体瘦，于1991年春出现心衰，气喘加重，下肢浮肿，曾先后两次去广宗县医院住院治疗，病情缓解回家。于1991年5月14日，病情加重，端坐喘息，烦躁异常，数日饮食不进，双下肢浮肿，四肢冰冷，诊脉两手均无。家属也知病危，已着手置办殓衣。据证投以白通加猪胆汁汤：熟附子50克，干姜30克，葱白4根，加水600毫升，煎取200毫升，兑入童便 200 毫升，猪胆汁 50 毫升，分数次于 1 日内服完。1 剂，烦躁稍减；2 剂，脉搏已能摸着；3 剂，恢复如常人，回忆近几天之事，全然无知，如大梦初醒。以《外台》茯苓饮合当归四逆汤调理，存活半年。

讨论： 在《伤寒论》，白通加猪胆汁汤的烦躁、厥逆、无脉是由于下利引起，本案的烦躁、厥逆、无脉是因肺心病，数日不进食所致。病因虽异，现证相同，故可用同一方剂治疗。可知经方实践，所关心的是特异的脉、证，不拘泥病因，也不必过多地病机分析、理论推演。另外，原方中用的是生附子，现生附子国家规定不准使用，我此方用的是制附子，故适当增加用量，以保证疗效。

6. 当归四逆汤

（1）患者，女，我的弟妹。于 1992 年 10 月 14 日，产后未满月，右大腿发凉，感觉凉风直入，厚覆无益，自汗，舌淡，脉浮虚，给当归四逆汤：当归 15 克，肉桂 15 克，白芍 15 克，细辛 10 克，木通 6 克，吴茱萸 6 克，甘草 10 克，生姜 15 克，大枣 6 枚，水煎服，每日 1 剂，共服 3 剂，痊愈。

（2）患者，女，42 岁，本村人。1993 年 11 月 24 日，头痛，头顶发晕，左侧牙痛连脑，时发时止，脉沉细。当归四逆加吴茱萸生姜汤：当归 15 克，细辛 10 克，肉桂 15 克，吴茱萸 15 克，白芍 15 克，木通 6 克，甘草 10 克，生姜 15 克，大枣 6 枚，黄酒 50 毫升，水煎去渣兑入黄酒，分 2 次温服。1 剂，头痛减，牙痛未发。继服 3 剂，头痛痊愈。

（3）患者，女，32 岁，广宗镇盐场村人。头痛数年，被诊为神经性头痛，巅顶为甚，兼背沉，面黄肌瘦，舌淡，脉细。用当归四逆加吴茱萸生姜汤加味：当归 15 克，肉桂 15 克，白芍 15 克，甘草 10 克，吴茱萸 10 克，藁本 10 克，葛根 20 克，山药 15 克，防风 6 克，生姜 15 克，大枣 6 枚，水煎服。因当时黄酒不备，未用。服药 3 剂，头痛减；6 剂，背不沉；10 剂，诸症痊愈。自述从前夜间双脚发凉，睡至半夜尚不能变暖。现双脚发热，常常有微汗。

（4）患者，男，58 岁，广宗县塘町乡元宝寨人。左侧手足麻木，CT 诊为脑梗塞，血压正常。曾输液治疗半月，不见好转，于 2003 年 8 月 10 日来我室就诊，见其体瘦，面色黑暗，舌暗，脉左手沉细，右手弦滑，腹软背沉，沿脊柱两侧有压痛。当归四逆汤加味：当归 15 克，肉桂 20 克，白芍 30 克，细辛 6 克，甘草 10 克（炒），木通 3 克，姜黄 10 克，丹参 20 克，川芎 15 克，柴胡 6 克，黄酒 100 毫升，以黄酒和水共 1500 毫升，煎取 500 毫升，分 3 次温服。5 剂，麻木减轻，15 剂，麻木完全消失，背无压痛，左手脉沉缓有力。减其分量，继续治疗。

讨论：当归四逆汤是在桂枝汤的基础上加味而成，对于头痛、背沉、手足不温等症有很好的疗效。脑梗塞不管是预防，还是后期的康复，应用的机会很多。此方与补阳还五汤相比，此方的病机为寒凝血脉，彼为气虚血瘀；此方适用于瘦人体弱者，彼方适用于胖人水液蓄留者。

7. 乌头汤

患者，男，60 岁，本村人。有糖尿病史数年，形体羸瘦。1993 年 10 月 14 日就诊。左腿疼痛，膝关节为主，伴左膝关节肿大，难以屈伸，不可触碰，彻夜呻吟，神情憔悴。给乌头汤：麻黄 20 克，白芍 20 克，黄芪 30 克，甘草 15 克，制川乌 30 克，蜂蜜 4 两。先用蜂蜜煮川乌，至蜂蜜减半时，出川乌，余药加水 1200 毫升，煎至 400 毫升，兑入煎过川乌的蜂蜜，分 3 次温服。次日，疼痛稍减，无任何不适，将川乌增至 50 克，如上法继服 1 剂。服完腿痛基本痊愈，肿胀消失，可下床活动。未再用药，调养数日。1 年后随访，腿痛未复发。

后用乌头汤，将川乌与诸药同煎，汤成之后加蜂蜜，同样有效，也无不良反应。这样简化了煎药程序，患者家属乐意接受。

8. 乌头桂枝汤

（1）患者，男，12 岁，本村人。于 1993 年 1 月 12 日就诊，右下腹隐痛 2 天，加重 3 小时，面色青紫，汗出肢冷，右侧睾丸肿大如拳，色紫暗，自言是疝气。给乌头桂枝汤：制川乌 15 克，桂枝 15 克，白芍 30 克，甘草 15 克（炒），生姜 15 克，大枣 6 枚，蜂蜜 2 两，加水 1200 毫升，煎取 400 毫升，兑入蜂蜜，分 3 次温服。1 剂痛止，肿大的睾丸经其母用手托扶而缩回。

（2）患者，男，50 岁，广宗镇盐场人。两年前，曾因脉管炎而右腿截肢。现腹痛 1 天，经本村医生肌注止痛药两次，仍无效，时 1994 年农历腊月二十九，不想在医院中过年，于是请我诊治，见脐周压痛，腹软，无发热，时发呕吐，口干渴（考虑肌注阿托品所致），舌淡，苔白滑，脉紧。先针刺内关、足三里，并肌注氯丙嗪 25 毫克，服自制紫丸 1 粒（约 0.5 克，方见《千金要方》）。过 3 个小时，已近傍晚，疼痛、呕吐加剧，细查无外科体征，肌注杜冷丁，并补液，当晚痛呕皆愈。次日早晨，腹痛再发，建议住院，因时在大年三十，不愿住院，又因上次截肢手术，对医院有畏惧心理。再三恳求继续治疗，于是处乌头桂枝汤：制川乌 20 克，肉桂 20 克，白芍 20 克，甘草 15 克（炒），生姜 20 克，大枣 12 枚（掰），蜂蜜 2 两，加水 1200 毫升，煎取 400 毫升，分 3 次温服，尽剂而愈。次年正月初四，相遇，言腹痛未复发。

五、清 法

1. 白虎汤

（1）患者，男，22 岁，本村人。1992 年 3 月 15 日，遭雨淋后，感冒发热，服西药不效，就诊我室。头痛，发热，体温 40.5℃，口渴，饮水不多，面赤目红，脉洪数。给白虎汤：石膏 150 克，知母 30 克，甘草（炒）15 克，大米 30 克为引，加水 2000 毫升，煎取 600 毫升，分 3 次于半日内服完，汗出热退，未再用药，体温未复升。

讨论："大米"是我们本地的俗称，按《伤寒论》是粳米。查《本草纲目》粳米属硬而不黏的那种。黏的那种医方中称"糯米"，我们当地俗称"江米"。白虎汤中若用糯米，则药汁如粥，黏稠不能滤出。另外，《伤寒论》白虎汤中粳米先煮，然后用米汤煎药，我曾如法煎煮过一次，可能是煎煮时间有点长，药汁如同糨糊。所以之后用白虎汤，都是米同诸药一起煎煮，有效，且方便。如今治疗发热的疾病，抗生素、激素、输液得到广泛使用，不是太阳阶段治愈，便在阳明白虎汤阶段治愈，承气汤证已不多见。白虎汤证应用的机会还是比较多的，因有些热病，有的不经太阳阶段，直接呈现白虎汤证，本案便是一例。

（2）患者，女，58 岁，本村人，曾生六男三女，患糖尿病多年，间断服西药而不忌口。1990 年 9 月 17 日，因家事繁多半月未服药，烦渴引饮，每日喝水五壶，小便不多，多食易饥，心烦，睡眠不安乏力，舌红，无苔，脉洪大。给白虎加参汤：石膏 100 克，知母 20 克，太子参 30 克，甘草 15 克，粳米 30 克，加水 1500 毫升，煎取 500 毫升，分 3 次温服，每日

1剂。服药 5 剂，烦渴止，舌质转淡，脉沉缓。上方减其分量，又服 5 剂，停药。

讨论： 按白虎加人参汤在《伤寒论》有四条，孙真人《千金要方》均作白虎汤，据此二方好似可以通用。我临床有两个原则，一以东洞翁为准，于白虎汤证而心下痞硬者加人参；二是从病机分析，白虎汤证兼汗出过多，体虚、气阴两亏者加人参。

（3）患者，女，35 岁，本村人。素体虚弱，体重不满 50 公斤。于 1998 年秋，发热，经他医肌注退热剂两次，汗不出，热不退，体温 40.5℃，口渴，脉数。请我诊治，给白虎汤：石膏 120 克，知母 30 克，甘草 20 克，大米 50 克，加水 1500 毫升，煎取 500 毫升，分 3 次温服。不料患者恨病，未遵医嘱，将所煎药液 1 次服下，不足 4 小时，便体温正常。次日麻烦了，自觉胃中如有冰坨子，不能进食，水入即吐。急煎理中汤合五苓散，2 天恢复正常。

讨论： 患者不遵医嘱，是不良反应的主要原因，事后思考，若能考虑到她体弱，初诊时用白虎加参汤或许可免此不良反应。

2. 小陷胸汤

（1）患者，男，59 岁，本村人。1990 年 11 月某日，外感失治，成小结胸证，胃脘胀痛而拒按，恶心不食，身微热，体温 37.8℃，舌红，苔黄腻，脉滑。给小陷胸汤：大瓜蒌 1 枚（打碎）先煮，后下黄连 10 克，半夏 20 克，煎取 500 毫升，分 3 次温服，1 剂愈。

（2）患者，女，80 岁。一周前患急性肠炎，口服西药而愈。现乏力，厌食，头晕，苔白而厚。输液 3 天，仍不效，胃脘压痛，有肿物如茶杯口大，脉弦滑。停止输液，给小陷胸汤加味：瓜蒌 30 克，半夏 15 克，黄连 6 克，川朴 6 克，苍术 15

克，陈皮 10 克，甘草 3 克，干姜 6 克，草果 6 克，槟榔 6 克，水煎服，分 2 次温服。服完 1 剂，大便下硬粪块如拳，经人挖出，不臭。不久又大便 1 次，不干不稀，量很多，自觉病愈。继服 1 剂，腹软，无压痛，稍有胀满，给胃苓汤善后。

（3）患者，男，22 岁，本村人。咳嗽 3 天，痰黏难咯，无发热，舌质正常，苔白腻，微黄，大便数日不通，脉右沉，左滑数。小陷胸汤加味：干瓜蒌 1 枚（约 50 克，打碎），半夏 15 克，黄连 6 克，苏叶 6 克，杏仁 10 克，黄芩 6 克，水煎服。同时加服礞石滚痰丸 2 克，每日 1 次。服药 2 日，大便通下，咳嗽止，黄苔尽退。

（4）患者，男，50 岁，广宗县李怀乡李磨人。2003 年 5 月 13 日到广宗中医院做上消化道造影时，放射科医生说胃内有东西如鸡蛋大，疑为胃癌，建议到上级医院复查。患者、家属闻讯大惊，时其亲戚跟我学习，于是请我出诊。见患者愁容满面，自诉胃疼，按之心下痞硬，明显有压痛，微呕，舌红，苔白腻，脉滑。我说："从中医角度说，这是小结胸证，也就是咱们平时说的绾住了，应先用药缓解疼痛，以后再进一步复查，也不晚。"患者、家属均同意。给小陷胸汤：大瓜蒌 1 枚（干重约 80 克打碎）先煮，后下半夏 30 克，黄连 15 克，煎成分 3 次温服。连服 3 剂，大便微溏，胃痛已止，舌苔变薄，改半夏厚朴汤合当归芍药散治疗 20 天。再次到县中医院做上消化道造影，并嘱检验血沉，一切正常。患者、家属无不欣喜若狂。

3. 三黄泻心汤

（1）患者，男，13 岁，学生。1994 年 1 月 12 日就诊，近日经常无故鼻衄，出血量大。现又发作，以棉塞鼻孔，则从口中涌出，无发热，无贫血，舌红，脉数。急以大蒜泥敷双涌泉穴，煎三黄泻心汤：黄连、黄芩、大黄各 10 克，水煎分 2 次温服，当日血止，大便微溏，上方继服 3 剂，1 年后随访未复发。

（2）患者，男，60 岁广宗县葫芦乡李凡村人。自觉腹满，按之不痛，平卧后腹部高出胸膛 2～3 厘米，脉滑，饮食无味。给三黄泻心汤：黄连、黄芩、大黄各 2 克，纱布包，开水冲泡，如饮茶法，此为 1 日用量。3 天后复诊，言每日大便 3～5次，腹胀顿减，嘱其隔日 1 服，1 周后相见，腹部由凸起变成了凹陷，饮食倍增。

讨论：《伤寒论》名大黄黄连泻心汤无黄芩。我据《千金翼方》和《辅行诀五脏用药法要》，临床多加黄芩，故名三黄泻心汤。由案（2）可以看出，大黄的泻下作用，不在于用量，而在于煎煮的时间长短。故仲景于大承气汤大黄后下，此时欲通便；于大黄牡丹皮汤则不后下，意不在通便，在清热活血。

4. 黄连阿胶汤

（1）患者，男 72 岁，本村人。因肺心病心衰在广宗县医院住院半月，病情缓解而回家，不久则复发。2004 年 2 月 6日请我诊治，咳喘，不能平卧，面目浮肿，烦躁，彻夜不眠，舌红无苔，脉沉细而数，口唇紫黑，又加癃闭，小便点滴难通，尿道疼痛，小腹充盈。以黄连阿胶汤合生脉饮、抵当汤治疗：黄连 20 克，黄芩 20 克，白芍 20 克，太子参 30 克，北五味子 10 克（打），麦冬 20 克，滑石 10 克，甘草 10 克，生地30 克，桃仁 10 克（打），大黄 15 克，芒硝 10 克（冲），水蛭15 克，虻虫 3 克，阿胶 20 克（烊化），加水 1500 毫升，煎取500 毫升，去渣，将芒硝、阿胶溶化，再加鸡子黄 2 枚，搅匀，分 3 次温服。服完 1 剂，咳喘减，小便通利，稍有疼痛，能平卧安眠。上方去芒硝，继服 5 剂，癃闭、心衰均愈。

讨论：初读《伤寒论今释》，对陆渊雷、章太炎的观点崇信有加，非常佩服他们的观点，即少阴病为心脏衰弱之病，以四逆、真武为主，黄连阿胶汤不应列入少阴篇。通过本案可以看出，黄连阿胶汤同样可以纠正心衰，始悟黄连阿胶汤列于少阴篇的深意。据临床所见，黄连阿胶汤证多是由于长期大量使用利尿剂或甘露醇等脱水剂所引起，自然形成的黄连阿胶汤证这么多年只见一例（见下例）。章、陆之时，大概上述药物的应用不似现在普及，因而黄连阿胶汤证远不如真武、四逆常见，故有此说。学者根据其所见之事实而立论，已远胜空谈，但难免拘于所见，以偏概全。唯有仲景，攻补兼备，寒温并举，水火既济，诸法皆备，不染一尘，不舍一法。其被尊为医圣，也并非偶然。

（2）患者，女，65岁，葫芦乡伏城人。2004年3月14日，发热1周，体温39℃，曾输液5天不效，请我诊治，见面赤目红，舌红如血洗，无苔，口舌生疮，口唇鲜红，口渴，头晕，彻夜不眠，脉细数。血压170/100mmHg。曾先后2次脑梗塞，1次脑出血，现能勉强行走。以黄连阿胶汤合竹叶石膏汤：黄连15克，黄芩20克，白芍20克，石膏100克，竹叶10克，麦冬15克，太子参20克，生地50克，甘草15克（炒），阿胶15克（烊化），粳米30克，鸡子黄2枚（药成后将兑入），加水1500毫升，煎取50毫升，兑入阿胶、鸡子黄，分3次温服。服完1剂，当晚安睡4小时，次早体温38.2℃，上方继服，第3天，体温正常，共服10剂，舌色转淡，口疮痊愈，脉象和缓，夜能安睡。

此患者初患脑梗塞时，也是我治疗的，大约在八九年前，当时就有舌红、脉数等阴虚火旺证候，只是没有现在这么明显。在输液的同时，加服黄连阿胶汤，服药2剂，患者表示不愿服汤药，我也没有力劝。没想到八九年过去了，其证仍在，并且接连犯病，后悔当初没有竭尽全力，劝患者继续服药，当初若能多服一段时间中药，使舌脉彻底恢复正常，也就不至于接二连三地脑梗塞、脑出血。

5. 栀子豉汤

患者，男，13 岁，学生。2004 年秋，外感发热，经输液治疗 1 周，体温正常，心烦头晕，周身不适，时发呕吐，不能上学，舌薄尖齐如刀切，色红无苔，脉数。给百合地黄汤合栀子豉汤：百合 10 克，生地 30 克，栀子 10 克，豆豉 10 克，煎煮 2 次，混合后分 2 次温服，每日 1 剂，并做心理开导。2 剂，心烦、头晕大减，已不呕吐。再服 2 剂，心情舒畅，继续上学去了，至今未复发。

讨论： 栀子，色赤形圆似心，豆豉色黑形似肾，两味联用，有交通心肾之功。栀子《中药学》言其清心除烦；豆豉，吉益东洞言"主治懊恼"。可见，此方为主治烦躁的方剂。读《伤寒论》76 条："发汗吐下后，虚烦不得眠，若剧者，必反复颠倒，心中懊恼……"想起我 1984 年读高二时患神经衰弱的情况，失眠，身如在牢笼，坐卧不安，心中的痛苦，难以形容。暗自敬佩仲景对疾病症状的描述，文辞简洁，颇得神韵。除上述症状外，尚有后部头痛、项强、心率加快等症。化验、心电图等正常，内科医生束手无措。精神病院的医生，因职业习惯，把上述症状当作精神分裂症。从此，我就与学校无缘了。当时，若有善用经方者，以栀子豉汤，或合百合地黄汤，或合葛根汤治疗，或许也会像这位小朋友一样，数日之后，照常上学。孙真人言"人命至重，贵有千金，一方济之，德逾于此"，每念及此，不胜感慨。

太老师曾给我讲过这么一个故事，丹波元简乃是日本名医，诊费也相当可观。一天诊治一女子，诊为栀子汤证。丹波怜其家贫，特不收诊费。不料其母见药只两味，又不收诊费，以为病重，医生敷衍，大哭不肯取药。丹波闻之，只好照收诊费，并许此病可治，母女才离去。患者、家属皆以价贵者为良药，古今中外皆然。

我的一位患者告诉我，他的母亲十几年前患发热，数月不愈。后一卖药的老医给想了个偏方，栀子 3 钱，萝卜酱豆 1 撮，水煎服。萝卜酱豆，家家皆有，只需到卫生院买一味栀子，抄方的院长也是位中医，连声说："几分钱的药，怎能治好病？"不料，只服 3 剂，便体温正常，永未复发。

萝卜酱豆，我们家乡，家家皆有。三伏天，将黄大豆煮熟凉至干湿适中，上覆麻叶，待黄衣上遍，晒干，待秋后萝卜成熟时，做萝卜酱用，也就是《本草纲目》豆黄的治法，只不过，时珍用黑大豆，我们家乡常用黄大豆。豆豉，多数药房不备，故那位老医用此品代替。

患者以为药简而贱者无效，不足为怪。而作为一名中医，竟然对仲景方不屑一顾，嗤之以鼻，这是一种多么可怕的现象。

六、其 他

1. 四逆散

（1）患者，男，40 岁，本村人。素有慢性胆囊炎病史，1993 年 2 月 5 日就诊，现右胁疼痛，向肩部放射，腹诊，肝肋下一横指，质软。给四逆散，每次 3 克，每日 2 次。5 日，疼痛大减，10 日无任何不适，肝缩回肋下，嘱每日 1 服，以防复发，共服 3 个月，自觉食量增加，周身有力，停药。3 年后随访未复发。

（2）患者，男，65 岁，广宗县葫芦乡李凡村人，我的亲戚。1996 年 10 月 5 日就诊，腹满撑胀，食少，乏力。去年曾在县医院化验，诊为慢性肝炎，具体结果不详。查两胁胀痛，腹部拘急，有移动性浊音，舌质暗，苔厚腻，脉沉滑。欲用汤剂，言无人煎药，暂处四逆散 2 克，当归芍药散 2 克，每日 2 次，米汤送下。服上方 10 日，腹满大减，又无煎药之累，甚欢喜。服 2 月余，腹软，无移动性浊音，体力日增，改每日 1 服，共服药 1 年有余，诸症悉愈，停药。建议其往医院复查，乡下农民，以临床症状消失为病愈，不肯往医院检查。

四逆散合当归芍药散与《局方》逍遥散同，为行气活血解郁常用方，药性平和，所谓的王道之剂，是慢性肝炎、肝硬化腹水的基础方。以往治这种病，多用汤剂。今用散剂，效果不逊汤剂，服用方便，患者乐意接受。

（3）患者，男，18 岁。2004 年 6 月 27 日就诊，腹痛剧烈，右脐旁为甚，波及整个腹部，牵连右胁疼痛，考虑为肾结石，肌注阿托品 0.5 毫克，建议去广宗做 B 超，证实右肾结石。给四逆散加味：柴胡 20 克，枳实 15 克（炒），白芍 20 克，甘草 15 克（炒），金钱草 15 克，海金沙 10 克，石韦 10 克，萹蓄 10 克，瞿麦 6 克，怀牛膝 15 克，鸡内金 10 克，滑石 10 克，榆白皮 20 克，水煎服，每日 1 剂，5 天，右胁痛止，继服 20 天，2 年后随访未复发。

（4）患者，女，50 岁，李磨人。有神经衰弱病史近 10 年，曾服镇静抗抑郁西药。2005 年因子宫肌瘤做子宫全切手术。2006 年夏天，突然找到我，神情异常紧张，做 B 超说胆囊内长满结石。我考虑她是在私人门诊做的，就让她去县医院复查，结果同前。无胁痛，无背沉，时出汗，乏力，饮食不均，睡眠不佳，舌暗，脉弦细。鉴于她没有胆石症的特异症状，按照过去的经验，胆结石不如泌尿系统的结石容易排出，就没用排石药，只用小剂量四逆散合半夏厚朴汤：柴胡 6 克，枳实 6 克，白芍 10 克，甘草 3 克，半夏 15 克，川朴 6 克，云苓 15 克，苏叶 3 克，生姜 10 克，水煎服。服药 20 余日，建议其县医院复查。胆囊内未见一粒结石。她半信半疑，1 周后再次做 B 超，仍未发现结石。再过 1 周，又去做 B 超，被做 B 超的医生拒绝，告诉她："胆囊内绝对没有结石，我拿人头担保。你可以到别的医院做，若有结石你再来找我！"这样她信了，没有到别的医院再查。这真是"有心栽花花不开，无心插柳柳成荫"。

2. 排脓散

患者，女，45 岁，本村人。1997 年春就诊。2 个月前，其夫患腹痛，县医院诊为阑尾炎，输液 1 周不愈，开始脐中流脓，黄白相兼如米汤，迁延 2 个月始愈，没有让我治疗。其夫愈后不久，她也开始脐中出脓，与其夫不同的是，没有腹痛的症状，甚害羞，恐人笑为接触传染。舌脉无异常，恳请我保密治疗。此症既无经验，也无把握，决定试用排脓散，枳实（炒）、白芍、桔梗各等分为细末，每服 3 克，熟鸡子黄 1 枚混和均匀，米汤送下，每日 2 次。服药 2 日，脓水减少，5 日痊愈，至今未复发。

虽是试验性治疗，竟收意外之效，益信仲景不欺我，从此，对经方崇信有加。

讨论：《金匮要略》排脓散原方，枳实十六枚、芍药六分、桔梗二分，据《千金要方》"枳实若干枚者，去穰毕以一分准二枚"，枳实当为八分。而在枳实芍药散和四逆散中，枳实芍药均等分应用。桔梗为排脓要药，用二分，我觉得太少，所以三药等分应用。虽此方枳实未注明炒，为了容易粉碎，也炒焦应用。鸡子黄也没有说生熟，若用生者，黏腻不易服，所以，我采用熟的。

据我所见的资料，未见临床单用此方者，以上用法，难免有师心自用之处，不妥之处，希望高明指正。

3. 小青龙汤

（1）患者，男，58岁，本村人。素有慢支病史，于1994年12月7日，发热，体温37.8℃，咳嗽气短，头痛，恶寒，舌淡，苔白，脉浮数。小青龙汤：麻黄20克，肉桂20克，细辛10克，半夏20克，五味子（打）10克，干姜10克，白芍15克，甘草（炒）10克，加水1500毫升，煎取500毫升，分3次温服。1剂汗出，体温正常。3剂痊愈。

（2）患者，男65岁，本村人。有慢支、肺气肿病史。于1996年秋，复感风寒，咳喘难安，体温36.7℃，听诊两肺布满干湿性啰音。给小青龙汤：麻黄30克，肉桂20克，白芍30克，半夏30克，细辛15克，五味子15克，干姜15克，甘草10克（炒），水煎1剂分3次温服。次日咳喘愈，听诊两肺干湿性啰音消失。劝其继续用药巩固疗效，不从。2周后随访，未复发。

讨论： 此患者诊疗之际，有一卫校学生跟我学习，见一剂小青龙汤治愈肺气肿伴肺部感染，很惊讶。说："此病若住院输液治疗，一般要一周左右，今一天治愈，若不是亲见，我不会相信。"我说："小青龙汤治喘，疗效确切，徐大椿、张锡纯均善用。乡下农民，平时不怎么用药，若方药对症，疗效明显，他们不喜欢打持久战，在辨证无误的前提下，用量宜重，这是在基层有利的一面。但他们往往不遵医嘱，善后的工作很难做到位，这也是在基层不利的一面。像这位患者，在咳喘缓解之后，再据证用二陈汤、六君子汤、苓桂术甘汤、金匮肾气丸调理一段，效果会更好。不应片面地宣传经方的一剂而愈，那也是没有办法，无可奈何的结果。我是个医生，总不能让病人觉得我是个推销药材的吧！"

（3）患者，女70岁，本村人。每活动即感胸闷，疑其有冠心病，建议做心电图，未从。1993年2月1日，因感冒失治，发热，体温 38.5℃，恶寒，咳喘倚息，烦躁不安，脉浮而数。给小青龙加石膏汤：麻黄 20 克，肉桂 20 克，细辛 10克，半夏 20 克，五味子（打）10 克，干姜 10 克，白芍 15克，石膏 30 克，甘草（炒）10 克，加水 1500 毫升，煎取 500毫升，分 3 次温服。次日热退，恶寒止，精神好转，安然平卧，只有微咳。俗话说"效不更方"，上方继服。哪知服完第二次，喘息加剧，精神失常，多语，自觉气上冲心，心悸，循衣摸床，脉浮虚而数。停余药，改输液 10 天始愈。

讨论：此是很严重的一例误案。误在效不更方的习俗上，此年高体弱之人，怎堪小青龙汤长期发散。不过，患者当发热、恶寒、咳喘等症在时，服小青龙加石膏汤，服后甚平稳。当服药之后，其症已去时，再用上方，则变证百出。可见《内经》"有故无殒"的经验不虚，仲景"观其脉证，随证治之"的原则的重要性。

4. 越婢加半夏汤

患者，男，68 岁，本村人。素有慢支、肺气肿病史。以往发病，多以小青龙汤、射干麻黄汤等治疗。1997 年冬，发展为肺心病，喘，面目浮肿，食欲不振，发热，以小青龙汤、苓桂术甘汤出入数日，症状无进退，体温 39℃。他的老伴说："昨天晚上喘得厉害，眼珠子都快要憋出来了。"她的这句话，令我马上想到了越婢加半夏汤证，细看患者，果然双目外突，面目浮肿，于是用越婢加半夏汤加味：麻黄 20 克，石膏 60克，半夏 30 克，甘草 10 克（炒），生姜 20 克，大枣 12 枚（掰），云苓 30 克，杏仁 10 克，泽泻 20 克，加水 1500 毫升，煎取 500 毫升，分 3 次温服。次日尽剂后，汗出热退，体温36.7℃，喘减，眼突好转，继服 2 剂，眼如常人，面目浮肿消失，改金匮肾气丸善后。

讨论：越婢加半夏汤见于《金匮要略》，原文："咳而上

气，其人喘，目如脱状，脉浮大者，越婢加半夏汤主之。"其
中咳、喘为小青龙汤和射干麻黄汤共有之症，只有目如脱状是
越婢加半夏汤证的特异性症状。我初读此段时，认为目如脱
状，当是甲亢所致，咳喘应是甲亢危象，没想到肺心病、心衰
也会有此症。待毫无医学知识的老妇说出了"眼珠子都要憋
出来了"，我才想到了越婢加半夏汤证，自愧读仲景书不精，
也可以说，患者才是我们真正的老师。

5.《古今录验》续命汤

患者，男，21 岁，本村人。1992 年春，突发四肢无力，
四处诊治，诊断各异，有的说是破伤风，有的说是脑血栓，有
的说是低钾。后经县医院逐一排除，但也未能明确诊断，因而
就诊于我室。四肢对称性乏力，足不能行，手不能握，无疼
痛，触觉无异常，腱反射消失，张口自如，神志清楚，无发
热，舌淡红，苔薄白微黄，脉浮滑，诊为风痱。用《古今录
验》续命汤：麻黄 30 克，肉桂 30 克，石膏 30 克，杏仁 15
克，太子参 30 克，干姜 15 克，甘草（炒）30 克，当归 30
克，川芎 20 克，加水 2000 毫升，煎至 700 毫升，分 3～5 次
于 1 日内服完，温覆取汗。服药 3 剂，汗出遍身，四肢肌力如
常人，停药。至今未复发，已结婚生子。

（2）患者，女，51 岁，广宗县葫芦乡伏城人。2004 年 12
月 29 日，血压 170/100mmHg，失眠，两手指尖麻木，时发左
手足无力，舌质正常，苔白，脉左弦紧，右弦滑，诊为中风先
兆。用《古今录验》续命汤治疗：麻黄 20 克，肉桂 20 克，杏
仁 10 克，石膏 30 克，甘草 10 克，干姜 10 克，太子参 20 克，
当归 20 克，川芎 15 克，半夏 15 克，云苓 15 克，枳实 10 克
（炒），加水 1500 毫升，煎取 500 毫升，分 3 次温服。服药 10
剂，麻木、失眠痊愈，左手足无力未再发生，脉沉缓，血压
150/90mmHg。改当归芍药散。

讨论： 自服续命汤的情况已录于前《论中风》篇中，此不重复。从复方的角度看，它是大青龙汤合理中汤再加当归、川芎而成，当是补虚、发表、活血、通阳之剂。在《外台》《千金》中，以续命命名的方子有数十首。统治中风（偏枯、风痱、风懿、历节）。纵观其组方规律，均以人参、姜、甘草、术、当归、川芎为底方，合麻黄、桂枝、附子者可视为热续命，合生地、黄芩、石膏、柴胡者可视为凉续命。以《辅行诀》青龙位于东方，理中汤属土，位于中央。中央定准了，再从外周给一个作用力，这个圆盘就会转动起来。日出东方，最具生发之机，这就是热续命了。而我所谓的凉续命，理中之外，黄连、生地属朱雀之君，位于南方，石膏属白虎之主，位于西方，柴胡为阴旦的代表，位于西南，作用点多而广，不如热续命专一，力量反而缓和，服后的反应也较热续命轻微。总之，续命汤是经方中很重要的一法，犹如病家的兵阵，所谓阵中之兵，可以一当十。其中奥妙有语言文字无法说清之处，我也未完全弄清续命汤的机理，只是遇到相应的患者，就对号入座，也颇有效验。不是有个成语叫守株待兔吗，我戏称我的用法是"守方待病"。

6. 瓜蒌薤白半夏汤合小陷胸汤案

（1）患者，女，广宗镇盐场村人。曾因脑梗塞住院，其间疗效不佳，又说有冠心病，住院28天，因疗效不佳而出院。2005年1月17日深夜，病情加重，她的儿媳（和我是亲戚）请我出诊，说："哥，你就去吧，住院都没治好，即便有什么意外，也没人埋怨你。"我笑了，我岂是怕落埋怨的人！只要你们相信我就行。见胸闷心烦，胃脘压痛，呕吐痰涎，水米不进，闻声则惊，神志清楚，语言流利，左侧肢体不遂，血压120/80mmHg，舌红，脉右滑，左沉细欲无。在补液的同时，给瓜蒌薤白半夏汤合小陷胸汤：大瓜蒌1枚（打碎）先煮，薤白 15 克，半夏 30 克，枳实 15 克，黄连 15 克，竹茹 15 克，陈皮 10 克，丹参 15 克，生姜 30 克，加水 2000 毫升，先煮瓜蒌减至 1500 毫升，纳诸药，煮取 500 毫升，兑入米醋 50 毫升，分 3 次连夜温服。至次日 10 点，3 服尽，呕吐止，胸闷大减，能进食。上方继服 1 剂。

1 月 20 日复诊，胸闷全无，胃脘无压痛，饮食如常人，微有心烦，舌红，无苔，脉细。以理中汤合黄连阿胶汤、栀子豉汤治疗。

（2）患者，男，30 岁，盐场人。因心情不畅，突发左胸闷痛，连及后背，不能咳嗽、深呼吸，终日持续，痛苦异常，做心电图，排除冠心病。查左侧第三四肋，锁骨中线处有明显压痛，舌淡，脉弦滑。瓜蒌半夏汤加味：大瓜蒌 1 枚（打碎），薤白 15 克，半夏 15 克，枳实 20 克，杏仁 15 克，肉桂 15 克，陈皮 10 克，川朴 15 克，米醋为引，水煎服。服药 2 剂，疼痛大减，不牵连后背，前胸仍稍有压痛，患者嫌药苦，不愿再服，改太老师的七子膏外贴，内服四逆散，1 月后相遇，痊愈。

7. 茯苓杏仁甘草汤

患者，女，72 岁，本村人。素有慢支、肺气肿病史。1993 年夏天，咳嗽加剧，在广宗中医院诊治，按肺结核治疗 1 个月，咳嗽不减，又加气喘，面目浮肿，胸满，心悸，舌淡，脉沉细。患者年高体弱，病情复杂，心中毫无把握，于是试用茯苓杏仁甘草汤：茯苓 30 克，杏仁 15 克，甘草（炒）10 克，加水 2 碗，煎至 1 碗，频频饮服。此药甘甜无异味，患者很高兴。不料服药 3 剂，咳喘浮肿均消失，患者喜出望外，仍以前方加减 10 天，诸症均愈，体力增强，精神好转，再次到中医院复查，否定了肺结核的诊断。

讨论： 由此意外之效，使我认识了茯苓杏仁甘草汤，虽列于胸痹门，实为祛痰蠲饮之剂，以据太老师的《汤液经法拟补》，三味为急方之制，难怪能收捷效。不应以药性平淡，药味单纯而轻视之。

8. 大半夏汤

患者，女，80岁，广宗县葫芦乡赵伏城人，剧烈呕吐，经他医肌注、输液7天无效，开始时进食即吐，伴黑色胃液，继而闻食即吐。见形体消瘦，精神尚佳，舌淡，苔白，脉弦滑。按其腹，从心下至少腹有硬物如石，长半尺，粗如小儿臂，1周以来未大便，无腹痛，口不渴，血压180/90mmHg，嘱停止输液，以吴茱萸研末，合大蒜泥敷双涌泉穴，内服大半夏汤加味：半夏50克（洗去矾），太子参30克，云苓30克，生姜50克，蜂蜜50克，加水1200毫升，煎取400毫升，兑入蜂蜜，放凉，频频少量饮服。

1994年3月7日复诊，言初服时仍呕吐，继续饮服，则呕吐间隔推迟，服完1剂，呕吐止，略进稀饭，腹诊，硬鞭从上端向下缩短3厘米，下部如故，血压160/75mmHg，上方不变。

3月8日3诊，从未呕吐，稍进饮食，硬鞭只限于脐下，时有大便意，改理中汤加半夏，并用蜜煎导之。

3月10日4诊，大便通下，饮食增多，大便通利。不时叹息，仔细追问，言此病因生气而发，理中汤合半夏厚朴汤治疗。

2周之后，复测血压140/70mmHg。

讨论：以中药治呕吐，宜冷服，不拘次数，小量频频饮服，以免一次大半剂，不久吐出。此患者胃脘肿硬的机理不清楚，但以太子参代人参，对于"心下痞硬"有很好的疗效。方中半夏我的洗，不同于仲景的洗，仲景用生半夏，是先去黏液。我是用矾制半夏，不洗去矾，不但不能治呕吐，反而有可能加重呕吐。本来是治疗她的呕吐，不料高血压也随之缓解，并有远期疗效，实为意外的收获。

9. 桂枝茯苓丸

（1）患者，女，20岁，未婚。月经10天未净，色鲜红，量多。服西药不效，舌、脉无异常，腹诊脐下拘急而拒按。给桂枝茯苓丸改汤：肉桂、白芍、丹皮、桃仁、云苓各10克，水煎服。每日1剂。连服2剂，经血停止，上方继服5剂，下腹变软，停药。下月随访，经期5天量不多。

（2）患者，男，65岁，本村人。1996年秋，在县医院做心电图，诊为冠心病，血压170/100mmHg，曾服西药后胸闷、胸痛消失，仍乏力，食欲不振，活动则汗出心悸，舌质暗，舌下脉络青紫，脉弦硬。于1996年11月再次复查心电图，同前。自停西药，就诊我室，查腹部急结而无压痛。以理中汤合桂枝茯苓丸：太子参10克，干姜6克，苍术10克，甘草（炒）10克，肉桂10克，云苓10克，桃仁10克，丹皮10克，水煎服，每日1剂。服上方1个月，食欲大增，能参加劳动，血压150/90mmHg，腹部变软，脉象和缓，舌质鲜红。上方改为丸，以巩固疗效。2个月后复查，心电图正常。

10. 当归芍药散

（1）患者，女，50岁，本村人。1999年春患脑梗塞，治愈。当年秋天又感头晕，心悸，血压170/95mmHg，面目浮虚㿠白，恐再次发生脑梗塞，心情紧张。腹诊，全腹肌紧张，舌质稍暗，脉弦细。耐心做其思想工作，并用当归芍药散每次3克，每日3次。1个月，头晕，心悸恐慌好转，血压160/90mmHg。服3个月，头晕、心悸痊愈，心情舒畅，周身有力，面目浮虚好转，体重较服药前减少5公斤，血压120/80mmHg。改每日服1次。至今血压仍在正常范围。

（2）患者，男，伏城人。于2002年秋，在广宗县医院诊为急性阑尾炎，输菌必治、甲硝唑1周，仍有腹痛，就诊于我室。查麦氏点仍有压痛，全腹各部均有压痛，无反跳痛，两胁胀满，心烦易怒，大便3日未行，舌红，脉弦紧。以当归芍药散合大柴胡汤：当归6克，白芍30克，云苓10克，泽泻15克，苍术10克，川芎6克，柴胡10克，枳实10克，大黄10克，姜黄10克，甘草6克，水煎服。每日1剂。3剂，大便通畅，腹痛愈。上方去大黄，继服5剂。

（3）患者，女，50岁，本村人。因腹痛、白带增多，在县医院做B超，诊为盆腔炎，输液1周，腹痛略减，白带仍多，请我诊治。查腹痛位于下腹部，有包块，舌淡，苔白，脉右弦，左涩（左手自幼残疾）。以当归芍药散合桂枝茯苓丸：当归10克，白芍20克，川芎10克，云苓15克，苍术10克，泽泻15克，肉桂10克，桃仁6克，丹皮10克，薏苡仁15克，败酱草15克，水煎服，每日1剂。10剂，白带干净，腹无压痛，改当归芍药散3克，每日2次。

11. 蜜煎方

患者，女，本村人。1990年春，头胎，孕4个月，大便秘结，6日未行。前医因其有孕，不便攻下，给开塞露挤入肛门，连用数次，大便分毫未下。其夫是我小学同学，找我商议对策。建议其用蜜煎方，本想让他自己制作，见他听不明白，就亲自到他家，亲手熬制。蜂蜜2两，慢火熬至发紫，有糊味时，倒在干净的石板上，待其冷却，卷成手指粗细的蜜锭，长约10厘米，外涂少许香油，纳入肛门，嘱其侧卧，提气，不到万不得已，不能登厕。过半小时，大叫不能再忍了，跑入厕所，解下干粪长尺余。见蜜锭全部溶化，附于干粪的表面。患者如释重负，连声称谢。

讨论：初读《伤寒论》时，对此小方不曾留意，1989年在县中医院学习时，听一位医生说，她的小女儿大便秘结，邻居说一偏方，将蜜煎硬，送入肛门，不久大便即通。我一听，这哪是什么"偏方"，是仲景的正方。

初战告捷，后遇到各种原因的便秘，无不以此方当先，屡试屡验。据《经方实验录》讲："蜜煎导法惟证情较轻者宜之……"我不敢苟同。我对土瓜根、猪胆汁等法未曾一试，因蜜煎一方足矣！今录出，与曹大师之说并存。

由蜜煎方通秘结神效，我方悟仲景大承气、大陷胸、备急丸等方，非为通大便而设，是针对火毒、食毒、水毒等病理性代谢产物而设，若只为通便，何须硝黄、甘遂、巴豆等峻药？

12. 甘麦大枣汤

患者，女，50岁，寡居多年。早年因结核性胸膜炎，治疗不彻底，屡有复发，体瘦。于2002年夏，突发心烦，悲伤欲死，时自悲泣，呕而不能食，心悸，自汗，周身颤抖，舌红，脉细数，血压170/90mmHg。输刺五加、葡萄糖等，并用甘麦大枣汤：甘草30克（炒），小麦200克，大枣10枚（掰），加水1000毫升，煎取500毫升，分3次温服。输液1天，服中药2剂，诸症痊愈，复测血压140/80mmHg。1年后随访，血压仍正常。

讨论： 上述诸症，服甘麦大枣汤，方证相应，无须多言。服药两剂，血压一年未上升，实出意外。对于此病，仲景说"如有神灵"，用词巧妙，与《内经》"信巫不信医，疾病不可治"的精神一脉相承。徐大椿有《病有鬼神论》一篇，也是实事求是之言。甘麦大枣汤，方中小麦养心气，甘草缓急补中，大枣虽平常之物，也不应轻视。徐大椿说"鬼以朱砂为火，以鬼箭为矢"，以朱砂为火因其色赤，以鬼箭为矢因其形尖。大枣皮红有朱砂之色，核尖具鬼箭之形，莫说"如有神灵"，即便果有神灵，此方足以胜任。我素崇仲景出治方不谈药性的朴实之风，今形、色之论，戏论也。

附 录

一、张大昌先生"论金匮三方、木防己汤及五宗方"稿

论《金匮》三方①

一、（大黄附子细辛汤）②

治胁下偏痛，其脉弦紧，此寒也。大黄附子细辛汤主之。

治文虽只云此，但细详其药理，非仅仅也。细辛一味，《本经》主头痛脑动，佐以大黄可降逆上巅顶之势。附子温经是正面，如在使方可起到麻醉镇痛作用也。观续命每制以石膏，其理可悟也。

吾家一牙痛方，即此四味，煎成随漱随咽，顷刻可笑颜矣。借用治颜面神经三叉神经，皆有捷效。类推扩用之，则脑意外③亦范围事也。药之寒热，病之虚实，医者非不可斡旋而施，真存乎其人也。

二、栀子豉大黄枳实汤④

此方可治结热充蓄于三焦，其内感烦热，懊恼，起卧颠

---

① 原稿影印见图1~图3。
② 大黄附子细辛汤：原件无此方名，为使眉目清楚，笔者据下文内容新加。《金匮要略·腹满寒疝宿食病脉证治第十》作"大黄附子汤"。
③ 脑意外：原作"脑溢外"，据病名改。
④ 栀子豉大黄枳实汤：《金匮要略·黄疸病脉证并治第十五》作"栀子大黄汤"。

倒，胸心窒痛，少气呕吐，皆上犯者也。及乎其在下，二便不畅，癃闷不开，着手可雪也。观酒疸可识其运化之机，纵尔厥热内闭曷能出此范围，况小小胆囊炎哉?!

三、薏苡附子散[①]

薏苡附子散云治胸痹缓急者，文略义却深隐。如加详文，应连作"胸痹，心痛彻背，欲缓救其势者"云云。看肠痈条多一败酱云有脓。脓者腐物也，肠已腐烂，其穿孔可待矣。穿孔是炎证顶亟之候。前胸痹仅薏、附二味，正是于未穿孔前绸缪予为也。

观天地间湿热生腐是一大祸，无怪子和云"万病能将湿热解，打开轩辕无缝锁"。此三方者，如然者哉。

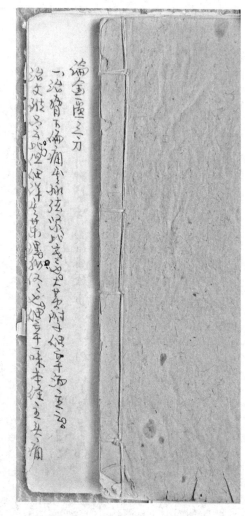

图 1

———————————

① 薏苡附子散：原件无此方名，为使眉目清楚，笔者据下文内容新加。

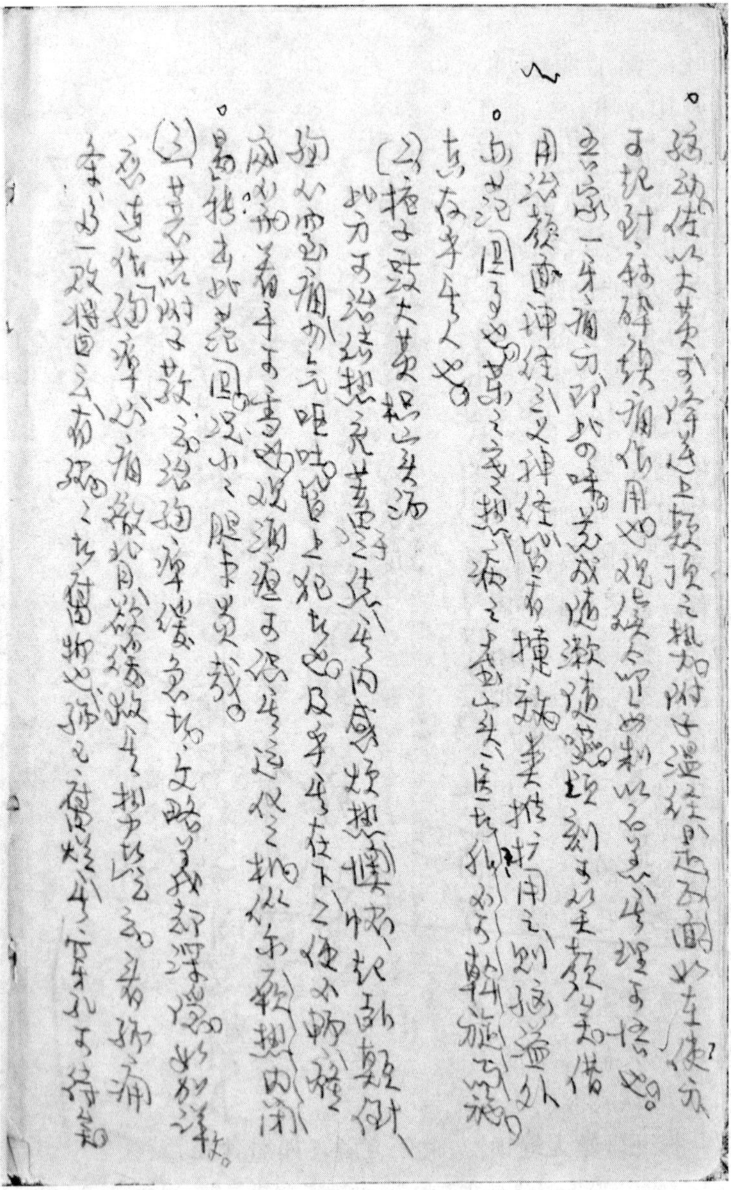

图2

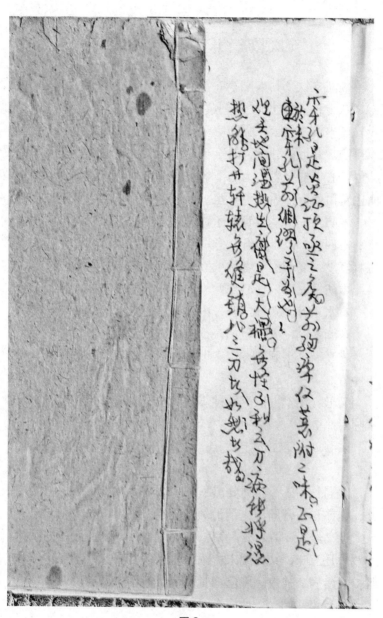

图 3

《金匮要略·痰饮篇》木防己汤记①

膈间支饮，其人喘满，心下坚痞，面色黧黑，其脉沉紧，得之数十日，医吐下之不愈，木防己汤主之。

汤本求真注云：膈间心下部也。支饮者，寓咳逆倚息短气不得卧。其形如肿者，时至于通身浮肿也。喘满者，因水毒侵肺也。心下痞坚者，为心下痞硬之高度（人参主治云云）。谓面色黄黑而有浮垢无色泽也。脉沉紧者，水气之脉应也。

木防己三两　石膏鸡子大三枚　桂心二两　人参四两

右四味，以水四升，煮取二升，分再服。虚者即愈，实者三日复发，复与不愈者，②宜去石膏加茯苓芒硝汤。

木防己三两　桂心二两　人参　茯苓各四两　芒硝三合

右水六升，煮取二升，内芒硝，取微下利则愈。

东洞翁制一方，但加茯苓治前方兼有茯苓证者。

求真云：东洞本方定义谓，治水病喘满，心下痞坚烦渴而上冲者。

又云：用本方治浮肿性脚气，及心脏瓣膜代偿机能障碍性水肿得捷效。

东洞翁于第二方定义云：治前方不烦渴，小便不利，痞坚甚者。

[眉批：按《金匮要略·妇产褥篇》内乳中虚之竹皮大丸，桂亦与石膏同用，谓治烦乱呕逆。查之古人少用。]

近又经验一方石膏一两（用煅者），与桂心五钱，代赭石五钱。凡三味，共为细末，浓糖水送下三钱，治心脏移位及心肌扩大诸病，神效。服已微觉胸满，但稍时即愈。

———————

① 原稿影印见图4～图6。
② 复与不愈者：此下原衍一"者"字，已删除。

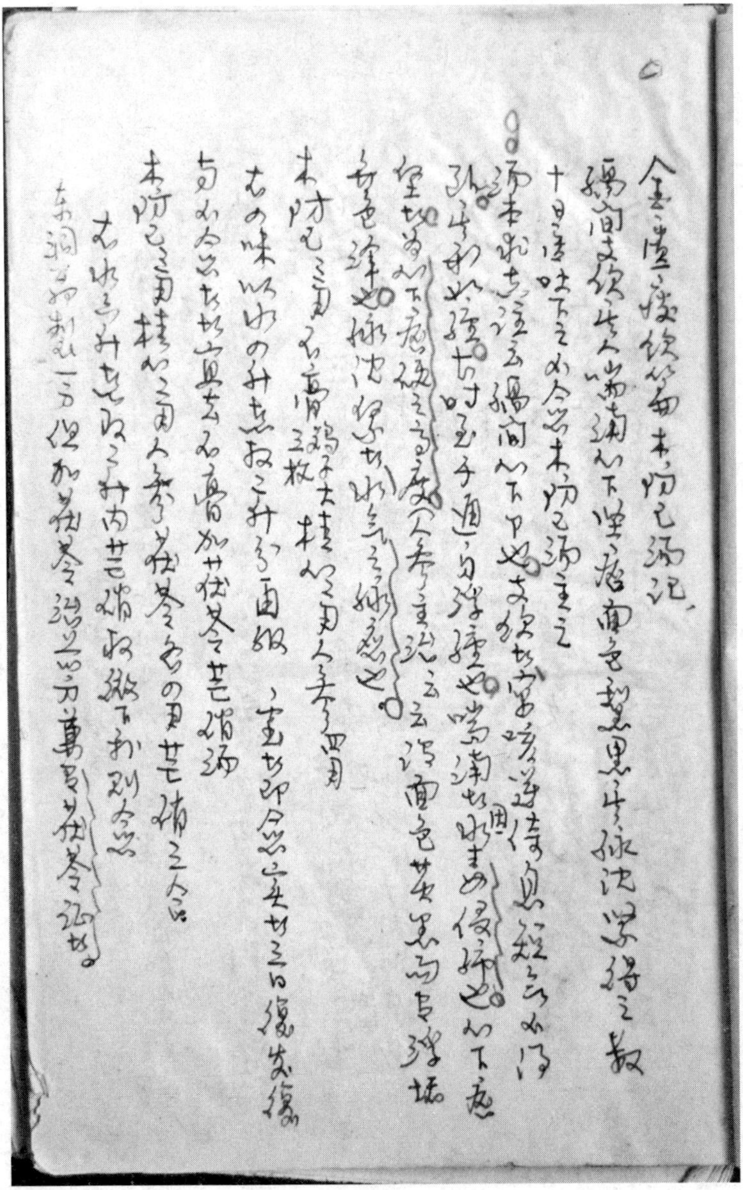

图 4

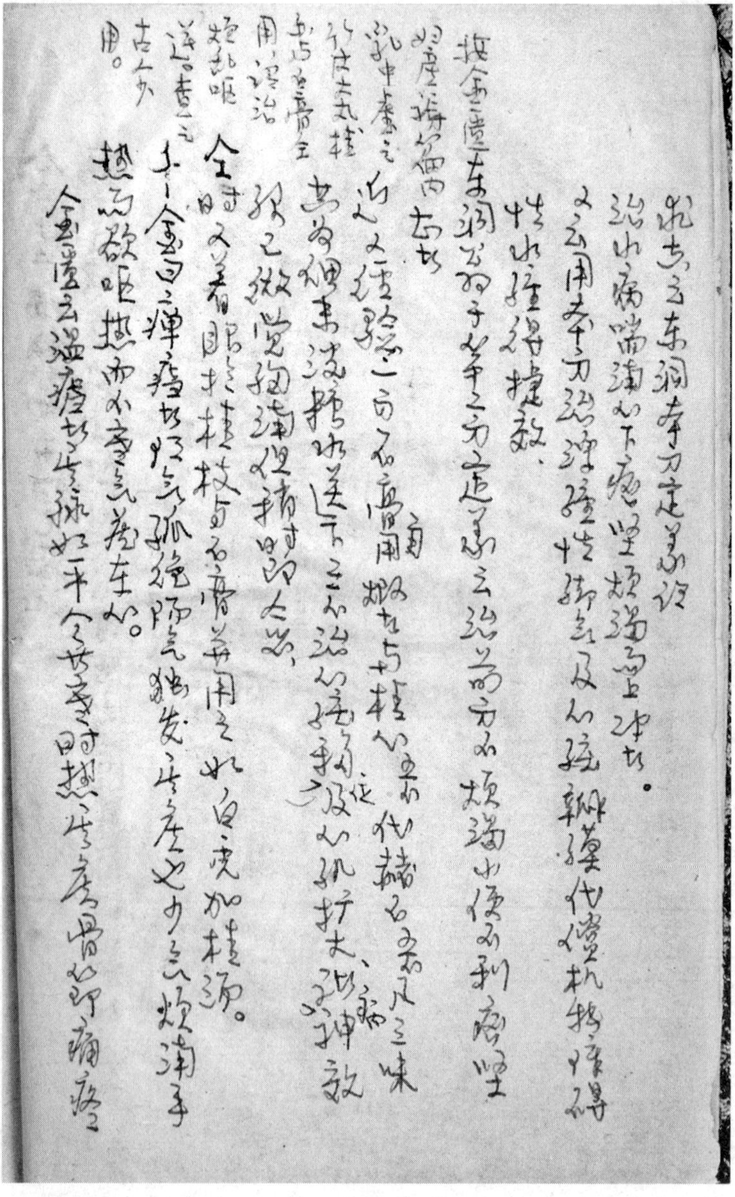

图 5

烦对眠乾发蓉补苦养发郁解智壳加桂泡重之。

知母用甘草之甘一与桝未合。

右の味以水三升煮取一升去滓加桂以二再之以服三升分之三

服霜像会针失参名热也汗出太阳之

汤本忐忑讬石雷云如口苦子燥你竟去洗为砜用之重目的屬烦

湿自到云三七县已。

实症东源云浴白虎源沿两有桂枝汤沿枝。

实试验三名膏为白虎之名为。热智以丈夫更为奶效。必智病

黄刾降师间炒气好之心喘。因糖以降行五三怯也。半江之砍夫热而

喘逐波泮怪三身心湮欬病机枂某台。

今此力潘以桂枝則子除八孙向奶饮之主以中热为营气呀生之後。

故生壮热智以恬亚两枥口主热召热。好禪塘药晏温当崇智也。

千金引气养在必是经语且不执之考煜额挑法生之血磁搯心为

乐。

同时又着眼于桂枝与石膏并用之，如白虎加桂汤。

《千金》曰：瘅疟者，阴气孤绝，阳气独发。其候也，少气烦满，手热而欲呕，热而不寒，气藏在心。

《金匮》云：温疟者，其脉如平人，无寒时热，其候骨节痛疼烦，时呕，朝发暮解，暮发朝解，皆（白）虎加桂汤主之。

　　知母六两　甘草二两炙　石膏一斤　粳米六合

右四味，以水一斗二升，煮取米烂，去滓加桂心三两，煎服三升分三服。覆令汗，先寒后热者，汗出者愈。

汤本求真注石膏云：必口苦干燥，尿色赤浊为应用之主目的，及烦渴为副云云，甚是。

其注本汤云：治白虎汤证而有桂枝汤证者。

历试验之，石膏为白虎之君药。然偕以它类多妙效。如偕麻黄则降肺间水气，故可已喘。以肺行卫气故也。其证也无大热，而喘迫，及浮肿。一身之风水、溢饮，病机相等。

今此方偕以桂枝，则可除心膈间水饮之毒，以中焦为营气所出之位。故其壮热，皆营血内郁毒势而使然。瘅疟为暑湿为祟。《千金》"气藏在心"是经语。日本人执事废①理，颠哉！诸毒入血，舍此曷求？

五宗方要记②

东方青帝，其神勾芒。蚕也。

南方赤帝，其（神）祝融。祝融者䗪虫雄也（一名扑灯蛾③）。

---

　　① 废：原误作"费"，今正之。
　　② 原稿影印见图7。
　　③ 扑灯蛾：张大昌先生曾言"土元为雌，扑灯蛾为雄"。《本草纲目·□虫·集解》卷四十一："［时珍曰］处处有之，与灯蛾相牝牡。"

中央黄帝，其神黄龙。蚯蚓也。

西方白帝，其神蓐收。蓐收，蜂也，蜡矾丸。

北方黑帝，其神玄冥。玄冥，蛙也，香蟾丸。

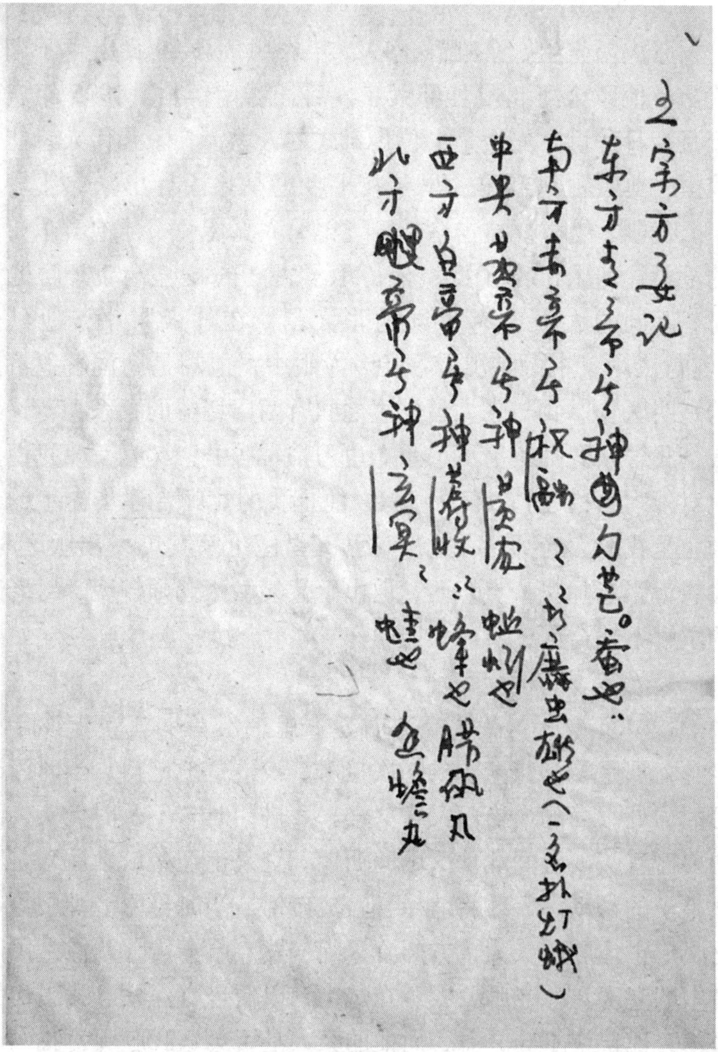

五帝方子女记

东方青帝，其神勾芒。蚕也。

南方赤帝，其神祝融〻〻，萤火虫也（一名打灯蛾）

中央黄帝，其神黄龙 蚯蚓也

西方白帝，其神蓐收〻〻 蜂也 腊矾丸

北方黑帝，其神玄冥〻 蛙也 香蟾丸

图 7

二、张大昌先生生活散记

张大昌先生，字唯静，1926 年农历 7 月 19 日出生于湖北武昌。他原籍河北威县邵梁庄，后迁居南镇村。1995 年农历十月七日辞世。先生是一位传奇式的人物，其家几代人皆能文善医，典藏古籍甚丰。早年在平乡冯马兴固寺出家，法号昌玺。戏剧、绘事、技击诸端，皆得前人真传……他饱尝了历史的沧桑，却未沉沦于此；他传承了古老的技艺，却又隐逸于斯。不同的人眼中有不同的张大昌，在外人眼中，他只是《辅行诀》一书的献出者；在乡人眼中，他却是一位解危济困的高明医者。我与张大昌先生之间有两层特殊的关系：若论亲戚，我管张老师叫舅舅，张老也习惯称呼我"老姜"（我们本地对外甥的称呼）；若论师承，他是我的业师吉建华先生的老师，是我的太老师。在此次《张大昌医论医案集》出版之时，我想为张老师写一点东西，但由于我接触张老师较晚，对老师的了解不够全面，所以只能叫作"散记"。

1. 心有灵犀忆初识

1984 年夏天，我读高二时，因患神经衰弱，曾求诊于张老师，那是我和张老师的初次接触。我清楚地记得，当时张老师的居处很简陋，街门又窄又矮，我进门时若不及时低头，恐怕要碰着头。五间北房，两间西屋，全是土坯垒成，后来是在众弟子的帮助下，才将北屋翻盖成砖房。当时见张老师中等身材，形丰体胖，头大，方圆脸，须、发、眉全白，就像是民间画中的老寿星。老师要我躺在炕上，以便进行体检。我想作为医生，他也许不会介意，而他的家人是否会嫌我脏呢？我稍一迟疑，张老师马上明白了我的心意，笑着说："你这孩子，病着心眼还这么多，我们怎么会嫌你脏呢!"我的心一动，这不就是心有灵犀一点通吗?

自从闹病之后，家长以为是"用脑过度"，我就辍学了。有鉴于疾病对人生之危害，于是发奋学医。在1986年的时候，我曾向张老师提出要拜师学习，张老师一本正经地说:"不行，我在医界的辈分太高，我的徒弟都开始收徒了，你要学习尽管来，但我不能收你为徒。"那时的我，心高气傲，心想:"摆什么臭架子，我既然决定自学了，没谁也照样学!"一赌气，有一年的时间没往老师那里去。那时我还不知张老师有多少弟子，都是谁。1988年我在广宗中医院学习时，有幸拜吉建华先生为师，并且知道吉老师也是张先生的弟子。张老师知道后，很高兴，并对我的师伯、师叔们说:"这孩子和咱们家有缘。"1989年夏天，我在跟吉老师学习时，张老师曾到广宗小住20余天，我和张老师昼夜不离，受益颇多。现在回忆起那段时光，感慨万千，即兴作小诗一首，以表示对张老师的怀念:"同床共被伴师眠，隔代相亲见《易经》;金丹舍利齐吞下，何须袈裟遮窗棂。"

2. 多才多艺看知交

在这里我将记录与张老师接触过的几个朋友或学生，以说明张老师的多才多艺。

2.1　佛法庄严启心智

周连森师伯1968年毕业于北大物理系，初被分到广宗县李怀中学任教。年轻好学，听说哪里有学者，必登门拜访。据张老师说，周师伯来访时，带来了100个问题，张老师让周师伯住了一夜，大概他们彻夜未眠。一早，周师伯一声不吭地走了。过了时间不长，见他又返回来了，原来回去急忙写了张拜师帖，决定要拜师。拜师之后，周师伯主要学习哲学、佛学，兼学医。大约是在 1986 年前后，山西某中学的一位校长，特地向张老师来学习佛学，正好那天我也去张老师家，天降大雨，遂同宿张家。那时，我对佛学一窍不通，听不懂他们的谈话，但能发现这位校长对张老师很佩服。只记得张老师教他楞严心咒，因楞严咒很长，楞严心咒只一句，诵一百二十遍，就如同诵了整个楞严咒。

2.2 慧眼知人谈绘事

施胜辰，1945 年生，河北广宗人，中国美术家协会会员，邢台市美术家协会副主席，终生享受国务院颁发政府特殊津贴者，也是我的亲戚，我的表叔。十几岁时，曾在广宗县剧团学京戏，后参军，有幸师从叶浅予先生（1907～1995）。据辰叔回忆，在县剧团学戏时，与张老师相识。他们是怎么相识的呢？说起来颇有些戏剧性。一天，团长对辰叔说："一会儿有一位票友要登台，演《宇宙锋》，你演一下赵高。"原来团长说的票友就是张老师，他演赵艳容。从此，他们二人算是认识了。过了一段时间，张老师不请而至，到了辰叔的家中，并说今天不走了。那一夜，张老师没给辰叔说别的，专门给他讲怎么画画。辰叔平日里和张老师兄弟相称，可说到这里，辰叔意味深长地说："张先生是我的启蒙老师。"20 世纪 70 年代，辰叔已小有名气。某日他和张老师在燕飞家相遇，几杯酒之后，张老师当场赋诗一首："放下锄头去，拿得枪杆回；可爱一支笔，遍地芙蓉开。"

2.3 医界师友留嘉话

郑润身老师，是广宗县首任县医院院长，他的老师张可浪，按照张老师的说法，是滹沱河畔的名医。张可浪老先生临终时对郑老师说："我行医一生，对《内经》运气之说，不能尽通，你日后若遇到能讲《内经》运气者，那是你的老师，也是我的老师。"当太老师给郑老师讲过运气之后，虽说郑老师身居院长，张老师在民间，这并不影响他对张老师的敬仰之情。范师伯的二弟，有一年因劳累过度，患喘息，郑老师调治不愈，便推荐张老师。范师伯就说："您大院长都治不好，他一个乡村医生怎么能行？"郑老师说："人家的水平比咱高。"后果经张老师以麻杏石甘汤加罂粟壳、阿胶，3剂而愈。业师吉建华，原本是郑老师的弟子，是郑老师把他介绍给了张老师，这真是亦师亦友诚知己，无拘无束真知音。

3. 医事见闻术难测

3.1 据范师伯说，他的母亲于20世纪60年代曾患胃病，疼痛不能食，在广宗县医院住院，症状不能缓解，院方疑为胃癌，建议转院。范师伯将张老师请了去，在医院诊了脉。张老说："这是胃脘痛，出院吧，3天即愈。此病多被误诊为胃癌。"处方为《千金》内托散改煎剂。她当时并未立即出院，是在医院中服药，3天过后，虽未能痊愈，但也病愈大半。范师伯深知张老师的脾气，若再不出院，定会发火。于是出院，在家中调养1周，痊愈。60年代，张老师也不过30多岁，他居然是那么自信！

3.2 据母亲说，我的三姨六七岁时，爱抽风，每隔十天半月常发作一次。张老师为她配了一服丸药，服了1个月，在服至20天时，曾略有发作的迹象，比过去轻，从此再也没犯过。我仔细问了母亲，三姨每在发烧时犯病，当是热惊风，不是原发性癫痫。在当时，张老师还没有诊断和鉴别诊断的概念，所以均用同一方法治疗。我母亲不知是什么药，据后来张老师屡次向我介绍《良朋汇集·痫症门》中的验方，想必张老师用的是此方：川芎二两，防风、牙皂、郁金、明矾各一两，蜈蚣黄脚、赤脚各一条。上研细末，蒸饼为丸，如桐子大，空心茶调下三五丸。我曾用此方治原发性癫痫，也有良效。

3.3　本村一妇女，现近 60 岁。20 个世纪 80 年代曾患神经性呕吐，在广宗县医院住院 10 余日，无寸效。院方表示已无办法，于是出院，就诊于张老师。那时张老师在威县章台卫生院工作，张老师为其针刺治疗后，又开了中药。具体什么药她不记得了，只记得要她找一味药引子，即沙土岗上的小酸枣根。半月的时间，诸症痊愈，至今未复发。张老师曾对我讲过，安眠酸枣根胜过酸枣仁。可知，这位妇女除呕吐外，还应有失眠的症状，即所谓的"神经官能症"。中西医都无确切的疗效，张老师半月治愈，且永不复发，不容易。这位妇女到现在每提及此事，感激之情溢于言表。

3.4　1985 年左右，广宗中医院某司药的亲戚，患银屑病多年，在本地治疗不效，就到石家庄某医院就诊。皮肤科的医生告诉他，这种病没什么特效的方法，拒绝处方。后来这位患者找到了张老师，张老师也把他的病治好了。我问过张老师，他是内外兼治的，外用药即《张大昌医论医案集·治癣门》第 11 方：苦参 100 克，麻黄 15 克，石灰 15 克，硫黄 20 克。以水 4 斤，煎前 2 味至 2 斤，再入石灰、硫黄，水即变为红色，澄清备用。用时外洗患处即可，内服药为荆防败毒散。

3.5　1988 年，我在中医院跟业师学习时，见一机关妇女，50 多岁，患雷诺氏病，发则双手发凉，变紫。吉老师处以当归四逆汤，十几天不见好转。一天傍晚，患者开着吉普车，拉着我和吉老师，到了威县南镇村张老师家，请张老师诊治。次日，我到药房查看张老师的处方，见只有生姜、半夏、陈皮、桂枝、当归 5 味药，就问吉老师："张老师的处方为何如此简单？"吉老师说："这后面的当归还是我加的呢！张先生只开了个二陈汤！"谁知这位患者服用 10 天，竟然痊愈，从此再也没犯过。后来，我读张老师的《汤液经法拟补》，知道当归四逆汤和所谓的二陈汤均属宣剂，当归四逆汤为通方，而张老师开的是正方。这个病人的痊愈，显然不是吉老师所加当归的作用，因以前已服当归四逆多日不效。只能说，这一味当归没有对张老师的处方造成太大的干扰。吉老师用通方不效，张老师用正方却能取效，可见张老师的《汤液经法拟补》不单单是理论上的推演，而且有着深厚的临床基础。

3.6 1988 年的春天，我到张老师家中学习，正好碰上了一对夫妇，大约 50 多岁，男的曾患肝硬化腹水，在石家庄住院，因经济困难而自动出院，后经张老师调治，病情渐渐好转，我已看不出他是病人了。他们二人让张老师调方，并给张老师带了几包点心，老师就说："你们这么紧，还拿什么礼物！"那女的便说："您救了他爹的命，1 剂药才一块多钱，就算天天给您送礼，也比在石家庄省多了。"我不知老师用的什么药，因张老师不允许我们记他的处方，他认为不明理但记处方无益。现在想来，那时也太听话了！若暗地里记下来，现在写起来也不至于如此空洞。

3.7 1989 年夏，张老师在广宗小住期间，我一同学的女朋友，患面部粉刺，曾经某名医诊治，服中药，用药则有效，停药则复发。后经张老师治疗，病愈后不再复发。我是后来得知此事的，便询问张老师所用何药，张老师说："《外台》净面汤。"可是，我翻遍了《外台》，也没找到"净面汤"。

3.8 本村一同族，在广宗县交通局工作，他的局长是张老师的粉丝，他经常把张老师说得神乎其神，说："一次张老师遇见一年轻人，张老师观其面相，断其父亲将不久于人世，果 3 天之后，其父突然暴病而亡。"1991 年春，其父亲因肺气肿、支气管扩张，大量咯血，伴心衰，在广宗县医院住院两次，病情无进退。他向我说明此事，并要求我陪同他去张老师家，我就明白了他的心意。一是让张老师通过他来预测一下他父亲的病情，一是让张老师治疗。我们骑自行车走十几里路，便到了南镇村。那时张老师已患脑梗塞，不完全失语，但我还能听懂他的说话。我说明来意，张老师表示理解。首先坚定地说："病人没有生命危险！"人们都说"瞎子算卦两头截"，张老师却不给自己留一点余地。下面就开始处方，张老师口述，我代笔，也是五六味药，散剂，只记得有马兜铃、桔梗。我当时对这个方子没有信心，就问张老师："您过去治过这种病吗？"老师说："治过。"又问："您这方子有出处吗？"老师说："有，出《本事方》。"怀疑归怀疑，我不会改变老师的处方，我亲自蹬药碾子，把药碾碎，每服6克，每日3次，一料药面，可服十几天。服完后，未再咯血，咳喘亦减，存活2年有余，后在睡觉时，突发卒死。支气管扩张引起的咯血，现代医学认为可不治自愈。可我就不明白了，为什么在你们医院住院时，每天的药费百元以上，你们不等患者自愈呢？偏要等人家治好了，再来一句不治自愈。

4. 奇闻异事广见闻

张老师的一生，是富有传奇色彩的一生，为了让大家对张老师有深刻全面的了解，我将把我所知的一些奇闻异事写出来。

4.1 长己十岁的徒弟

张老师早年曾收了一个居士徒弟，巨鹿县人，比张老师大近10岁，不识字。他在认识张老师以前，曾经参拜北斗，后皈依张老师，修"破瓦"成功，闭合的头囟重新开了。师伯周连森为了度化他的弟弟，故意让他的弟弟给这位老人理了一次发，让他的弟弟大开了眼界。1996年的夏天，周师伯到色达喇荣五明佛学院参学，我曾和周伯母一起拜访过这位老人。那时老人近80岁，看上去像60多岁，个子不高，偏瘦，眼睛有神，能讲《心经》。我那时不知现在要写文章，若能预知，一定会亲自摸一摸老人的头，对他那"囟门"的形状、大小做一个详尽的介绍。当时，面对一位和我爷爷差不多的长者，我怎好意思说"让我摸一摸你的头"。

4.2　催生符以救难产

师伯周连淼曾说，20个世纪60年代他亲见张老师用催生符治一难产，用朱砂在黄布上写符，倒贴在产妇背上，不久即产。可周师伯如法炮制，却无效。周师伯曾告诉我所书之符，那时我是彻底的唯物主义者，对"封建迷信"的东西不屑一顾，早就忘得一干二净了。现在我是唯现象论者，所以把这件事如实地写出来。

4.3　东中营村的传闻

威县东中营村，是我奶奶的娘家，因此在那里也能听到不少关于张老师的传闻。据舅爷说，他们村的一农户丢了羊，让张老师给查一查，能否找到，应向什么方位去找。谁知他刚一进门，张老师就说："丢东西了吧?"回答说："是。"过一会儿，张老师又说："是两只羊，一黑一白。"来人惊喜地说："不错!"张老师就说："别找了，找不到受点小损失，找到了受大损失。"那人回家后，就不再找了。数年之后得知，他的羊被本村一无赖窝藏，若当时找到了，岂不要和那无赖生气，损失的就不仅仅是两只羊了。

4.4　千里之外的徒弟

唐山某医生，他的爱人有点特异功能，一日，对丈夫说："我看到你的师父了，从此向南，在千里之外。"她的丈夫也没在意。一年在北京中医学院读函授，恰威县有一女孩子，也读函授（虽是函授，也有见面的机会）。他无意中说起这事，这女孩子便说张老师如何如何神奇。于是，他们三人一起来访张老师。一进门，他的妻子便高喊："就是这个老头，没错。"

后来经常给张老师写信，可惜我不知这位唐山的同门叫什么，多少有点遗憾。

4.5 预知我添一女儿

我女儿是 1988 年农历 10 月初九生日。未满月，我去张老师家学习，闲谈之中，张老师说："你添了个闺女吧？"我说："您是怎么知道的？"张老师说："我在从容会上见你们村的某某了。"从容和南镇村是邻村，但我知道，从容会是在 10 月初七，那时女儿还没出生，他怎么可能听说我添一闺女呢！那时和张老师还有些拘束，没再追问。1989 年在广宗昼夜在一起，已无拘束，我再一次提起此事，张老师笑着说："你日后知道的事少不了。"那时我道力不足，张老师随便弄顶"高帽子"往我头上一戴，我就晕了。要是现在，我不会轻易上当，一定会说："我不等日后，现在就要知道其中的奥妙。"

5. 师徒对话藏机锋

我虽对张老师佩服，但自以为不是盲目崇拜。我虽是自学，但先购齐了 5 版中医教材，是先接受了现在的观点。因张老师的观点跟教材反差很大，因而经常跟张老师"抬杠"。今回忆我们几则对话，不仅仅为了说明我是在批判地接受张老师的观点。

5.1 一次，张老师给我讲麻黄汤（《辅行诀》小青龙汤）的君臣佐使，麻黄为君，甘草为臣，杏仁为佐，桂枝为使。我听完阴阳怪气地说："人都说'脏腑若能语，医生面如土'，要我说'药物若能语，医生面如土'。"张老师说："何出此言？"我说："甘草还是一样的甘草，你说它是臣，人家说是使；桂枝还是一样的桂枝，你说它是使，人家说是臣。反正甘草、桂枝不会为自己辩解，只好由着公婆各有理了。"张老师笑着说："日久见人心。"

5.2　有一次，张老师给我讲，豆豉可以治癌。我便说："如法制作的豆豉有大量的黄曲霉菌，现代医学认为，黄曲霉菌可致癌，您为什么样说他治癌呢？"张老师说："解铃还须系铃人。"我若有所悟。

5.3　一日，我问张老师说："您对医学已出神入化，融会贯通。您是靠什么达到这样的境界呢？"老师说："河图、洛书。"我大概是第一次听说这几个字，猜想"合图"难道是被撕成两半的图，只有合在一起才能知晓医学的秘密？后来才知道，是"河图、洛书"，这是古代术数的核心。

5.4　一日，我问张老师："吉益东洞说：'有传吾之方才，未传吾之道者'，谁是传您道的人？"张老师表情严肃，沉默不语。时在隆冬，室外飘起了雪花，过了片刻，张老师自言自语地说："莫怜雪中树，春来花满枝。"

5.5　一次在张老师家中，张老师对我讲薏苡附子败酱散可治胃穿孔（那时张老师已因胃穿孔做了手术），没等张老师说完，我就说了："你胃穿孔时，为什么不在家吃药，要到医院做手术？你的方子、你的理论不能用于你自己，又怎能应用于他人呢？"张老师微笑，沉默不语。我当时颇为得意，心想：我这回马枪也够厉害的，老师也只有招架之功，并无还手之力。

我有时也不明白，我是有名的老实孩子，怎么到了张老师这里，却变成了调皮的学生？现在想起来，老师的或语或默，或喜或怒，无不是智慧的表现、自性的流露，怎是我满脑子人我是非、现代观念，还自作聪明者，所能全盘接受的？！

结语

张老师住在南镇村，但去世后还要埋葬在邵梁庄，这中间要经过一两个村庄。下葬那天，所经村庄街道两侧站满了人，人们自发带了水或酒，为张老师路祭送行。下葬时，我的心中一片空白，既没有念佛，也没有眼泪。为什么没有念佛？因为他本是从净土而来，现在回净土而去，是落叶归根、归家稳坐，我又何必多此一举！为什么没有眼泪？因为我并不觉得张老师死了，到现在也不觉得张老师死了，他将永远活在我们心中！

跋

　　我与姜先生相识有一面之缘，但其憨厚朴实的身影和治学严谨的态度却深深地印在我的脑海之中。

　　2009 年 1 月收到先生的邮件，从中得知其临证心得《经方杂谈》已交稿，不久将正式出版。信中提及书稿已经自己校正过数遍，虽然已寄出但仍放心不下，恐有错误和文字方面的疏漏，托我帮忙校对。蒙先生厚爱，接稿后连夜诵读，爱不释手，书中实录医案验案、误诊治验并举为世间少有。适当今学术浮华之风盛行，大部头著作比比皆是，验之临床却疗效平平。先生真有识之士，洋洋洒洒十几万言把经方的渊源和体用娓娓道来，辛勤汗水浇灌出的思想精华伴着淡雅的墨香在字里行间时时绽放，真知灼见，字字珠玑。俗语云："凡是浓缩的都是精品"，恰是。

　　　　　　　　　岁在己丑年元月十八日方同于知一斋敬跋